Die Teilprothese

Grundwissen für Zahntechniker

Die Teilprothese

Grundlagen, Konstruktion und zahntechnische Ausführung

Dritte überarbeitete Auflage

Zahntechnikermeister Hans H. Caesar
Professor Dr. med. dent Klaus M. Lehmann

Verlag Neuer Merkur GmbH

Die Deutsche Bibliothek – CIP-Einheitsaufnahme
Ein Titeldatensatz für diese Publikation ist bei der Deutschen Bibliothek erhältlich.

Verlagsort: Postfach 46 08 05, 80916 München

Grundwissen für Zahntechniker
Die Teilprothese – 3. überarbeitete Auflage 2007 – ISBN 978-3-937346-42-7

Titelgestaltung: Peter Hänssler
Layout: Dagmar Papić
Zeichnungen: Horst Wohlleben / Dagmar Papić

Druck: Kessler Druck + Medien, Bobingen

Vorwort

Vorwort zur 1. Auflage

An der prothetischen Rehabilitation des Kauorgans sind Zahnarzt und Zahntechniker gleichermaßen beteiligt. Die Zusammenarbeit sollte durch gegenseitige fachliche Anerkennung geprägt sein. Dies ist aber nur dann möglich, wenn auf beiden Seiten ein hohes Maß an Fachwissen gegeben ist. So müssen Wissen und Können aus beiden Bereichen, der Zahnmedizin und der Zahntechnik, zur prothetischen Rehabilitation des Patienten fachübergreifend vorhanden sein. Nur dann ist eine kompetente Zusammenarbeit zwischen Zahnarzt und Zahntechniker möglich. Genauso wie der Zahnarzt z. B. die technischen Schritte bei der Herstellung von Zahnersatz kennen sollte, muss der Zahntechniker Kenntnisse über die Anatomie und Funktion des Kauorgangs haben. Um diesem wichtigen Gedanken sichtbaren Ausdruck zu verleihen, wurde das vorliegende Buch gemeinsam von einem Zahntechniker und einem Zahnarzt verfasst. Obwohl als Schulbuch für Zahntechniker konzipiert, kann es auch dem Studierenden der Zahnheilkunde, speziell im vorklinischen Studienabschnitt, zur Wissensvermittlung dienen.

Zum Verständnis der Teilprothese und aller anderer Formen des Zahnersatzes sind Kenntnisse der Anatomie, Histologie und Funktion des stomatognathen Systems erforderlich. Eine zweite Grundvoraussetzung sind Kenntnisse über die benutzten Werkstoffe und ihre korrekte Verarbeitung. Um den Rahmen des Buches nicht zu sprengen, muss Grundlagenwissen dieser Art vorausgesetzt werden. Der Schwerpunkt der Darstellungen liegt bei der klammerverankerten Modellgussprothese, da an dieser Form der Teilprothese alle Grundprinzipien des partiellen Zahnersatzes ableitbar sind. Der kombiniert festsitzend-herausnehmbare Zahnersatz wird lediglich kurz angesprochen. Eine detaillierte Darstellung dieses Themas müsste den Umfang eines weiteren Buches einnehmen.

Ein Schulbuch kann nur Prinzipien aufzeigen, es kann und soll den individuell gestalteten Unterricht sowie die eigene Weiterbildung nicht ersetzen. Aus diesem Grund wird dem Schüler das Lesen einer zahntechnischen Fachzeitschrift empfohlen, um schon frühzeitig mit dem aktuellen Stand der Zahntechnik konfrontiert zu werden.

Beim Verlag Neuer Merkur und seinen Mitarbeitern bedanken wir uns für die verständnisvolle Zusammenarbeit. Besonderer Dank gilt Frau Ingrid Mössner für das sorgfältige Schreiben und Erfassen des Manuskripts. Dank gebührt auch Herrn Horst Wohlleben für die graphische Ausgestaltung der Abbildungen.

Sommer 1993
Hans H. Caesar
und Klaus M. Lehmann

Vorwort zur 3. Auflage

Die dritte Auflage wurde überarbeitet und den aktuellen Erfordernissen angepasst. Dieses gilt besonders für die zwischenzeitliche Einführung neuer Werkstoffe in die partielle Prothetik, speziell des Titans und seiner Legierungen.

Dem Verlag Neuer Merkur gilt erneut unser Dank für die Bereitschaft das Buch weiterzuführen.

Sommer 2007
Hans H. Caesar
und Klaus M. Lehmann

Einführung

Es ist unser Anliegen, dass der Lernende bei der Erarbeitung des theoretischen Lehrstoffs über die Teilprothese in die Lage versetzt wird, den Bezug zur praktischen Arbeit im Lehrbetrieb herzustellen. Darüber hinaus können die praxisbezogenen Kapitel dieses Buches für den praktischen Unterricht in der Berufsschule herangezogen werden. Von dieser Warte aus soll die Verbindung zur Theorie geknüpft werden.

Wir haben im Vorwort schon darauf hingewiesen, dass die Werkstoffkunde sowie die Anatomie mit der Thematik dieses Buches eng verflochten sind. Im Text und in den einzelnen Unterabschnitten haben wir auf besondere Hinweise verzichtet, obwohl wir ein vertiefendes Studium zu entsprechenden Themen sehr empfehlen. Mit unseren jedem Abschnitt angegliederten Fragen wollen wir dazu motivieren.

Schließlich haben wir uns entschlossen, die vielfach unterschiedlichen Bezeichnungen der Fachsprache in das Stichwortverzeichnis aufzunehmen und mit entsprechenden Hinweisen zu versehen. Darüber hinaus erlaubt es das Stichwortverzeichnis auch dieses Buch als Nachschlagewerk zu benutzen. Begriffe aus dem „Fachjargon" haben wir allerdings nicht übernommen.

Der „Inhalt auf einen Blick" am Anfang jedes Kapitels gestattet einen raschen, vollständigen Überblick, der im Inhaltsverzeichnis nur gekürzt wiedergegeben wurde.

Inhalt

Die Funktion des Kauorgans

Das Kauorgan ist Bestandteil des Verdauungsapparats. Feste Nahrung soll vor allem zwischen den Seitenzähnen zerkleinert werden. Das Kauen regt den Speichelfluss an. Aus der festen Nahrung entsteht ein schluckfähiger Brei, wobei schon in der Mundhöhle durch Speichelfermente Stärke zu Zucker gespalten wird. Die Nahrung wird somit in der Mundhöhle nicht nur mechanisch, sondern teilweise auch chemisch aufbereitet. Letzteres kann man leicht daran erkennen, dass lange gekautes Brot einen süßlichen Geschmack annimmt. Je besser die Nahrung in der Mundhöhle zerkleinert wird, umso besser kann sie im Magen-Darm-Kanal aufgeschlossen werden. Nur so ist die volle Verwertung aller in der Nahrung enthaltenen Mineralstoffe, Spurenelemente und Vitamine möglich. Die Volksweisheit „gut gekaut ist halb verdaut" hat volle Gültigkeit.

Das heute zunehmende Streben nach gesunder und naturgemäßer Ernährung ist sehr zu begrüßen. Man darf aber dabei nicht vergessen, dass auch die „vollwertigste" Nahrung nur in einem gesunden Verdauungstrakt vollständig verwertet werden kann. Wie oben geschildert, beginnt die Gesundheit des Verdauungstraktes und damit die Gesundheit ganz allgemein mit einem funktionstüchtigen Kauorgan.

Die Aufgaben des Kausystems sind aber mit der namensgebenden Funktion, dem Kauen, nicht erschöpft. Lippen, Zunge, Gaumen und Zahnreihen sind an der Lautbildung beteiligt und haben außerdem wichtige sensorische Aufgaben. Letztlich wird Zahnverlust beim Erwachsenen, speziell Frontzahnverlust, als unästhetisch empfunden. Die Zahnreihen unterstützen die Wangen, besonders aber die Lippen und prägen so den charakteristischen Ausdruck des Gesichts.

Das Kauorgan hat neben der Aufgabe der Nahrungszerkleinerung auch eine mimische, sensorische und eine phonetische Funktion. Es spricht auch unser ästhetisches Empfinden an.

Kapitel 1
Anatomie und Topografie des Lückengebisses

Der Inhalt auf einen Blick

1.1 Ursachen und Folgen des Zahnverlusts

Hauptursache des Zahnverlusts sind Karies und Zahnbetterkrankungen. Beide stehen in engstem Zusammenhang zum Zahnbelag, der so genannten Zahnplaque. Plaque ist ein weisslich-gelblicher, weicher, fest an den Zähnen haftender Belag, der von unzähligen, darin lebenden Bakterien besiedelt ist. Plaque bildet sich mehr oder minder schnell in jeder Mundhöhle und wird oft mit Nahrungsrückständen verwechselt. Diese findet man zusätzlich in einer ungepflegten Mundhöhle. Plaque setzt sich besonders gern dort ab, wo die Selbstreinigung der Zähne schlecht ist, also in Interdentalräumen, am Zahnhals und in Fissuren, aber auch in allen Nischen, die beispielsweise durch Zahnersatz gebildet werden. Plaque findet man auch am Zahnersatz selbst. Ursache des Zahnbelags ist die physiologische Bakterienflora der Mundhöhle. Diese kann aus Bestandteilen der Nahrung großmolekulare, einweißähnliche Substanzen aufbauen, eben die Plaque. Die in der Plaque massenhaft eingeschlossenen Bakterien, meist Streptokokken, sind so genannte fakultative Anaerobier. Sie sind so benannt, da sie für ihren Stoffwechsel keinen Sauerstoff benötigen.

1.1.1 Karies

Anaerobier sind in der Lage, Kohlenhydrate, das sind z. B. Stärke und Zucker, zu spalten und bis zur Milchsäure abzubauen. Die Milchsäure ist eine schwache organische Säure. Sie kann dennoch, wenn die Plaque nicht entfernt wird, den Zahnschmelz langsam von der Oberfläche her entkalken. Die dabei entstehenden Schmelzdefekte sind die Zahnkaries. Hat dieselbe den Schmelz durchbrochen, schreitet sie im weniger mineralisierten Dentin schneller voran, als im Schmelz. Schon über die Dentinkanälchen können Bakterien in die Pulpa gelangen und dort eine Entzündung des Zahnmarks, eine Pulpitis, auslösen. Erreicht die Karies die Pulpa, kommt es zum Absterben derselben. Der Zahn ist pulpatot oder marktot.

> Karies ist die Entmineralisation der Zahnhartsubstanz, ausgelöst durch saure Stoffwechselprodukte der Bakterien im Zahnbelag. Sie führt ohne Behandlung zur Zerstörung der Hartsubstanz, letztlich zum Zahnverlust.

1.1.2 Zahnbetterkrankung

Die Zahnplaque hat aber noch eine weitere schädliche Folge. Sie führt nicht nur zur Karies, sondern auch zu Zahnbetterkrankungen. Diese werden ausgelöst durch Stoffwechselprodukte der Plaquebakterien, welche zunächst eine am Zahnfleischsaum lokalisierte Entzündung auslösen. Durch Einlagerung von Kalziumsalzen aus dem Speichel kann der weiche Zahnbelag zum harten Zahnstein umgewandelt werden, an dessen rauer Oberfläche sich neue Plaque ablagert. Aber auch ohne Zahnsteinbildung kann sich die Zahnfleischentzündung auf tiefer gelegene Abschnitte des Zahnhalteapparats ausdehnen. Folge ist ein entzündlicher Abbau des Zahnbetts, der von Zahnlockerung und Zahnwanderung begleitet wird.

> Neben Karies sind die Zahnbetterkrankungen die Hauptursache für den Zahnverlust.

Zahnverlust durch äußere Gewalteinwirkung, z. B. bei Unfällen, Sportverletzungen oder Schlägereien, spielt neben Karies und Zahnbetterkrankungen eine untergeordnete Rolle. Nicht unerwähnt soll bleiben, dass in seltenen Fällen Zähne auch dadurch verloren gehen können, dass ganze Kieferabschnitte, samt den darin enthaltenen Zähnen, bei der operativen Behandlung eines Kiefertumors entfernt werden müssen.

1.1.3 Folgen des Zahnverlusts

Die Folgen des Zahnverlusts sind vielfältig und gehen über die alleinige Minderung der Kaufähigkeit weit hinaus. Wieweit die Kaufunktion durch den Zahnverlust eingeschränkt wird, hängt von der Zahl und von der Lage der verloren gegangenen Zähne im Kiefer ab. Grundsätzlich wird schon durch den Verlust nur eines Zahns die gegenseitige Stabilisierung der Zähne im Zahnbogen und die Kontaktbeziehung antagonistischer Zähne beeinträchtigt. Die Folgen sind Kippungen der die Lücke begrenzenden Zähne oder die Verlängerung der kontaktlosen Antagonisten, die in die Lücke *hineinwachsen*. Es wurde schon erwähnt, dass das parodontal erkrankte Gebiss ohnehin zu Zahnwanderungen neigt. Wie schnell und in welchem Umfang sich diese Vorgänge abspielen, hängt wiederum vom Umfang des Zahnverlusts, aber auch von der Gesundheit des Zahnhalteapparats ab. Lücken im Zahnbogen verstärken in jedem Fall die Tendenz zur Zahnwanderung. Im parodontal gesunden Gebiss muss eine Zahnlücke nicht immer eine Kippung der Nachbarzähne bzw. eine Verlängerung der Antagonisten nach sich ziehen. Dies vor allem dann nicht, wenn der Umfang des Zahnverlusts gering ist und wenn eine gute Okklusion, d. h. eine regelrechte antagonistische Abstützung, besteht. Denken wir daran, dass bei einer Normokklusion, man nennt sie auch Zahn-zu-zwei-Zahn-Okklusion, jeder Zahn über einen Haupt- und einen Nebenantagonisten abgestützt ist. Treten jedoch die oben genannten Zahnwanderungen und -kippungen auf, wird dadurch die Okklusion gestört. Seitenzahnverlust bedingt zudem eine Reduktion der Stützzonen und damit die Gefahr der Überlastung der Frontzähne.

Frontzahnverlust hat nicht nur Einflüsse auf Phonetik und Ästhetik, sondern führt zur Einschränkung der Fronteckzahnführung und damit zur Entstehung von Störkontakten im Seitenzahngebiet bei der dynamischen Okklusion. Die oben genannten Funktionsstörungen können zu Fehlbelastungen der Kiefergelenke und der Kaumuskulatur führen.

Durch Zahnwanderungen entstehen zusätzlich schlecht zu reinigende Nischen zwischen den Zähnen und fördern so Karies und Zahnbetterkrankungen durch verstärkte Plaqueablagerung.

> Zahnverlust vermindert die Kaufähigkeit und hat weitere vielfältige Funktionsstörungen im Kauorgan zur Folge, die zu weiterem Zahnverlust führen können.

1.2 Die Anatomie und Funktion des Prothesenlagers

Das Lückengebiss soll hier nur insofern beschrieben werden, als es sich vom vollbezahnten Kauorgan unterscheidet und als Prothesenlager für die Teilprothese von Bedeutung ist. Der Begriff *Prothesenlager* bezieht sich auf alle Strukturen, von welchen Zahnersatz bedeckt und getragen werden kann. Die Lagerung von Zahnersatz ist möglich:

- auf Zähnen,
- auf Implantaten,
- auf zahnlosen Kieferabschnitten.

1.2.1 Der Zahnhalteapparat

Die Eignung unzerstörter Zähne als tragendes Element für Zahnersatz hängt in erster Linie von der Beschaffenheit des Zahnhalteapparats ab. Der Zahn mit gesundem Zahnhalteapparat ist bei achsialer Belastung in der Lage, den üblichen Gebrauchskräften ohne Schaden standzuhalten. Gemäß der Anordnung der Wurzelhautfasern besteht bei achsialer, okklusaler Krafteinwirkung eine optimale Belastbarkeit, da hier ein Maximum an Haltefasern auf Zug beansprucht wird. Gekippt stehende Zähne werden nicht mehr achsengerecht belastet. Demgemäß nimmt ihre Belastbarkeit ab. Stetig erneut einwirkende Kippkräfte, auch geringen Ausmaßes, haben eine orthodontische Wirkung, d. h., sie verstärken die Kippung des Zahns, wenn dem nicht durch ein Widerlager oder durch andere geeignete Maßnahmen Einhalt geboten wird. Aus diesem Grund vermögen z. B. einseitig am Zahn ansetzende Klammern ohne Gegenlager einen Zahn aus seiner Stellung zu bewegen oder ihn zu lockern.

Die geringste Beanspruchbarkeit zeigt der Zahnhalteapparat gegen Kräfte, die den Zahn aus der Alveole herausbewegen wollen, also gegen extrudierende Kräfte. Solche Zugkräfte kommen bei der naturgegebenen Beanspruchung der Zähne nicht vor, wohl aber im Zusammenhang mit Zahnersatz, z. B. durch die Wirkung einer Klammer beim Herausnehmen der Prothese aus dem Mund.

Extrudierende Kräfte bis zu 10 N schädigen den gesunden Zahnhalteapparat nicht.

Weiterhin ist zu beachten, dass die verschiedenen Zahngruppen unterschiedliche Belastbarkeiten aufweisen. Letztlich hängt dies mit der Wurzeloberfläche, d. h. mit der gesamten Ansatzfläche für die Wurzelhautfasern, zusammen. Je größer dieselbe ist, umso höher ist auch die Belastbarkeit des Zahns.

Die physiologische Beweglichkeit von Zähnen kann in achsialer Richtung mit ca. 50 μm, in horizontaler Richtung mit ca. 100 μm angenommen werden.

Im Lückengebiss können neben Zahnkippungen auch entzündliche Erkrankungen des Zahnhalteapparats vorliegen, die dessen Belastbarkeit herabsetzen. Selbst nach Ausheilung derartiger Erkrankungen bleibt häufig ein reduziert belastbares Zahnbett zurück. Der Knochen der Alveole ist dann mehr oder weniger stark abgebaut worden. Am Modell kann dies der Zahntechniker an freiliegenden Zahnhälsen bzw. verlängerten klinischen Zahnkronen erkennen. Als Folge der verlängerten klinischen Krone mit entsprechend reduziertem Zahnbett wirken kippende Kräfte stärker auf den Zahnhalteapparat durch einen verlängerten Hebelarm, als dies bei gesundem Zahnbett der Fall ist. Aus diesem Grund kürzt der Zahnarzt in geeigneten Fällen die klinische Krone, manchmal sogar bis auf das Zahnfleischniveau.

Werden Zähne durch Zahnersatz belastet, der auf ihnen abgestützt ist, so kann dies der Organismus in gewissen Grenzen ausgleichen, indem an den betroffenen Zähnen die Zahl der Wurzelhautfasern vermehrt, sowie Wurzelzement und die Innenkortikalis der Alveolen verstärkt werden. Nur diese Anpassungsvorgänge erlauben im Lückengebiss die Abstützung von Zahnersatz. Aus den geschilderten Zusammenhängen wird ersichtlich, dass das Modell allein keine Detailbeurteilung des Zahnhalteapparats erlaubt.

Die Belastbarkeit des einzelnen Zahns hängt von der Belastungsrichtung, der Belastungsgröße, der belasteten Zahngruppe, vom Ort der Belastung an der Zahnkrone und dem Zustand des Zahnhalteapparats ab.

1.2.2 Implantate

Künstliche Zahnwurzeln in Form von Implantaten werden zunehmend zur Abstützung von festsitzendem oder auch abnehmbarem Zahnersatz herangezogen. Sie bilden z. B. beim stark atrophierten, zahnlosen Unterkiefer eine Möglichkeit, den Prothesenhalt zu verbessern, wobei vorzugsweise die Implantate in die Gegend der Eckzähne gesetzt werden. Implantate bestehen aus Metall, in aller Regel dem sehr gewebsverträglichen, d. h. biokompatiblen Titan.

Die meist zylinderförmigen *künstlichen Zahnwurzeln* werden in ein genormtes Bohrloch in den Kieferknochen exakt passend eingesetzt. Sie heilen dort ein, wobei sich der Knochen dicht und ohne bindegewebige Zwischenschicht an das Implantat anlagern soll. Implantate haben keinen Zahnhalteapparat. Es fehlt ihnen im Gegensatz zu den natürlichen Zähnen die physiologische Zahnbeweglichkeit. Während der Zahn über Nervenendungen im Zahnhalteapparat ein äußerst feines Tastorgan darstellt, fehlen diese Eigenschaften dem Implantat.

Ein fest osseointegriertes Implantat ausreichender Länge kann bezüglich seiner Belastbarkeit einem parodontal gesunden Zahn gleichgesetzt werden.

Jedes Implantat muss durch eine prothetische Suprakonstruktion in Form eines Zahnersatzes ergänzt werden.

1.2.3 Zahnlose Kieferabschnitte

Auch zahnlose Kieferabschnitte können zur Prothesenlagerung herangezogen werden. Allerdings eignen sich zur Druckaufnahme durch Zahnersatz nur Kieferabschnitte, die mit unverschieblicher Schleimhaut bedeckt sind. Dies gilt sowohl für die von Natur aus zahnlosen Bezirke, wie den harten Gaumen, als auch für zahnlose Kieferkämme nach Zahnverlust. Die Anatomie des harten Gaumens weist im Lückengebiss keine Besonderheit auf und soll hier nicht weiter beschrieben werden.

Nach einer Zahnextraktion füllt sich das Zahnfach mit einem Blutpfropf. Im Fall einer ungestörten Heilung wird dieser von Bindegewebe durchwachsen. Das Epithel der Wundränder schließt sich über dem Defekt. Schließlich wird das neu gebildete Bindegewebe im Zahnfach durch Knochen ersetzt. Ist dies etwa drei Monate nach der Zahnextraktion erfolgt, kann der Heilungsvorgang als beendet gelten. Begleitet ist die Wundheilung von einer gewissen Resorption der Ränder des knöchernen Zahnfachs, wobei dünne Knochenpartien stärker betroffen sind als dicke. Nach der Verknöcherung des Zahnfachs verwächst das Epithel unverschieblich mit dem Kieferknochen. Es bildet sich die so genannte Kammhaut. Nur diese ist als unverschiebliches Fundament zur Prothesenlagerung geeignet.

Im Unterkiefer tritt nach Extraktion der Molaren in der Gegend des Trigonum retromolare das Tuberculum alveolare mandibulae in Erscheinung. Es besteht aus derbem Bindegewebe und ist mehr oder weniger eindrückbar und verschieblich. Auch im Oberkiefer tritt nach Extraktion der Molaren das Tuber maxillae deutlicher in Erscheinung als beim bezahnten Kiefer.

Die Kammhaut hat eine Eindrückbarkeit, die so genannte Resilienz. Bei flächenhafter Belastung kann von einer Schleimhautresilienz von ca. 0,5 Millimetern ausgegangen werden.

> Je kleinflächiger die Kieferschleimhaut belastet wird, umso geringer ist letztlich ihre Belastbarkeit wegen der damit verbundenen Erhöhung des Drucks pro Flächeneinheit.

Die Form zahnloser Kieferabschnitte ist sehr unterschiedlich. Sie hängt wesentlich vom Zustand des knöchernen Zahnbetts vor der Zahnentfernung und vom Umfang des Knochenabbaus bei der Wundheilung ab. Wünschenswert sind hohe und breite Kieferkämme, da diese gut geeignet sind, Seitschübe und Druckkräfte aufzunehmen. Dementsprechend ungünstig müssen scharfgratige, schmale, bzw. niedrige Kieferkämme beurteilt werden.

Die den Kiefer bedeckende Schleimhaut besitzt Schmerz-, Druck- und Berührungsrezeptoren. Die Tastempfindlichkeit der Schleimhaut ist jedoch deutlich geringer als diejenige der Zähne.

Während der Zahnhalteapparat bzw. die Zähne von Natur aus so aufgebaut sind, dass sie Kaukräfte aufnehmen können, gilt dies für zahnlose Kieferabschnitte nicht. Werden über eine Prothese zu hohe Kräfte auf eine zu kleine Fläche des zahnlosen Kieferkamms übertragen, wird ein Druckschmerz ausgelöst. Aber auch Kaukräfte, die schleimhautgetragene Prothesensättel treffen und noch keinen Schmerz in der Schleimhaut auslösen, können zu einem Abbau des Kieferknochens, d. h. zu einer Reduktion des zahnlosen Prothesenlagers führen. Daraus erwächst die Forderung, Kaukräfte, welche Zahnersatz belasten, möglichst auf die natürlichen Zähne zu übertragen und, wenn dies nicht oder nur unvollständig möglich ist, die Kraft möglichst großflächig auf die zahnlosen Kieferabschnitte einwirken zu lassen. Letzteres kann über eine entsprechende Ausdehnung der Prothesenbasis bewerkstelligt werden.

An die zahnlosen Kieferkämme grenzen bukkal die beweglichen Schleimhäute der Umschlagfalte und lingual im Unterkiefer der Mundboden. Diese Gewebsabschnitte sind, wie auch der weiche Gaumen, wegen ihrer Nachgiebigkeit und Beweglichkeit als Prothesenlager ungeeignet.

1.3 Die Topographie des Lückengebisses

Anzahl und Stellung der noch vorhandenen Zähne im Kiefer sind neben der Qualität des Zahnhalteapparats entscheidend für die Belastbarkeit des Lückengebisses. Unter der Topographie des Lückengebisses versteht man die Lagebeschreibung typischer Zahngruppierungen nach partiellem Zahnverlust.

> Unabhängig davon kann jedoch zunächst einmal formuliert werden, dass sich die Belastbarkeit eines Lückengebisses mit abnehmender Zahnzahl pro Kiefer vermindert.

Darüber hinaus ist nicht nur die Zahl der Zähne bedeutsam, sondern auch ihre Anordnung im Kieferbogen. So sind z. B., wie später noch erläutert wird, zwei Eckzähne zur Abstützung einer Teilprothese wesentlich besser geeignet, als zwei nebeneinander stehende Prämolaren, obwohl in beiden Fällen die Zahl der Zähne gleich ist.

Um eine Klassifizierung nach Zahnzahl und Verteilung des Restgebisses im Kiefer vornehmen zu können, sind von verschiedenen Autoren Einteilungen vorgenommen worden.

1.3.1 Die Einteilung nach Wild

Sie ist die einfachste topographische Klassifizierung des Lückengebisses (Abb. 1.1). Wild hat unterschieden:

- Die unterbrochenen Zahnreihen (a)
  • einseitig • beidseitig • mehrfach.
- Die verkürzten Zahnreihen (b)
  • einseitig • beidseitig.
- Die unterbrochene und gleichzeitig verkürzte Zahnreihe (c).

Nicht angesprochen wird von Wild die Anzahl der fehlenden Zähne.

Vereinfacht kann die Einteilung nach Wild wie folgt interpretiert werden:

Die unterbrochene Zahnreihe bietet die Möglichkeit, Zahnersatz allseitig auf den Zähnen abzustützen.

Bei der verkürzten Zahnreihe ist dies nicht mehr möglich. Hier müssen als Prothesenlager vielfach zusätzlich zahnlose Kieferabschnitte oder auch Implantate herangezogen werden.

1.3.2 Die Einteilung nach Kennedy

Diese Klassifizierung des Lückengebisses ist vor allem im anglo-amerikanischen Sprachraum gebräuchlich. Ihre Kenntnis ist daher zum Verständnis des internationalen Schrifttums hilfreich. Kennedy unterteilt die Topographie der Zähne eines Kiefers in vier Klassen (Abb. 1.2).

Hauptmerkmal der **Kennedy-Klasse I** ist die doppelseitig verkürzte Zahnreihe. Sie kann zusätzlich einfach oder mehrfach unterbrochen sein.

Die einseitig verkürzte Zahnreihe wird in der **Kennedy-Klasse II** beschrieben. Auch hier können zusätzlich einfache oder mehrfache Unterbrechungen der Zahnreihe vorliegen.

Der **Kennedy-Klasse III** entspricht die einfach oder mehrfach unterbrochene Zahnreihe und der **Kennedy-Klasse IV** die frontal unterbrochene Zahnreihe. Stehen beispielsweise nur noch beidseitig die Zähne 7 und/oder 8 in einem Kiefer, so entspricht auch diese Topographie der Kennedy-Klasse IV. Das stark reduzierte Lückengebiss mit einzeln im Kiefer stehenden Zähnen ist in der Einteilung nach Kennedy nicht enthalten.

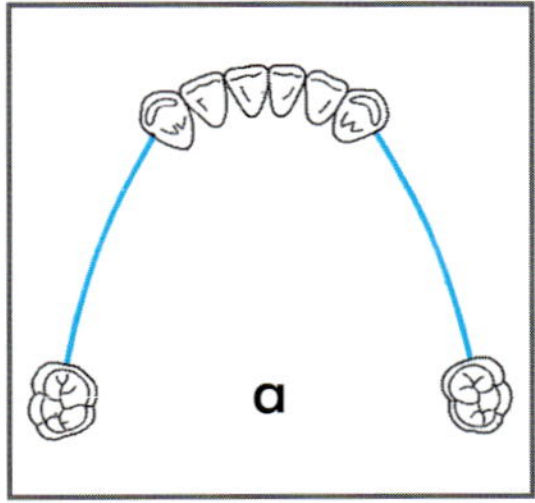

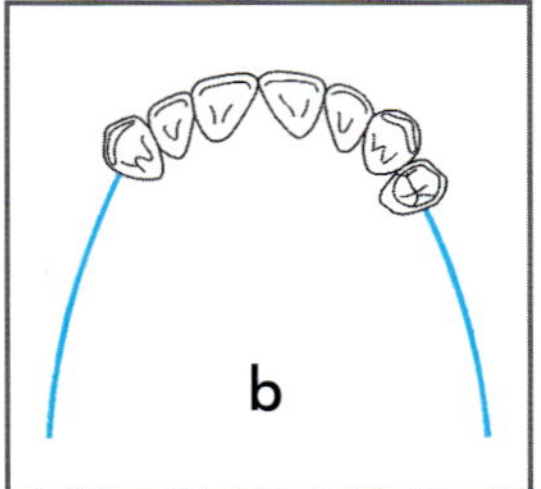

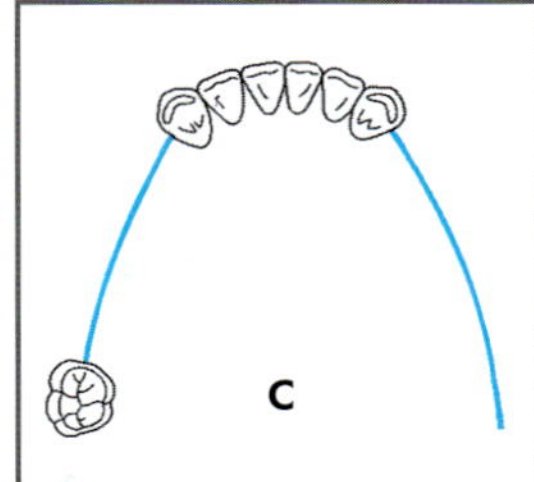

Abb. 1.1 Klassifikation des Lückengebisses nach Wild

	Klasse I	Klasse II	Klasse III	Klasse IV
Merkmale der Klassen				
Untergruppe 1				
Untergruppe 2				
Untergruppe 3				

Abb. 1.2 Klassifikation des Lückengebisses nach Kennedy

1.3.3 Einteilung nach E. Körber

Auch sie bezieht sich auf die Zähne eines Kiefers. Zusätzlich gibt Körber eine Häufigkeitsverteilung der einzelnen Gruppen an (Abb. 1.3).

Die Einteilung schließt funktionelle Aspekte insofern ein, als sie sich an den Lagerungsmöglichkeiten für Zahnersatz orientiert.

Die **Gruppe A** beschreibt die einfach oder mehrfach unterbrochene Zahnreihe mit der Möglichkeit zur parodontalen Lagerung des Zahnersatzes.

Charakteristikum der **Gruppe B** ist die einseitig oder auch doppelseitig verkürzte, eventuell zusätzlich auch unterbrochene Zahnreihe. Zahnzahl und Topographie der Zähne erlauben bei der Gruppe B eine parodontal-gingivale Lagerung.

Dies gilt auch für die **Gruppe C**. Hier ist die Zahnzahl im Vergleich zur Gruppe B reduziert. Die Pfeilertopographie lässt aber die Bildung einer breiten Auflageachse zu.

Dies ist bei der **Gruppe D** nicht mehr gegeben. Die wenigen, noch vorhandenen Zähne können zwar noch zum Teil verblockt werden, durch die Stellung der Zähne im Kiefer ist aber keine breite Auflageachse mehr möglich.

Der **Gruppe E** entspricht das stark reduzierte Lückengebiss mit einzeln stehenden Zähnen. Hier sieht Körber die Indikation zur schleimhautgetragenen Teilprothese. Funktionell betrachtet gilt dies auch für die Gruppe D, so dass man aus funktionellen Aspekten die Gruppen D und E zusammenfassen könnte.

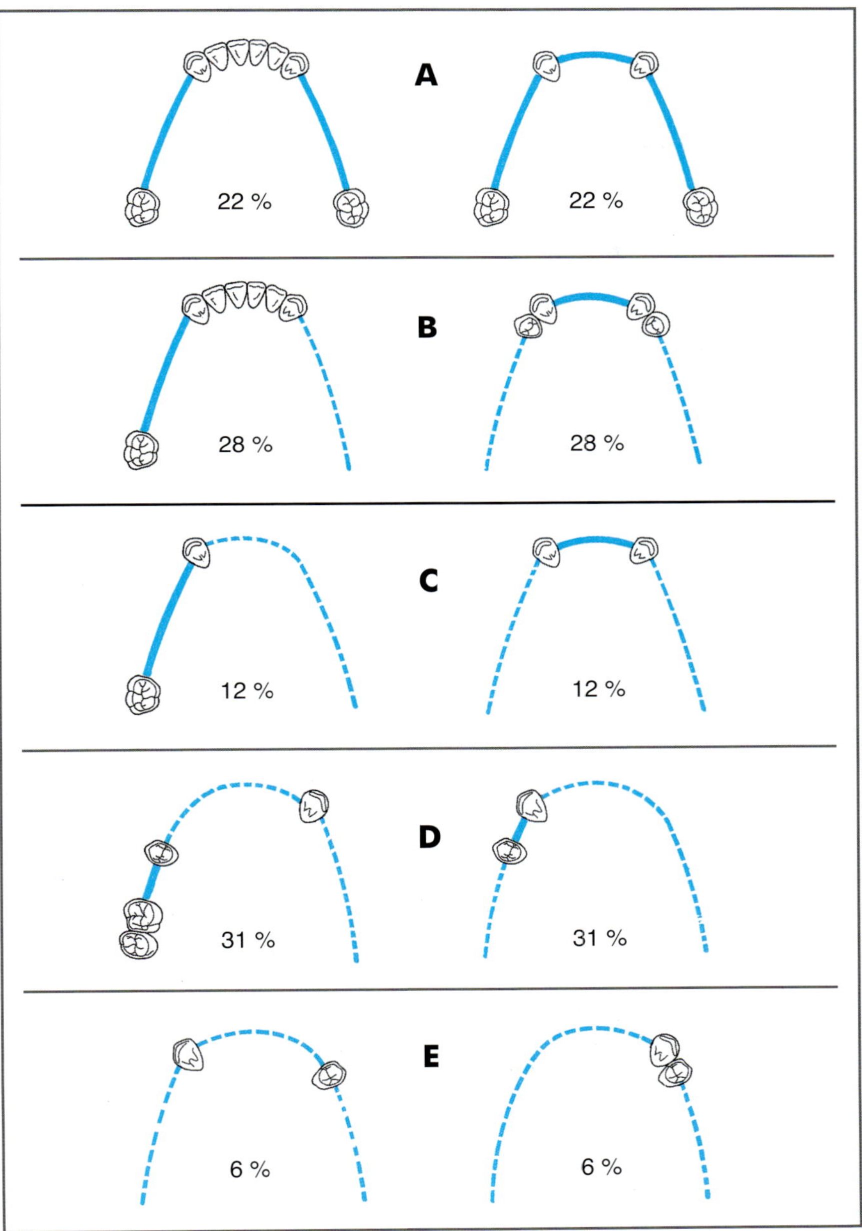

Abb. 1.3 Klassifikation des Lückengebisses nach E. Körber und Verteilungshäufigkeit

1.3.4 *Einteilung nach Eichner*

Im Gegensatz zu Wild, Kennedy und Körber bezieht Eichner auch die Gegenbezahnung in seine Klassifikation ein. Die wesentlichen Kriterien dieser Einteilung können der Abbildung 1.4 auf der folgenden Seite entnommen werden.

Alle Klassifikationen des Lückengebisses stellen Schematisierungen dar, bei denen gewisse Merkmale in den Vordergrund gestellt werden. Aus den verschiedenen Einteilungen kann man ableiten, dass zur Beurteilung des Lückengebisses folgende Kriterien herangezogen werden müssen. Es sind dies:

- Die Topographie der Zähne.
- Die Zahl der Zähne.
- Die Gegenbezahnung.

Zusätzlich müssen Berücksichtigung finden:

- Die Qualität des Paradontiums der Restbezahnung.
- Die Form des zahnlosen Prothesenlagers.
- Die Beschaffenheit des zahnlosen Prothesenlagers.

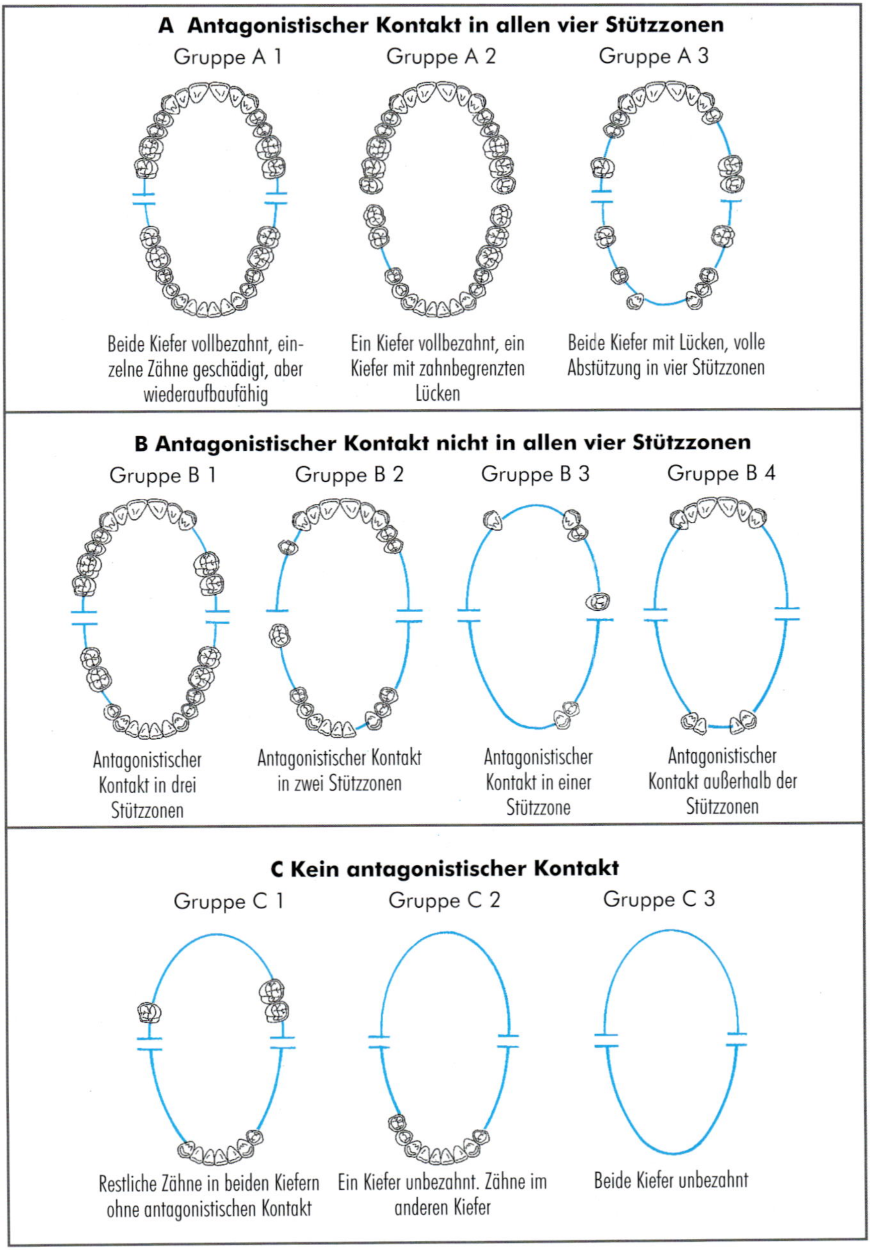

A Antagonistischer Kontakt in allen vier Stützzonen

Gruppe A 1	Gruppe A 2	Gruppe A 3
Beide Kiefer vollbezahnt, einzelne Zähne geschädigt, aber wiederaufbaufähig	Ein Kiefer vollbezahnt, ein Kiefer mit zahnbegrenzten Lücken	Beide Kiefer mit Lücken, volle Abstützung in vier Stützzonen

B Antagonistischer Kontakt nicht in allen vier Stützzonen

Gruppe B 1	Gruppe B 2	Gruppe B 3	Gruppe B 4
Antagonistischer Kontakt in drei Stützzonen	Antagonistischer Kontakt in zwei Stützzonen	Antagonistischer Kontakt in einer Stützzone	Antagonistischer Kontakt außerhalb der Stützzonen

C Kein antagonistischer Kontakt

Gruppe C 1	Gruppe C 2	Gruppe C 3
Restliche Zähne in beiden Kiefern ohne antagonistischen Kontakt	Ein Kiefer unbezahnt. Zähne im anderen Kiefer	Beide Kiefer unbezahnt

Abb 1.4 Klassifikation des Lückengebisses nach Eichner

Kapitel 2
Die prothetische Versorgung des Lückengebisses mit Teilprothesen

Der Inhalt auf einen Blick

Das Wort Prothese stammt aus dem Griechischen und heißt Ersatz. Es wird nicht nur in der Zahnheilkunde angewendet, sondern man spricht z. B. auch von einer Arm- oder Beinprothese. Im fachlichen Sprachgebrauch wird festsitzender Zahnersatz als *Brücke* und herausnehmbarer Zahnersatz als *Prothese* bezeichnet. Unter einer Teilprothese versteht man danach herausnehmbaren, partiellen Zahnersatz. Partiell bedeutet hierbei, dass die Prothese in ein Lückengebiss eingegliedert wird, also zur Versorgung teilbezahnter Kiefer dient. Im Gegensatz dazu dient die Totalprothese der Versorgung eines zahnlosen Kiefers.

2.1 Das therapeutische Ziel

Das therapeutische Ziel einer prothetischen Behandlung ganz allgemein ist es, die im Lückengebiss verloren gegangenen oder beeinträchtigten Funktionen wieder herzustellen. Auch das Wort Therapie ist aus dem griechischen Wort für *heilen* abgeleitet und bedeutet *Behandlung von Krankheiten, Heilverfahren.* Kaufunktion, Phonetik und Ästhetik sind hier genauso wichtig, wie die Stabilisierung des Zahnbogens in sich, die Verhinderung von Antagonistenwachstum oder die Abstützung der Kiefergelenke. Kurz gesagt soll Zahnersatz die Normfunktionen des Kauorgangs so weit wie möglich wiederherstellen. Man spricht daher auch von der prothetischen Rehabilitation eines Gebisses.

> Nicht zu vernachlässigen ist der vorbeugende, der prophylaktische Charakter einer prothetischen Behandlung.

Korrekt ausgeführter Zahnersatz ist sehr wohl in der Lage, neuen Erkrankungen im Kauorgan entgegenzuwirken. Dabei muss vorausgesetzt werden, dass Restgebiss und Zahnersatz ausreichend und zweckmäßig gepflegt werden.

Das therapeutische Ziel kann im Prinzip mit festsitzendem oder herausnehmbarem Zahnersatz erreicht werden. Es soll hier nicht im Detail auf die Differenzierung zwischen diesen Behandlungsmitteln eingegangen werden. Unschwer ist aber zu erkennen, dass festsitzender, also rein dental getragener Zahnersatz, eine Mindestzahl an Zähnen voraussetzt. Man denke hier an die Faustregel, dass bei Brücken die Zahl der ersetzten Zähne, das sind die Brückenglieder, und der abstützenden Zähne, das sind die Brückenpfeiler, etwa gleich groß sein soll. Andererseits kann eine stärker verkürzte Zahnreihe, z. B. bei Verlust der Molaren und Prämolaren, mit abnehmbarem Zahnersatz ergänzt werden. Es sei denn, die natürlichen Pfeiler werden durch künstliche Pfeiler, also Implantate, vermehrt. Es kann auch sein, dass eine unsichere Prognose für den Erhalt von Zähnen, die z. B. wurzelgefüllt oder parodontal geschädigt sind, vorhanden ist. Das führt dazu, dass auch bei einer Topographie des Lückengebisses, die für festsitzenden Zahnersatz geeignet wäre, zur Verringerung des Behandlungsrisikos abnehmbarer Zahnersatz eingegliedert wird. Letzterer hat dann vor den Brücken den Vorteil, dass er bei Zahnverlust ohne großen Aufwand ausgebaut, erweitert werden kann.

> Das therapeutische Ziel der teilprothetischen Versorgung besteht in der Wiederherstellung einer vollständigen Zahnreihe unter Rehabilitation der Kaufunktion, der Phonetik und Ästhetik bei Schonung und Erhaltung des Restgebisses sowie aller Strukturen des Kauorgans.

2.2 Die Bestandteile der Teilprothese

Jede Teilprothese besteht aus denselben Elementen. Es sind dies (Abb. 2.1):

- die Prothesensättel mit den künstlichen Zähnen,
- die Verbindungselemente zwischen den Prothesensätteln,
- die Verankerungselemente am Restgebiss,
- Prothesensättel und Verbindungselemente bilden zusammen die Prothesenbasis.

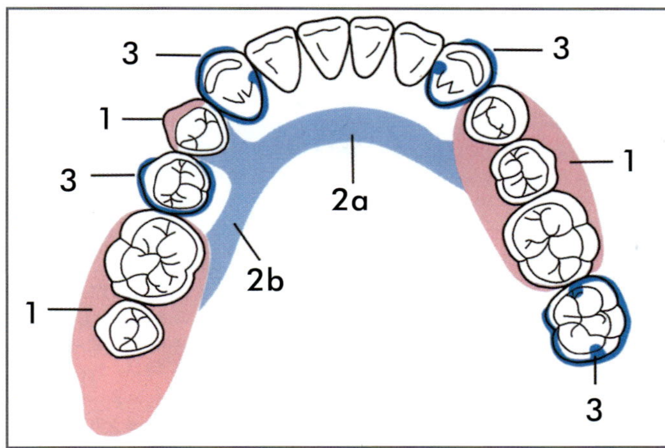

Abb.2.1 Bestandteile einer Teilprothese. 1=Prothesensättel mit Zähnen, 2=Verbindungselemente, 2 a=großer Verbinder, hier der Sublingualbügel; 2 b=kleiner Verbinder oder Umgehungsbügel, 3 = Verankerungselemente, hier Gussklammern

2.2.1 Die Prothesensättel

Sie liegen, wie der Name sagt, den zahnlosen Kieferkämmen meist sattelartig auf. Sie tragen die künstlichen Zähne (siehe Kapitel 2.3).

2.2.2 Die Verbindungselemente

Verbindungselemente stellen die Einheit zwischen den verschiedenen Sattelteilen einer Prothese her. Elemente, welche Prothesensättel beider Kieferhälften miteinander verbinden, werden als große Verbinder bezeichnet. Im Unterkiefer läuft der große Verbinder in Form eines Sublingualbügels lingual entlang dem frontalen Kieferkamm. Im Oberkiefer erstreckt sich der große Verbinder transversal über das Gaumendach, häufig in Form eines Transversalbands.

Elemente, welche einzelne Sattelteile auf derselben Kieferseite miteinander oder einen frontalen mit einem lateralen Sattel verbinden, nennt man kleine Verbinder. Weil die kleinen Verbinder, wie später näher ausgeführt wird, eine Zahngruppe umgehen, werden sie auch als Umgehungsbügel bezeichnet. Große und kleine Verbinder, also die Verbindungselemente, stabilisieren die Prothese in sich, indem Kaudruck oder Seitschübe auf den ganzen Zahnersatz verteilt werden. Daher gehören die Verbindungselemente auch zu den Ausgleichselementen.

Im Prinzip könnte man mehrere Lücken mit voneinander unabhängigen, einzelnen Prothesensätteln versorgen. Dagegen sprechen aber verschiedene Gesichtspunkte. Einmal wäre es sicher unpraktisch für den Patienten, mehrere kleine Prothesen in die Zahnlücken eines Kiefers einsetzen oder aus diesen herausnehmen zu müssen. Weiterhin bestünde die Gefahr, dass ein solcher Zahnersatz verschluckt werden oder in die Luftwege geraten könnte. Zudem muss die Prothese so konstruiert sein, dass sie das Restgebiss stabilisiert. Das ist nur möglich, wenn die verschiedenen Sättel zu einem möglichst stabilen Ganzen vereint sind.

2.2.3 Die Verankerungselemente

Letztlich muss die Prothese, bestehend aus den Prothesensätteln mit den künstlichen Zähnen und den großen und kleinen Verbindern, noch am Restgebiss verankert werden. Dazu dienen die Verankerungselemente. Diese haben immer die Aufgabe, den Zahnersatz gegen Abzug vom Restgebiss zu sichern. Meist sind sie auch in der Lage, den Zahnersatz auf den Zähnen abzustützen. Verankerungselemente, welche ausschließlich eine Haltefunktion aufweisen, nennt man Halteelemente. Viele Verankerungselemente weisen zusätzlich eine abstützende Funktion auf und werden deshalb Halte- und Stützelemente genannt. Reine Stützelemente sind selten.

2.2.4 Lagerung der Teilprothese

Bei der Beschreibung des Lückengebisses wurden Zähne, zahnlose Kieferabschnitte, aber auch Implantate als Strukturen angesprochen, auf denen Zahnersatz gelagert werden kann. Die klassische prothetische Theorie bezieht sich nicht auf implantatgetragenen Zahnersatz. Die klassische prothetische Theorie kennt:

- die parodontale (dentale) Lagerung,
- die parodontal (dental)-gingivale (mukosale) Lagerung,
- die gingivale (mukosale) Lagerung.

Die Begriffe *parodontal* und *dental* werden synonym benutzt, da ja alle Kräfte, die einen Zahn treffen, letztlich vom Zahnhalteapparat, dem Parodontium, aufgenommen werden. Der Begriff *gingival gelagert* hat sich in der Fachsprache für schleimhautgetragen Zahnersatz eingebürgert. Er wird hier auch so benutzt, obwohl die Schleimhaut der zahnlosen Kieferabschnitte nicht als Gingiva (Zahnfleisch) bezeichnet wird. Zutreffender ist für die Schleimhaut zahnloser Kiefer der Begriff Mukosa, weshalb von manchen Autoren von einer *mukosalen Lagerung* gesprochen wird.

Ergänzend zu den klassischen Lagerungsformen der Teilprothese kommt seit der Anwendung von Implantaten der implantatgetragene, bzw. der implantatgeführte Zahnersatz hinzu, ebenso wie Teilprothesen, welche auf Implantaten und natürlichen Zähnen gleichzeitig abgestützt sind.

Die parodontal gelagerte Prothese

Sie wird unter Anwendung abstützender Verankerungselemente ausschließlich von den Zähnen des Restgebisses getragen (Abb. 2.2). Kaukräfte, welche den Zahnersatz treffen, werden von den zur Abstützung herangezogenen Zähnen aufgenommen. Dieses Lagerungsprinzip ist nur bei der unterbrochenen Zahnreihe möglich. Allseitige dentale Abstützung bedeutet, dass die Bewegungen, die der Zahnersatz bei Kaubelastung ausführt, denjenigen der abstützenden Zähne entsprechen, also im Rahmen der physiologischen Zahnbeweglichkeit liegen. Dabei werden ein starrer Prothesenkörper und stabile Verankerungselemente vorausgesetzt.

Wenn auch, wegen der Zahnbeweglichkeit und einer eventuell geringen elastischen Deformation des Basismaterials, durch den parodontal gelagerten Zahnersatz Druck auf das zahnlose Prothesenlager übertragen wird, so ist dieser so klein, dass er vernachlässigt werden kann. Ebenso verhält es sich mit den minimalen Bewegungen des Zahnersatzes samt den abstützenden Zähnen. Parodontal getragene Prothesen haben, wenn sie keine Konstruktionsfehler aufweisen, keine Prothesenkinematik, d. h. sie haben keine Bewegungen des Prothesenkörpers bei Belastung. Ihre Belastbarkeit entspricht derjenigen der abstützenden Zähne.

Die parodontal-gingival (mukosal) getragene Prothese

Sie ruht sowohl auf den abstützenden Zähnen, als auch auf zahnlosen Kieferabschnitten (Abb. 2.3). Hauptindikationsgebiet ist die verkürzte Zahnreihe. Im Vergleich zu den Zähnen ist die Kieferschleimhaut, auch bei flächenhafter Belastung, etwa zehnmal stärker eindrückbar, als der Zahn in seine Alveole. Oder umgekehrt formuliert: Im Vergleich zur Kieferschleimhaut haben die Zähne keine merkliche Resilienz. Dies bedeutet, dass eine parodontal-gingival gelagerte Prothese bei Belastung um die abstützenden Zähne als Drehachse eine kippende Bewegung durchführt. Parodontal-gingival getragener Zahnersatz hat also immer eine Prothesenkinematik. Diese hängt ab von der Größe der einwirkenden Kraft, vom Ort der Belastung an den künstlichen Zähnen, von der Fläche, die der Prothesensattel bedeckt und von der Schleimhautresilienz.

> Die Belastbarkeit der parodontal-gingival abgestützten Prothese ist umso größer, je näher die Krafteinwirkung am Abstützungsort, und umso geringer, je näher die Krafteinwirkung am freiendenden Sattelende liegt. Die Prothesenkinematik verhält sich umgekehrt.

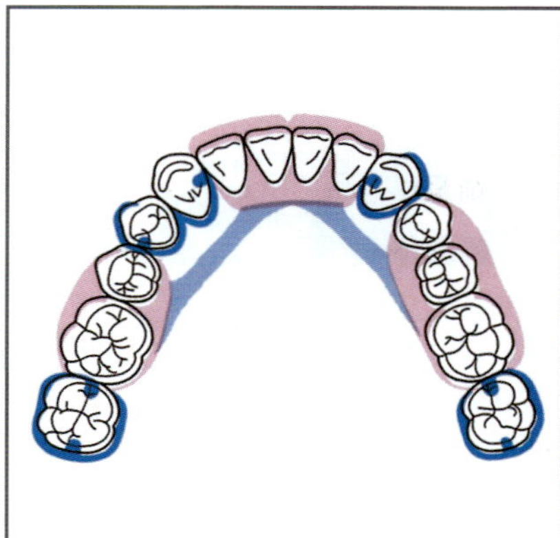

Abb. 2.2 Parodontal (dental) gelagerte Teilprothese im Unterkiefer (Schaltprothese)

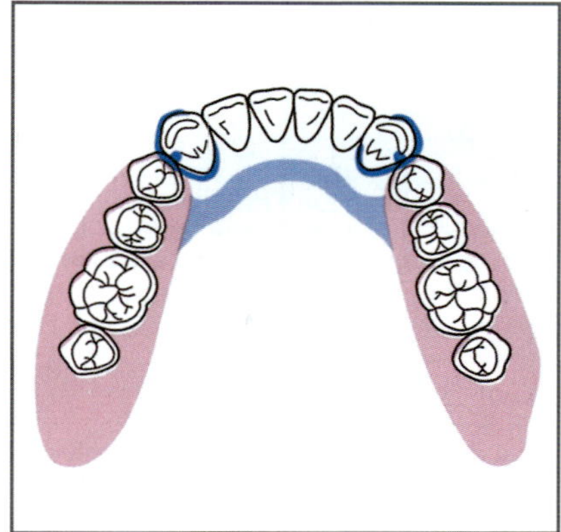

Abb. 2.3 Parodontal (dental)- gingival (mukosal) gelagerte Teilprothese im Unterkiefer (doppelseitige Freiendprothese). Die Auflagen der Gussklammern an den Eckzähnen bilden eine ausreichend breite und senkrecht zu den Prothesensätteln verlaufende Auflageachse

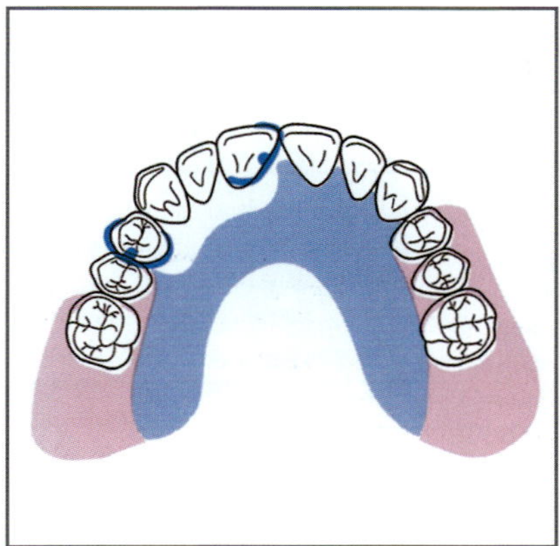

Abb. 2.4 Zu schmale, nicht senkrecht zu den Prothesensätteln verlaufende Auflageachse

Bei den Verankerungselementen wird ausführlich darauf eingegangen, dass auch deren Konstruktion und Ausführung einen Einfluss auf die Prothesenkinematik haben. Aber auch die starrste, bzw. unbeweglichste Kupplung zwischen Pfeilerzahn und Prothesensattel kann die Prothesenkinematik bei einer parodontal-gingival getragenen Prothese wegen der physiologischen Beweglichkeit des Pfeilezahns nicht völlig unterbinden. Es ist zu beachten, dass kippende, walkende oder quer zum Kieferkamm einwirkende Sattelbewegungen ungünstig für das zahnlose Prothesenlager sind. Sie können einen Abbau des knöchernen Fundaments auslösen und sollten daher vermieden werden. Günstiger sind Sattelbewegungen, die möglichst parallel zum zahnlosen Prothesenlager erfolgen. Sie sollen, wenn immer möglich, durch eine Führung des Prothesensattels erreicht werden.

Nicht jede topographische Situation im Lückengebiss lässt eine Sattelführung durch die Verankerungselemente zu. Kann sie nicht erreicht werden, erwägt der Zahnarzt eine gingivale Prothesenlagerung (vgl. Kapitel 1.3.3).

Die Verbindung zwischen verschiedenen Abstützungspunkten auf dem Restgebiss wird als Auflageachse bezeichnet. Nicht jede Auflageachse ist zur Sattelführung geeignet (Abb. 2.4). Die oben angesprochene günstige Belastung der zahnlosen Kieferkämme wird bei einer Auflageachse erreicht, die senkrecht zu den schwingenden Prothesensätteln steht und möglichst so breit ist wie der Abstand der Prothesensättel (beachte Abb. 2.3).

> Je breiter die Auflageachse, umso besser ist die Sattelführung. Schmale Auflageachsen sind zur Sattelführung nicht geeignet.

Die Abstützung der parodontal-gingival gelagerten Teilprothese kann sattelnah oder sattelfern geschehen. Unter einer sattelnahen Abstützung versteht man die Lagerung des Zahnersatzes auf den Zähnen, die direkt an den Prothesensattel angrenzen (Abb. 2.5). Erfolgt die Abstützung an Pfeilern, die weiter vom Sattel entfernt liegen, spricht man von einer sattelfernen Lagerung. Die Bewertung dieser beiden Abstützungsformen der parodontal-gingival getragenen Teilprothese muss unter zwei Gesichtspunkten erfolgen:

1. Unter dem Aspekt der Belastung der abstützenden Zähne.
2. Unter dem Gesichtspunkt der Beanspruchung des zahnlosen Prothesenlagers.

Die Vorteile der sattelfernen Lagerung sind in der Vergangenheit überschätzt worden. Es ist zwar richtig, dass der sattelfern gelagerte Prothesensattel das zahnlose Prothesenlager paralleler, d. h. gleichmäßiger belastet. Dem steht aber gegenüber, dass die Kraftübertragung auf die Pfeilerzähne bei sattelnaher Abstützung wirkungsvoller ist, und dass das empfindliche sattelnahe, marginale Pfeilerparodont stets lastfrei bleibt.

So hat es sich für die Praxis bewährt, diejenige Lagerungsform zu wählen, welche abhängig vom Verankerungselement, der Sattelgestaltung sowie der Form und Ausdehnung des Kauflächenkomplexes die konstruktiv einfachste Prothesenform zulässt. Ziel ist eine möglichst geringe Prothesenkinematik. Auf diese Problematik wird im folgenden Kapitel noch näher eingegangen.

Die gingival (mukosal) gelagerte Teilprothese

Eine schleimhautgetragene Teilprothese ist angezeigt, wenn Zahl, Topographie oder der parodontale Zustand der restlichen Zähne eine Abstützung der Prothese nicht mehr zulassen, also im stark reduzierten Lückengebiss. Sie ruht ausschließlich auf zahnlosen

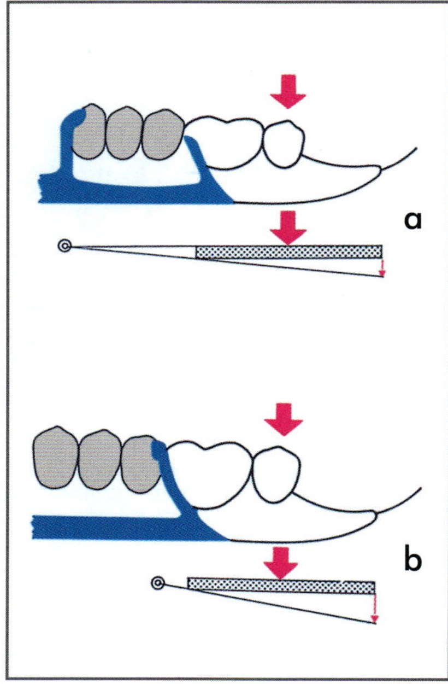

Abb.2.5 Linguale Sicht auf parodontal-gingival gelagerten Freiendsattel im Unterkiefer.
a = sattelferne, starre Lagerung.
b = sattelnahe, starre Lagerung.

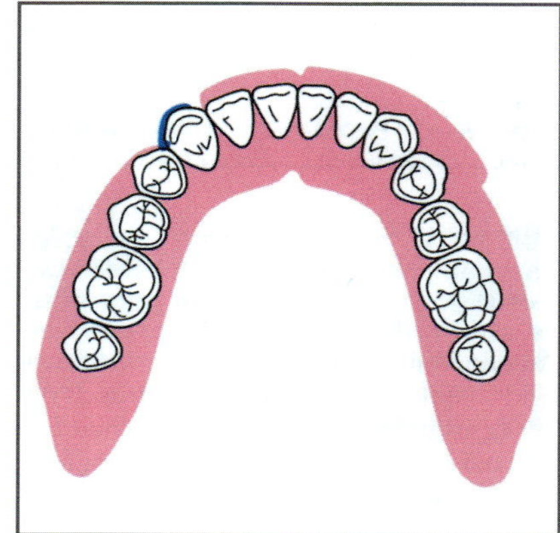

Abb.2.6 Gingival (mukosal) gelagerte Teilprothese im Unterkiefer. In dieser Form handelt es sich um eine Interimsprothese.

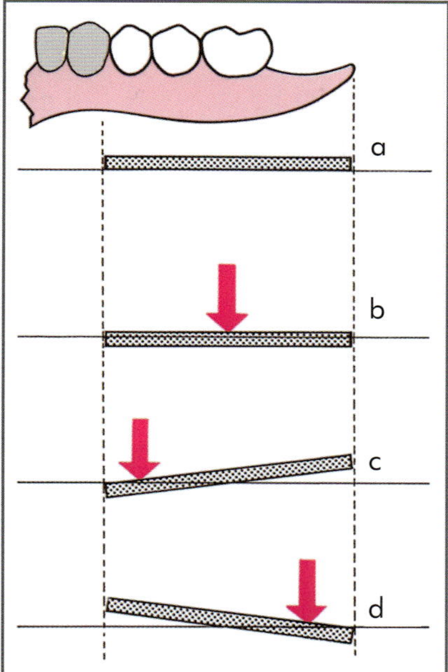

Abb. 2.7 Linguale Sicht auf gingival (mukosal) gelagerten Freiendsattel. a = unbelastet; b = Mittenbelastung; c und d = Randbelastung.

Kieferabschnitten (Abb.2.6). Die Prothese ist zwar mit dem Restgebiss verbunden, aber nur durch Halteelemente. Wegen der Resilienz der Kieferschleimhaut hat der gingival getragene Zahnersatz eine ausgeprägte Kinematik. Diese ist aber nicht steuerbar, wie es bei der parodontal-gingivalen Lagerung der Fall ist, da sich Halteelemente alleine zur Sattelführung nicht eignen.

Die gingival getragene Prothese kann sich im Prinzip nur dann parallel zum Prothesenlager einsenken und dieses flächenhaft belasten, wenn sie auf beiden Kieferseiten etwa in der Mitte der Prothesensättel belastet wird (Abb. 2.7). Jede Randbelastung führt zum Kippen des Zahnersatzes und damit zu einer kleinflächigen Pressung des Prothesenlagers. Besonders gefährdet ist hier das marginale Parodontium der noch vorhandenen Zähne (beachte Abb. 2.7 c). Die schleimhautgetragene Teilprothese ist somit in der Sattelmitte deutlich höher belastbar als am Sattelrand (beachte Abbildung 2.7 b).

Implantatgetragener und implantatverankerter Zahnersatz

Werden Implantate im Verbund mit natürlichen Zähnen oder auch ausschließlich, vergleichbar einer parodontalen Lagerung, zur Abstützung von Zahnersatz herangezogen, spricht man vom implantatgestützten oder implantatgetragenen Zahnersatz.

Eine Prothese, bei welcher die Kaukräfte im Wesentlichen nicht auf die Implantate, sondern auf zahnlose Kieferabschnitte übertragen werden, bezeichnet man als implantatverankerten Zahnersatz. Gemeinsam mit den Halteelementen der Prothese dienen hier die Implantate lediglich dem Prothesenhalt und der Sicherung des Zahnersatzes gegen Seitenschübe.

2.3 Die Basisgestaltung der Teilprothese

Die Basis der Teilprothese besteht aus den Prothesensätteln und den sie verbindenden Ausgleichselementen, also den großen und kleinen Verbindern. Sie muss eine Vielzahl von Anforderungen erfüllen und ihre Ausgestaltung ist von den verschiedensten Faktoren abhängig. Dies ist die Ursache für die große Variabilität der Basisformen der Teilprothese. Zu berücksichtigen sind die notwendige Stabilität, d. h. Steifigkeit und Bruchsicherheit der Basis, ästhetische, phonetische und parodontalhygienische Gesichtspunkte. Ferner wird die Basisform von der Topographie des Restgebisses und in hohem Maße von der Art der Lagerung des Zahnersatzes bestimmt. Die Basisformen im Oberkiefer und im Unterkiefer sind stark unterschiedlich. Nicht immer können alle Gesichtspunkte der Basisgestaltung in idealer Weise Berücksichtigung finden.

Als Basisformen sind bekannt:

Im Oberkiefer

- die Vollplatte (Abb. 2.8 und 2.9),
- die Lochplatte (Abb. 2.10 und 2.11),
- die Hufeisenplatte (Abb. 2.12 und 2.13),
- der Transversalbügel (Abb. 2.14),
- das Transversalband (Abb. 2.15) sowie
- die Palatinalschiene (Abb. 2.16).

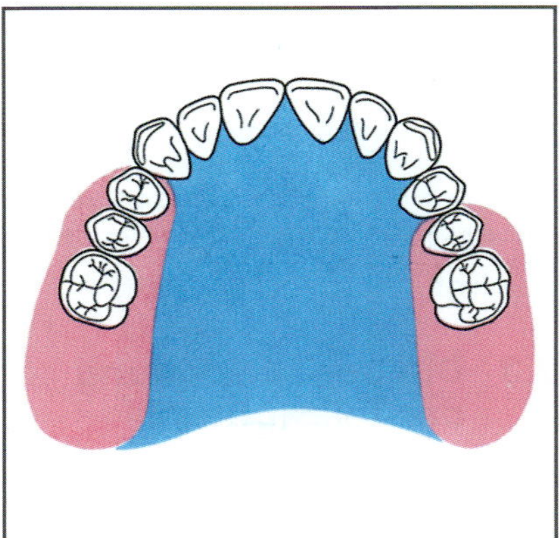

Abb.2.8
Vollplatte als so genannte *Kragenplatte*

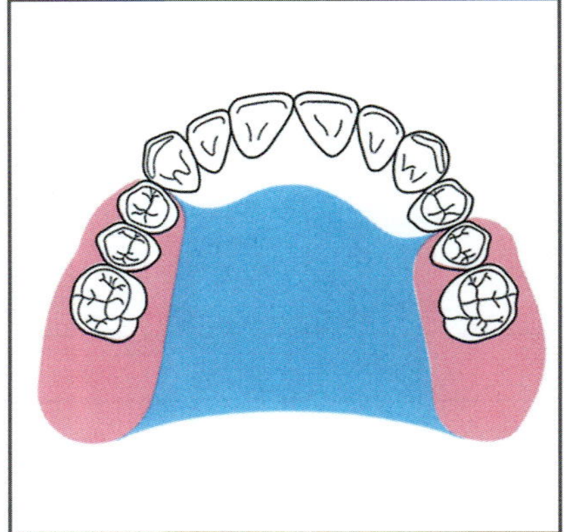

Abb.2.9
Parodontienfreie Vollplatte

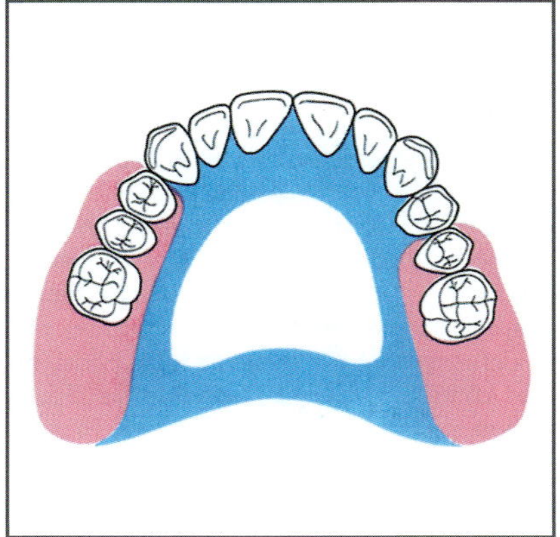

Abb. 2.10
Lochplatte als so genannte *Kragenplatte*

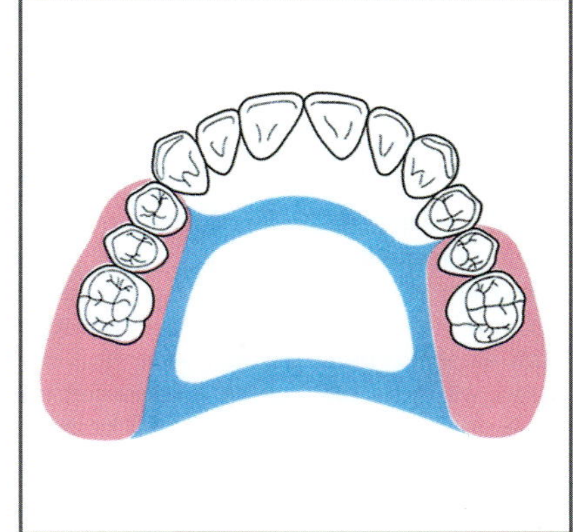

Abb. 2.11
Parodontienfreie Lochplatte, so genannte *skelettierte Platte*

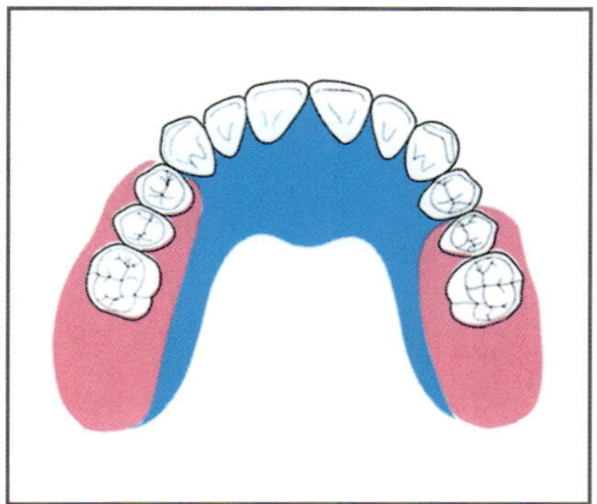

Abb. 2.12
Hufeisenplatte als so genannte *Kragenplatte*

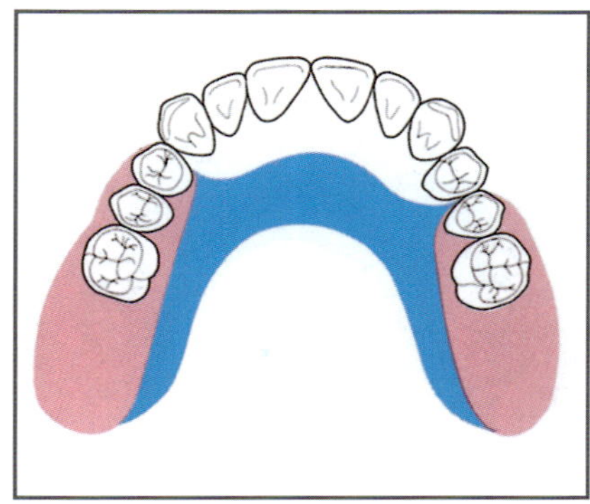

Abb. 2.13
Parodontienfreie Hufeisenplatte

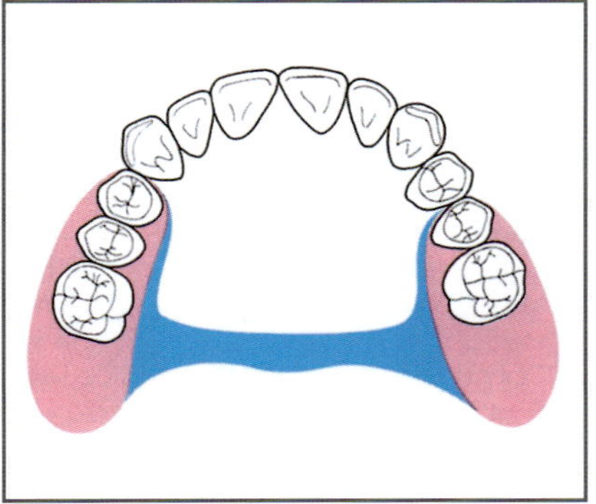

Abb. 2.14
Transversalbügel

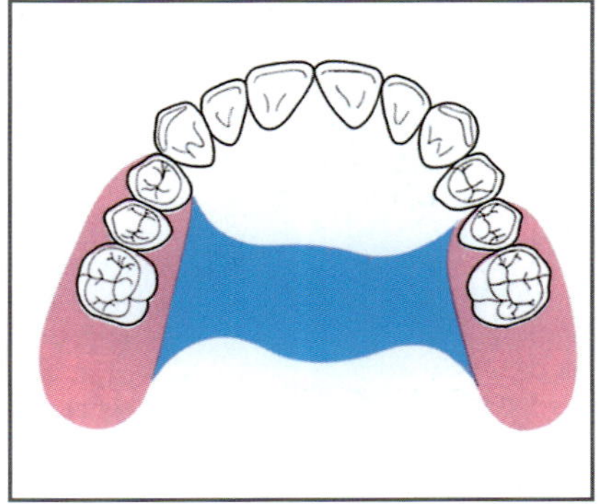

Abb. 2.15
Transversalband

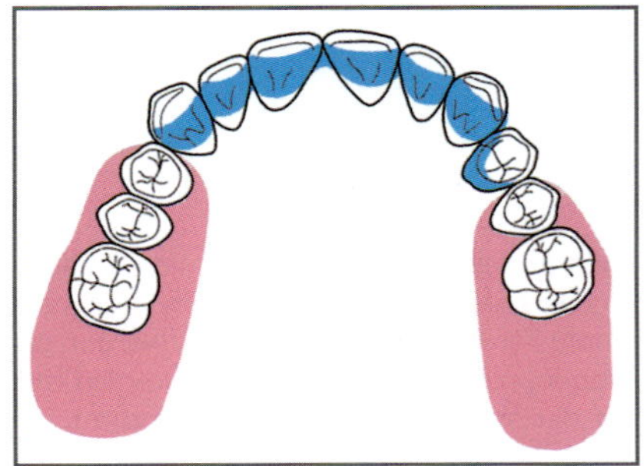

Abb. 2.16
Gaumenfreie Gestaltung einer oberen Teilprothese durch Palatinalschiene

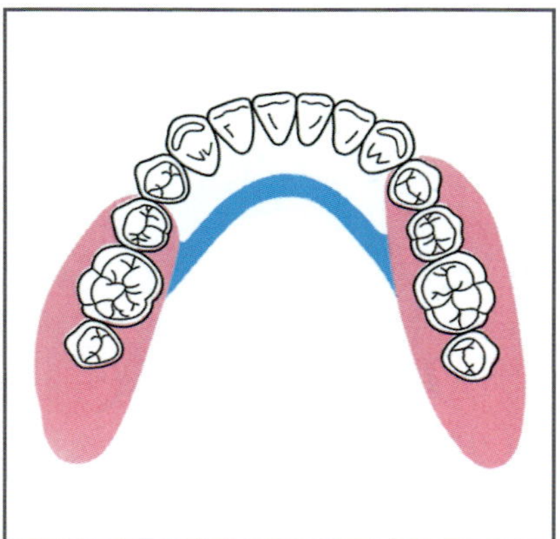

Abb. 2.17
Sublingualbügel

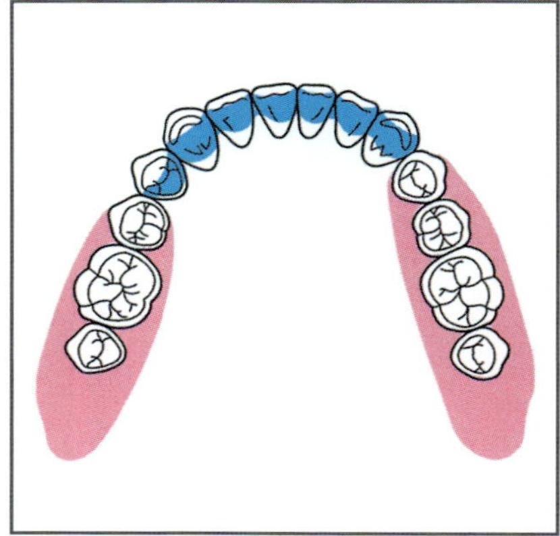

Abb.2.18
UK-Teilprothese, bügelfreie Gestaltung durch Lingualschiene

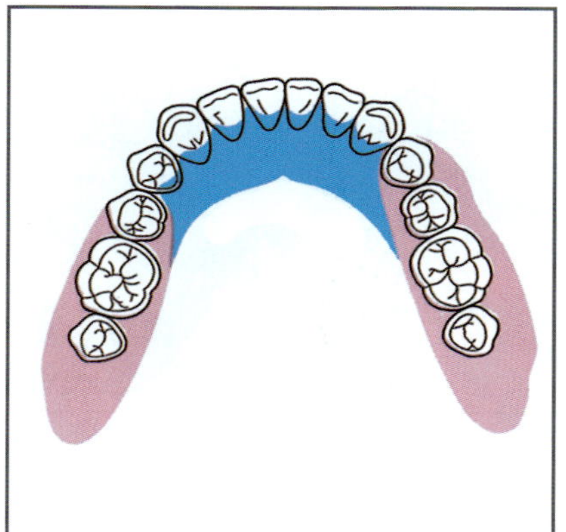

Abb. 2.19
Kragenplatte im Unterkiefer

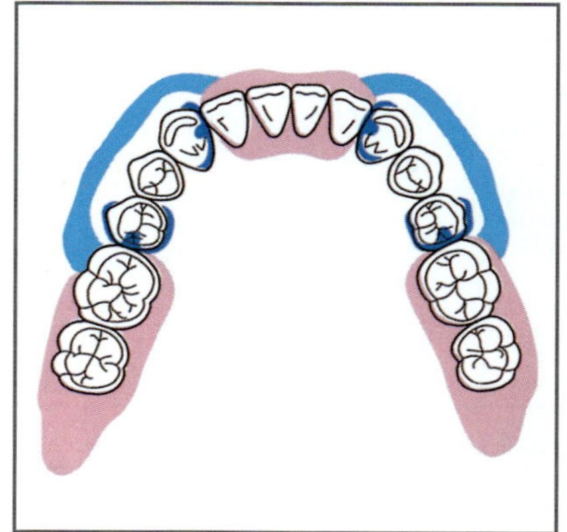

Abb. 2.20
Vestibulärbügel

Als Basisformen sind bekannt:

Im Unterkiefer

- der Sublingualbügel (Abb. 2.17),
- die Lingualschiene (Abb. 2.18),
- die Kragenplatte (Abb. 2.19) und
- in seltenen Ausnahmen der Vestibulärbügel (Abb. 2.20).

Basisformen, die palatinal bzw. lingual dicht an den Zähnen anliegen und somit das marginale Parodontium überdecken, werden als Kragenprothesen bezeichnet. Sie werden hier nur der Vollständigkeit halber genannt, da diese Basisgestaltung die Parodontien des Restgebisses immer schädigt. Darauf wird im Folgenden noch näher eingegangen.

2.3.1 Die Dimensionierung der Prothesenbasen

Auf eine ausreichende Stabilität der Prothesenbasis kann in keinem Falle verzichtet werden. Da die Stabilität der Prothesenbasis vom Material abhängig ist, beziehen sich die nachfolgenden Maßangaben auf Gerüste aus CoCrMo-Legierungen, welche im Vergleich zu Edelmetall-Legierungen oder zu Titan eine größere Steifheit aufweisen. Ausreichende Stabilität der Prothesenbasis besteht bei folgenden Plattenstärken bzw. Bügeldimensionierungen:

- **Vollplatte**
  0,3 Millimeter.
- **Lochplatte**
  0,6 Millimeter bei einer Breite des anterioren und posterioren großen Verbinders von je fünf Millimetern. Dabei kann der posteriore große Verbinder etwas stärker, dafür der anteriore dünner gehalten werden.
- **Hufeisenplatte**
  0,6 Millimeter bei einer Breite des großen Verbinders an der schmalsten Stelle von zehn Millimetern.
- **Transversalband**
  0,7 Millimeter bei einer Breite von zehn Millimetern, wobei die Mitte des Bands leicht verstärkt und der große Verbinder zu den Rändern hin abgeflacht werden kann.
- **Transversalbügel**
  Zwei Millimeter bei halbrundem Profil und einer Bügelbreite von vier Millimetern. Diese Form des großen Verbinders stört die Zunge des Patienten mehr als ein Transversalband.
- **Sublingualbügel**
  Zwei Millimeter bei tropfenförmigem Profil und einer Breite von vier Millimetern.
- **Lingualschiene**
  bzw. Palatinalschiene ein Millimeter bei einer Breite von sechs Millimetern. Sie wird zu den Rändern hin abgeflacht und sollte den Lingualflächen der Frontzähne übergangslos und präzise anliegen.

Prothesenbasen aus Edelmetall-Legierungen oder aus Titan müssen stärker dimensioniert werden, da diese Werkstoffe einen niedrigeren Elastizitätsmodul haben und damit wesentlich weniger steif sind als Prothesenbasen aus einer CoCrMo-Legierung. Die Basisstärke reiner Kunststoffteilprothesen wird im Kapitel über die Übergangsprothesen besprochen.

2.3.2 Die Parodontalhygiene

Ein weiteres wichtiges Gestaltungsprinzip für die Basis der Teilprothese leitet sich aus den Forderungen der Parodontalhygiene ab. Unter Parodontalhygiene fasst man alle Faktoren zusammen, die der Gesunderhaltung des marginalen Parodontiums dienen.

Auf die Teilprothese angewendet bedeutet das Prinzip der Parodontalhygiene in erster Linie, dass die Prothesenbasis den Zahnfleischsaum nicht, wie schon ausgeführt, in Form der Kragenprothese bedecken darf. Bei abgestütztem Zahnersatz kommt es bei Überdeckung des Zahnfleischsaums zu einem funktionstoten Raum zwischen Prothesenbasis und Schleimhaut. Hier vermehren sich wegen der unzureichenden Speichelspülung anaerobe Bakterien. Dies führt zu einer Entzündung des Zahnfleischsaums, vor allem bei schlechter Mund- und Prothesenhygiene und bei Patienten, welche den Zahnersatz auch während der Nacht tragen. Man nennt solche Patienten *Intensivträger*. Diese negativen Erscheinungen können verhindert werden, wenn die Prothesensättel bei abgestütztem Zahnersatz möglichst schmalbasig an die sattelbegrenzenden Zähne anschließen.

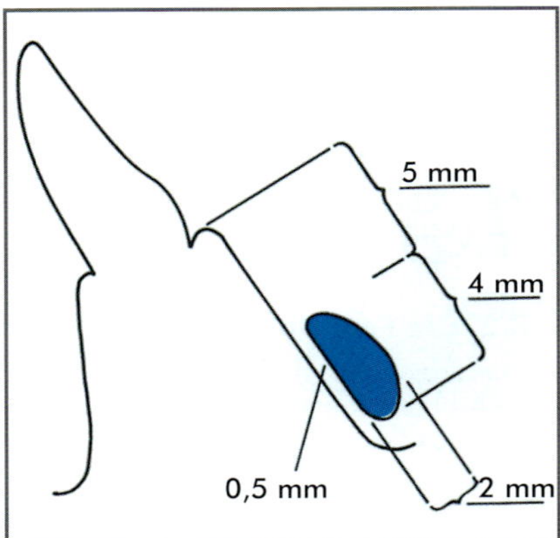

Abb. 2.21
Lage und Abmessungen eines Sublingualbügels

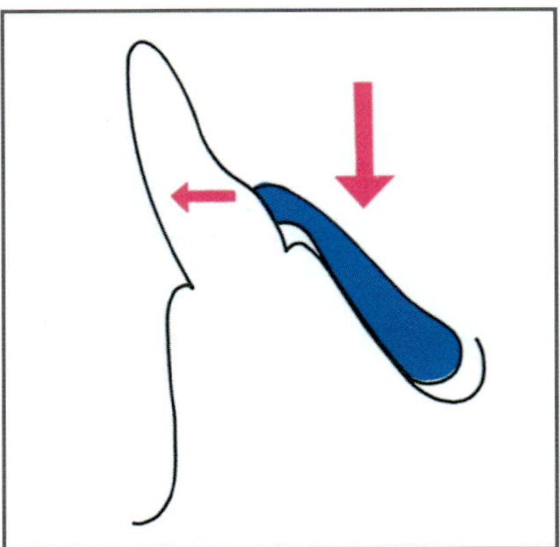

Abb. 2.22
Die Basis einer gingival gelagerten Teilprothese muss im Bereich des Zahnfleischsaums ausgeschliffen oder hohlgelegt werden, damit mechanische Verletzungen des marginalen Parodontiums durch die sich unter Kaudruck einlagernde Prothese vermieden werden. Diese Abbildung verdeutlicht auch die Gefahr der orthodontischen Wirkung der Prothesenbasis auf das Restgebiss.

Bei der parodontal bzw. parodontal-gingival gelagerten Teilprothese sollen alle Basisanteile, also die großen und die kleinen Verbinder, grundsätzlich einen Mindestabstand von fünf Millimetern zum Zahnfleischsaum des Restgebisses einhalten (Abb. 2.21).

Bei der schleimhautgetragenen Teilprothese ist, bei Abdeckung des Zahnfleischsaums, dessen Entzündungstendenz wegen der durch die Prothesenbewegung ausgelösten Pumpwirkung für den Speichel geringer. Hier wirkt sich die Prothesenkinematik unter Kaudruckbelastung ausnahmsweise positiv aus. Es besteht aber im Gegensatz zur abgestützten Teilprothese die Gefahr der mechanischen Verletzung des Zahnfleischsaums durch die Prothesenbasis.

Aus diesem Grund muss die Basis gingival getragener Teilprothesen im Bereich des Zahnfleischsaums, soweit sie diesen überdeckt, hohlgelegt werden (Abb. 2.22).

2.3.3 Die Phonetik

Die Beeinträchtigung der Sprachbildung durch eine Teilprothese kann in erster Linie im Oberkiefer bestehen. Wenn immer es die Topographie der restlichen Zähne und das Lagerungsprinzip zulassen, sollen die anterioren Bereiche des harten Gaumens, wo die S-Laute gebildet werden, nicht von der Prothesenbasis überdeckt werden.

Ersetzt eine Teilprothese auch Frontzähne, ist die Überdeckung des anterioren Gaumens unvermeidbar (Abb. 2.23). Als Basisform kommt dann die Hufeisenplatte in Frage, da diese ohnehin anterior am Gaumen verläuft. Günstiger ist es aber, die Frontzahnlücken mit einer Brücke zu schließen und nur die Seitenzähne mittels einer Teilprothese zu ersetzen. Dann kann das in phonetischer Hinsicht unproblematischere Transversalband als großer Verbinder gewählt werden (beachte Abb. 2.23).

2.3.4 Lagerungsprinzip und Basisgestaltung

Entscheidend für die Basisgestaltung der Teilprothese ist deren Lagerungsprinzip. Bei

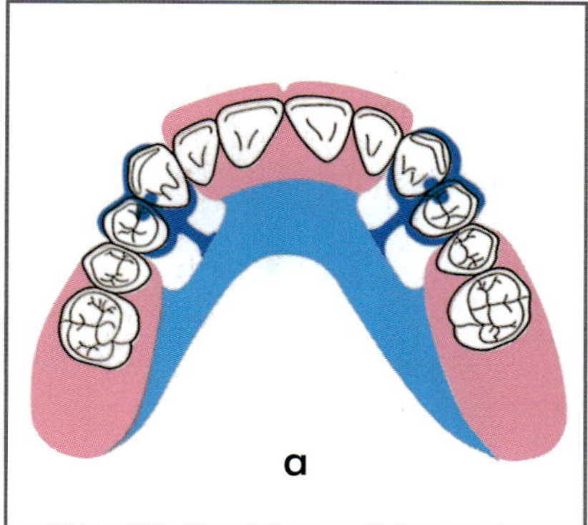

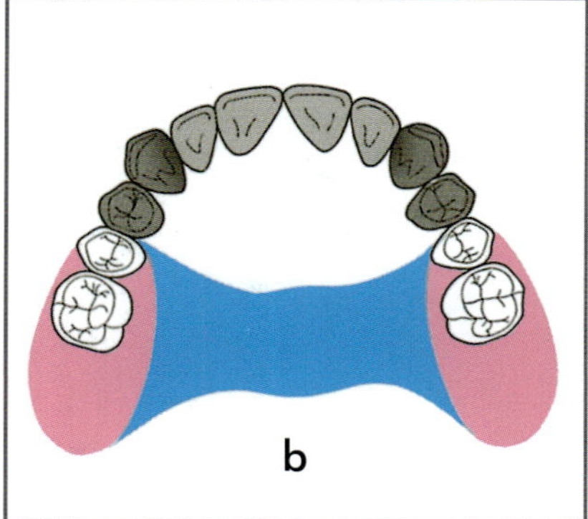

Abb. 2.23
Der Ersatz von Frontzähnen an einer Oberkieferteilprothese mit Klammerverankerung führt zwangsläufig zur Überdeckung der Phonationszone für die S- und Zischlaute. Die Überdeckung des interdentalen Parodontiums ist parodontalhygienisch ungünstig (a). Günstiger ist der frontale Lückenschluss durch eine Brücke (b).

der parodontal abgestützten Prothese wird der Kaudruck im Wesentlichen auf die abstützenden Zähne übertragen. Die zahnlosen Kieferabschnitte nehmen keine Kräfte über die Prothesenbasis auf. Daher kann beim dental gestützten Zahnersatz die Basis klein gehalten werden, was auch den Erfordernissen der Parodontalhygiene entgegenkommt.

Umgekehrt hingegen sind die Verhältnisse bei der gingival getragenen Teilprothese. Hier werden die zahnlosen Kieferabschnitte voll zur Aufnahme der Kaukräfte herangezogen. Um den dabei entstehenden Druck zwischen der Prothesenbasis und dem Prothesenlager möglichst klein zu halten, muss die Basis der schleimhautgetragenen Teilprothese nach einer Funktionsabformung auf alle belastbaren Kieferabschnitte ausgedehnt werden. Dies kann bei einfachen, mit Halteklammern verankerten Prothesen bedeuten, dass die Prothesenbasis den Gingivalsaum der restlichen Zähne kragenförmig überdecken muss.

Bei der dental-gingivalen Lagerung müssen folgerichtig beide Prinzipien zur Anwendung kommen. Die Auflagefläche des abgestützten Sattelendes kann wie bei der parodontalen Lagerung reduziert werden, während das freie, nicht abgestützte Sattelende wie bei der gingivalen Lagerung extendiert wird. Voraussetzung für die Extension der Prothesenbasis ist eine funktionelle Abformung. Darauf wird im Kapitel 4 eingegangen.

2.3.5 Anatomische und technische Aspekte der Sattelgestaltung von Teilprothesen

Es wurde schon ausgeführt, dass der knöcherne Kieferkamm unter Kaudruckbelastung, auch wenn er nach der Extraktion der Zähne vollständig ausgeheilt und umgebildet war, einer ständigen Veränderung unterworfen ist. Der Umbau wird unter einem parodontal abgestützten Sattel weit weniger stark sein, als bei einem parodontal-gingival oder einem gingival getragenen Prothesensattel.

Nicht allein die Art der Verankerung und Abstützung der Teilprothese am Restgebiss, auch die Sattelgestaltung und die Okklusion spielen bei der Belastung der Kieferkämme und beim fortschreitenden Umbau der belasteten Gewebe eine entscheidende Rolle. Es ist deshalb notwendig, dass jeder Sattel im direkten oder indirekten Verfahren unterfüttert, d. h. der Form des Kieferkammes angeglichen wird, wenn sich diese verändert hat.

Beim direkten Unterfütterungsverfahren bringt der Zahnarzt auf die Schleimhautseite

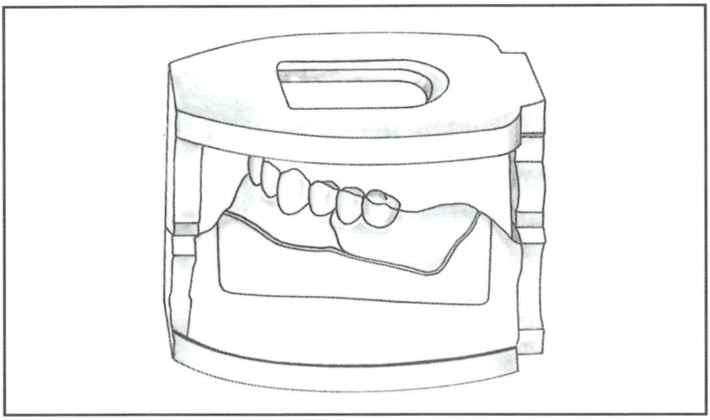

Abb. 2.24
Teilprothese, unterfüttert im Unterfütterungsgerät

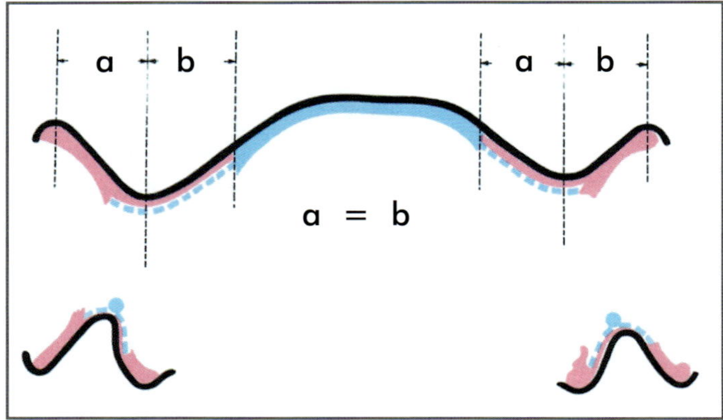

Abb. 2.25
Abstand der unterfütterbaren Retention vom Kieferkamm

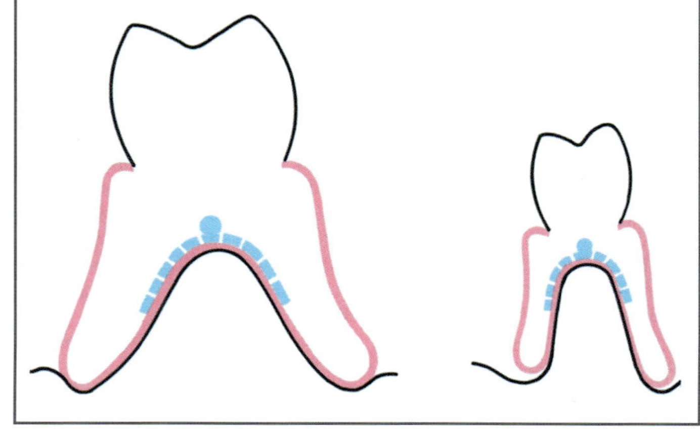

Abb. 2.26
Die Unterfütterbarkeit der Prothesensättel im Unterkiefer sollte immer von der vestibilären Umschlagfalte bis zum Mundboden möglich sein

der Prothesensättel einen geeigneten, autopolymerisierenden Kunststoff auf und setzt die Prothese in den Mund des Patienten, so lange das Material noch weich ist. Bei geschlossenem Mund in maximaler Interkuspidation formt sich das plastische Material entsprechend der veränderten Topographie des Kieferkamms aus. Auch die Sattelränder können nach funktionellen Gesichtspunkten der neuen Situation angepasst werden. Der häufig verloren gegangene Vielpunktkontakt zur antagonistischen Zahnreihe wird wieder hergestellt. Die Nachbearbeitung und Politur der Prothese kann in der zahnärztlichen Praxis oder im zahntechnischen Labor erfolgen.

Beim indirekten Verfahren wird unter Anwendung eines Abformmaterials zunächst entsprechend vorgegangen. Wichtig ist auch hier die funktionelle Randgestaltung der Sättel bei pardontal-gingival und bei gingival getragenen Prothesen. Die mit Abformmaterial korrigierte Teilprothese wird ins zahntechnische Labor gegeben, wo zuerst ein Modell hergestellt wird. Größter Wert muss auf die Erhaltung der abgeformten Funktionsränder gelegt werden. Im Unterfütterungsgerät wird die Differenz zwischen alter Prothesenbasis und neuer Form des Kieferkamms mit Autopolymerisat aufgefüllt und der Kunststoff im Drucktopf bei 3 bis 4 bar Druck auspolymerisiert (Abb. 2.24). Damit man keine Übergänge zwischen altem und neuem Kunststoff sieht, ist ein Beschleifen der alten Basis vor dem Aufbringen des Autopolymerisats zu empfehlen. Auch die Wahl der richtigen Farbe des Basismaterials spielt eine Rolle.

Die indirekte Unterfütterung hat im Vergleich zum direkten Vorgehen den Vorteil, dass die Mundschleimhäute nicht in Kontakt mit dem noch nicht abgebundenen Autopolymerisat kommen. Monomeres Methacrylat ist ein potentes Allergen. Zudem ist die Verarbeitung des Autopolymerisats unter Laborbedingungen sachgerechter möglich, als bei der direkten Unterfütterung.

Unterfüttern kann man aber nur dort, wo sich Kunststoff mit Kunststoff verbinden lässt. Es trügt, wenn auch Korrekturen unter Metallteilen zunächst ordentlich aussehen. Durch die Polymerisationsschrumpfung verbleibt immer ein Randspalt. Ohne spezielle Konditionierung der Metalloberfläche gibt es zwischen Kunststoff und Metall keine Verbindung.

Deshalb ist es wichtig, dass alle Sättel einer Teilprothese unterfütterbar gestaltet werden. Wie in Kapitel 4 eingehend beschrieben wird, bedeckt der Zahntechniker bei der Herstellung einer Modellgussprothese vor dem Dublieren des Meistermodells die zahnlosen Kieferabschnitte mit 0,7 Millimeter starkem Wachs. Dadurch liegt die Retention in Form eines gegossenen Gitters in dieser Stärke von der Oberfläche des Kieferkamms ab und kann entsprechend mit Kunststoff unterbaut werden (Abb. 2.25).

Sehr wichtig ist die richtige Ausdehnung der unterfütterbaren Sattelregion. Im Unterkiefer reicht sie grundsätzlich vom vestibulären bis zum lingualen Prothesenrand (Abb. 2.26). Nach dorsal sollte der Sattel grundsätzlich bis zum Tuberculum alveolare mandibulae extendiert werden.

Im Oberkiefer finden Formveränderungen des Kieferkamms nicht nur bukkal bis zur Umschlagfalte statt, sondern auch im gesamten palatinalen Alveolarkammbereich.

> Deshalb muss im Oberkiefer von der Kammmitte ausgehend die unterfütterbare Sattelregion nach palatinal etwa ebenso weit ausgedehnt werden wie nach vestibulär.

Der Abschlussrand

Der Übergang von der Metallbasis zum Kunststoff der Prothesenbasis erfordert eine sehr überlegte und genaue Ausgestaltung. Durch die Polymerisationsschrumpfung des Kunststoffs bildet sich ein Mikrospalt zwischen diesen beiden Werkstoffen, der sehr bald von Bakterien besiedelt wird. Durch Aufnahme von Wasser kommt es weiterhin zur Quellung des Kunststoffs. Er löst sich immer von glatten Metallflächen ab. So entstandene scharfe Kunststoffkanten verursachen häufig Reizungen der Schleimhaut oder der Zunge. Deshalb ist es wichtig, dass das Unterlegewachs scharfkantig und senkrecht zur Oberfläche abgeschnitten wird, um so im Metall eine markante Stufe zu bilden (Abb. 2.27).

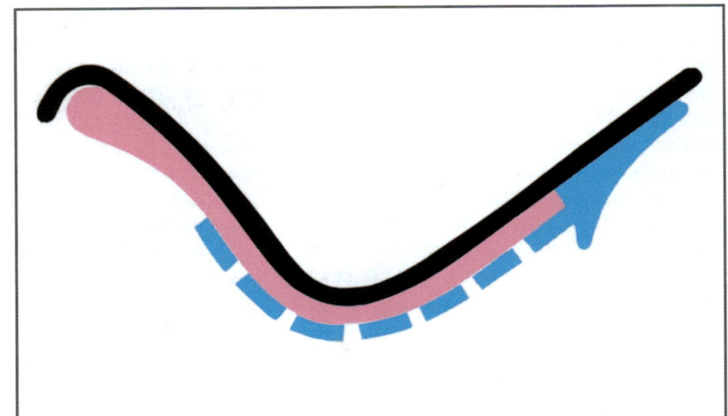

Abb. 2.27
Durch das richtige Abtrennen des Unterlegewachses soll sich im Prothesengerüst eine markante Stufe ausbilden

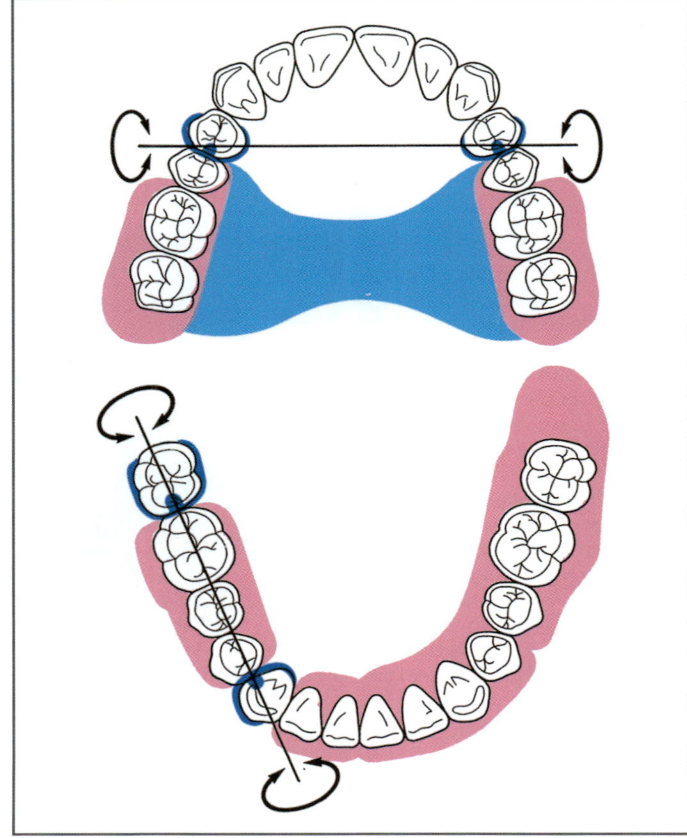

Abb. 2.28
Abstützungslinie und Rotationsachse transversal und sagittal

Das gilt auch im Unterkiefer. Ferner müssen die Retentionen bis an diese Grenze offen herangeführt werden, damit sich der Kunststoff durch die Öffnungen verankern kann (beachte Abb. 2.27). Auf einer glatten, geschlossenen Fläche kann der Kunststoff nicht haften. Möglich ist bei der Modellation der bruchgefährdeten Stelle zwischen Unterkieferbügel und Retention eine Verstärkung auf der den Prothesenzähnen zugewandten Seite in Form eines zusätzlich aufgelegten Wachsdrahts.

Der Abschluss zwischen Metall und Kunststoff auf der Zungenseite wird mit einem Abschlussdraht aus Wachs geformt und sollte unterschnitten sein (beachte Abb. 2.27).

> Der Übergang vom großen Verbinder zu den Retentionen des Modellgussgerüsts sollte wie eine Uhrglasfassung ausgebildet sein, damit sich der Kunststoff an dieser kritischen Grenze verkrallen kann.

Auf die Verfahren zur Konditionierung der Metalloberflächen, um die Haftung zwischen Metall und Kunststoff zu verbessern, wird in Kapitel 4 näher eingegangen.

Fragen:

1. Warum ist die indirekte Unterfütterung in jedem Fall besser als die direkte? Nennen Sie dazu werkstoffbedingte und verarbeitungstechnische Gründe!
2. Warum findet durch Wasseraufnahme eine Formveränderung vor allem dünner Kunststoffteile statt?

2.4 Statische und funktionelle Gesetzmäßigkeiten für die Konstruktion von Teilprothesen

Die Lagerung von Teilprothesen auf unterschiedlich im Kiefer angeordneten Zähnen und den zahnlosen Kieferabschnitten haben wir aus genereller Sicht abgehandelt. Ein klammerverankerter Zahnersatz soll am Restgebiss durch die Haltewirkung der Klammern sicher fixiert sein. Die Prothese soll auch in Funktion eine stabile Lage behalten und alle Gewebe nur in den physiologisch vertretbaren Grenzen belasten. Nur so kann die Kaufunktion so weit wie möglich wiederhergestellt werden. Die Zungenfreiheit muss erhalten werden, die Sprachbildung darf nicht behindert sein. Die Gesunderhaltung des Restzahnbestands und der Weichgewebe ist ebenso eine unabdingbare Forderung an eine prothetische Rehabilitation wie die Wiederherstellung der natürlichen Ästhetik.

2.4.1 Die Stützlinie und die Abstützungsfläche

Werden zwei Auflagen an sattelbegrenzenden Zähnen durch eine Linie verbunden, so spricht man von einer Klammerstützlinie oder Auflageachse. Kann sich die Prothese um diese Achse drehen, so bezeichnet man sie als Rotationsachse. Sie ist häufig transversal angeordnet, z. B. bei einer beidseitigen Freiendprothese. Seltener verläuft die Achse sagittal, z. B. bei einseitig angeordneten Prämolaren und Molaren (Abb. 2.28). Ist die Prothese auf mehreren Zähnen im Restgebiss abgestützt, so umgrenzen die peripheren Stützlinien eine Abstützungsfläche (Abb. 2.29).

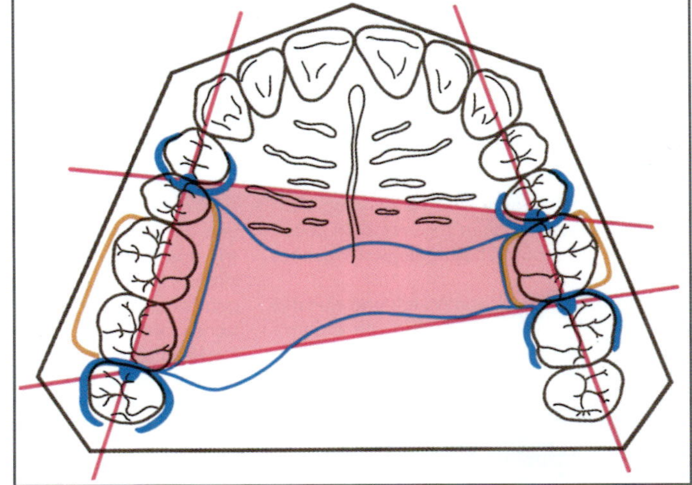

Abb. 2.29
Abstützungsfläche innerhalb der Klammerstützlinien

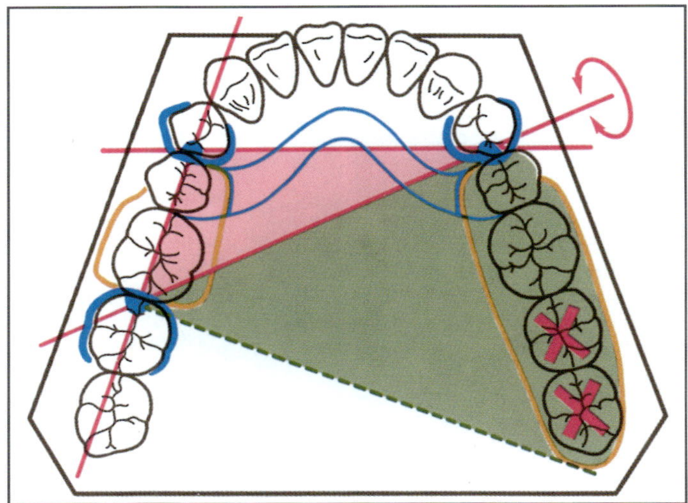

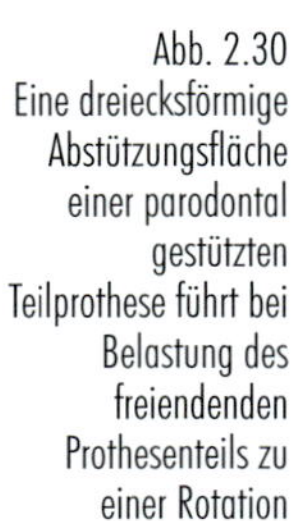

Abb. 2.30
Eine dreiecksförmige Abstützungsfläche einer parodontal gestützten Teilprothese führt bei Belastung des freiendenden Prothesenteils zu einer Rotation

Bei einer einseitig verkürzten Zahnreihe können verschiedene Stützlinien festgelegt werden. Eine der Stützlinien verläuft immer diagonal durch den Prothesenkörper und es entsteht eine dreiecksförmige Abstützungsfläche (Abb. 2.30).

Bei der mehrfach unterbrochenen Zahnreihe entsteht ein Unterstützungspolygon, welches im Gegensatz zu den oben angesprochenen Fällen die Voraussetzung für eine stabile Prothesenlagerung darstellt.

> Aber auch eine parodontal gelagerte Prothese ist nur so lange lagerungsstabil, wie alle Stützlinien die ersetzten Kaueinheiten peripher tangieren.

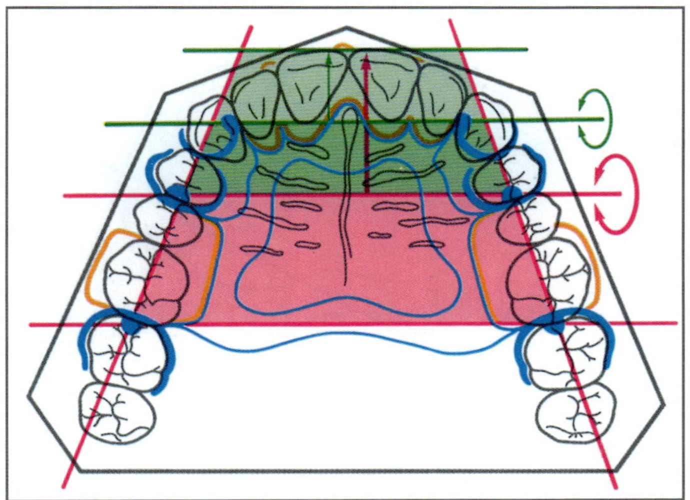

Abb. 2.31
Bei fehlenden Schneidezähnen ist es wichtig, dass die Abstützungen soweit wie möglich nach frontal gelegt werden, wobei die Abstützungen niemals ohne Gegenlager auf eine schräge Fläche gelegt werden dürfen

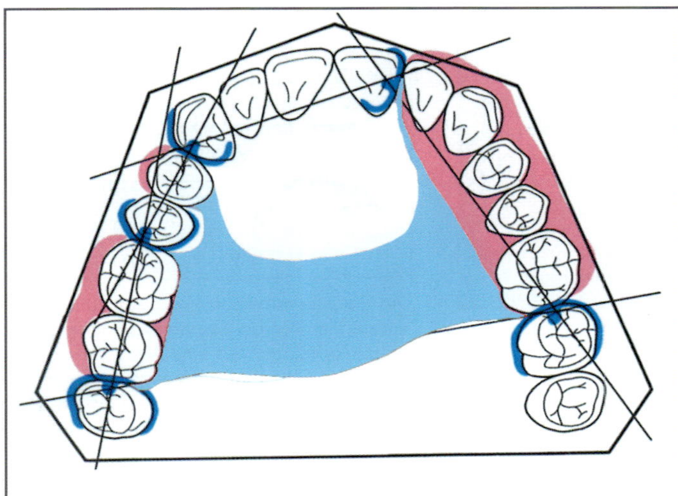

Abb. 2.32
Auch bei parodontalgetragenem Zahnersatz können Ersatzzähne außerhalb der Abstützungsfläche stehen und bei Belastung die Gewebe durch Kippung der Prothese schädigen

Liegen ersetzte Kaueinheiten außerhalb der Abstützungsfläche, wie beispielhaft in Abbildung 2.32 dargestellt wird, so treten durch die unterschiedliche Resilienz parodontaler und gingivaler Gewebe Kippkräfte auf, die zur Instabilität der Prothese führen. Diese Kräfte können zur Traumatisierung der Parodontien der umklammerten Zähne und des Kieferknochens führen.

Parodontal abgestützter Zahnersatz kann instabil sein, wenn Prothesenzähne außerhalb der Stützlinie stehen. Das trifft besonders beim Ersatz von Frontzähnen zu (Abb. 2.31 und 2.32).

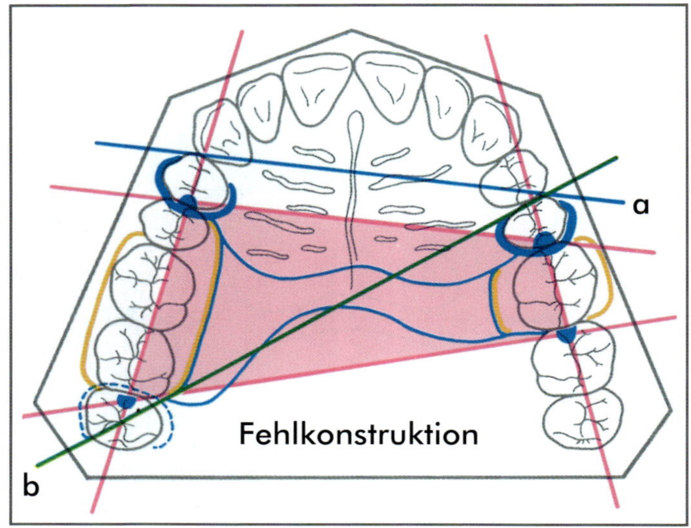

Abb. 2.33
Die Haltelinie sollte immer durch den Schwerpunkt der Prothese verlaufen (b). Die Haltelinie (a), gebildet durch Auflageklammern auf 14 und 25, sowie Auflagen auf 18 und 26 ist eine Fehlkonstruktion.

> Es muss immer angestrebt werden, alle Abstützungen so anzuordnen, dass die Stützlinien so peripher wie möglich am Zahn- bzw. Kieferbogen entlang verlaufen, damit Hebelwirkungen auf die Prothese ausgeschaltet oder reduziert werden. Dabei darf allerdings die achsiale Belastung der abstützenden Zähne nicht außer Acht gelassen werden.

2.4.2 Die Haltelinie

Klammern haben unter anderem die Aufgabe, den Zugkräften, welche an der Teilprothese angreifen, entgegenzuwirken. Deshalb nennt man die Verbindung der Klammerspitzen einer Prothese auch Klammerzuglinie oder Haltelinie. In Abbildung 2.33 sind zwei Klammerzuglinien bei einer parodontal getragenen Gerüstkonstruktion eingezeichnet. Die Anordnung der Halteklammern auf 14 und 25 mit Auflagen auf 18 und 27 würde dem Zug auf den distalen Teil des Prothesenkörpers nicht ausreichend entgegenwirken. Beachte hierzu Abbildung 2.33, Linie a. Verlegt man jedoch die Halteklammer von 14 auf 18 und belastet 14 und 17 durch Auflagen, so würde diese Konstruktion den auftretenden Zugkräften auf die Prothese aktiv entgegenwirken (beachte Abb. 2.33, Linie b).

> Die Haltelinie oder Klammerzuglinie sollte immer durch den Schwerpunkt der Prothese verlaufen.

Die Gerüstkonstruktion, die in Abbildung 2.33 skizziert ist, hat bei Kaudruckbelastung eine stabile Ruhelage. Auf eine Ausnahme gleich gelagerter Fälle wird noch eingegangen. Verläuft die Haltelinie von 25 nach 18 (b), so übernehmen die Auflagen auf 14 und 27 indirekte Haltefunktionen. Bei Zugbelastung kann die Prothese nicht über die Haltelinie (b) rotieren, da die Zugkräfte der Klammern und die Abstützung durch die Auflagen dies verhindern. Es ist also wichtig, dass man die Abstützungen und die Halteklammern bei der Konstruktion so anordnet, dass die Kinematik der Prothese unter Kaudruck-, Zug-, Kipp- und Torsionsbelastung auf ein Minimum reduziert wird. Dabei spielt auch die Lage der Abstützungen sowie die Aufstellung der Prothesenzähne selbst bei rein parodontal gelagerten Zahnersatz eine

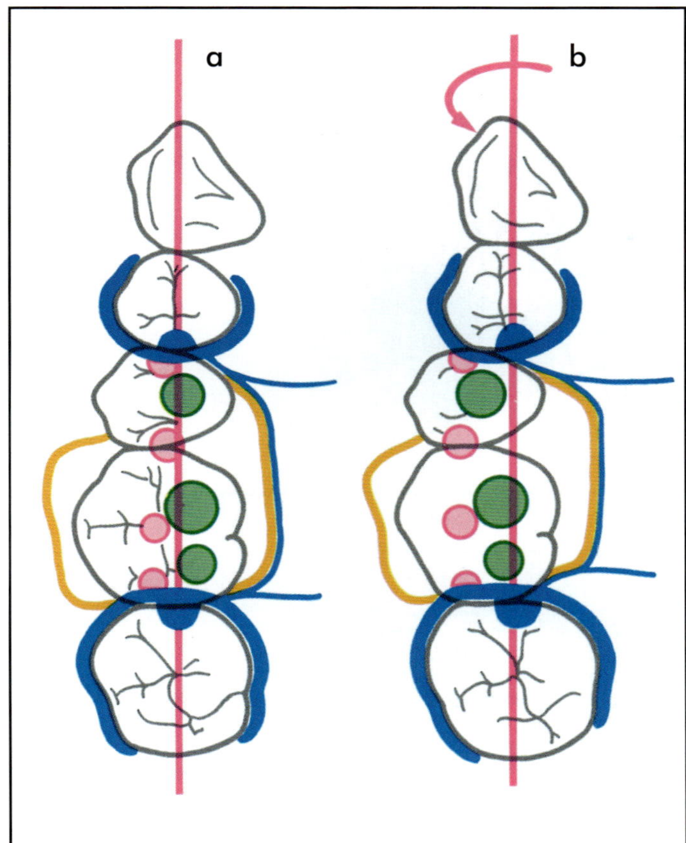

Abb. 2.34
Die Abstützungen und die Ersatzzähne bei einer Schaltlücke müssen so angeordnet werden, dass das Kauzentrum und die Klammerstützlinie deckungsgleich sind

Rolle, wie anhand der Abbildung 2.34 erläutert wird.

Das Kauzentrum der ersetzten Zähne muss mit der Stützlinie deckungsgleich verlaufen (beachte Abb. 2.34 a). Werden die Prothesenzähne zu weit nach bukkal gestellt (Abb. 2.34 b), treten unter Kaubelastung Hebelkräfte auf. Die Prothese rotiert um die Stützlinie und es wird Zug auf die Halteelemente der gegenüberliegenden Kieferseite ausgeübt. Alle Parodontien unter Halte- und Stützelementen einer so konstruierten Prothese werden auf Kippung belastet.

2.4.3 *Die Berücksichtigung von Kipp-, Rotations- und Zugkräften*

Rein parodontal getragene Prothesen mit Klammerverankerung sind eher selten, da unterbrochene Zahnreihen häufig mit festsitzenden Brücken versorgt werden. Mit einer Teilprothese werden meist diejenigen Kiefer versorgt, deren Zahnreihen einseitig oder doppelseitig verkürzt sind und in allen Fällen, in denen ein stark reduzierter Zahnbestand vorhanden ist.

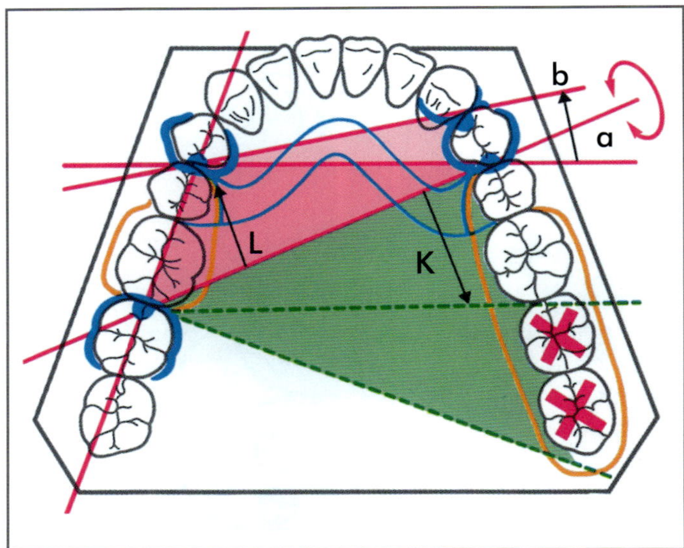

Abb. 2.35
Bei einer einseitigen Freiendprothese mit gegenüberliegender Schaltlücke überdeckt die Abstützungsfläche nur einen Teil des Prothesenkörpers. Der Kraftarm K sollte nicht länger als der Lastarm L sein. Verbesserung der Konstruktion durch Verlagerung der Klammerstützlinie von a nach b.

Bei einer einseitigen Freiendprothese, wie sie in Abbildung 2.35 skizziert ist, liegt nur ein Teil des Prothesenkörpers innerhalb der Abstützungsfläche. Der gesamte Freiendsattel liegt außerhalb. Bei Kaudruckbelastung senkt er sich entsprechend der Nachgiebigkeit der Schleimhaut ein. Es findet eine Rotation um die Abstützungslinie (Abb. 2.35 *Abstützungslinie a*) statt. Ihr entgegen wirkt die Haltekraft der Klammer um 34. Der Zahn wird auf Zug belastet. Ist die Kaukraft auf den Freiendsattel größer als die Haltekraft der Klammer, so wird die Prothese um die Klammerstützlinie rotieren. Dabei werden die beiden umklammerten Zähne durch Kippung unphysiologisch belastet.

An jeder einseitigen Freiendprothese treten Hebelkräfte auf. Nach dem Hebelgesetz ist Kraft x Kraftarm = Last x Lastarm. Das bedeutet, dass der durch Kaudruck belastete Hebelarm *K* nicht länger sein sollte als der Lastarm *L*. Die Konsequenz daraus heißt, dass im Konstruktionsbeispiel der Abb. 2.35:

1. die Anzahl der Zähne des Freiendsattels reduziert werden muss, um den Kraftarm *K* zu verkürzen,
2. die Kaukraft, welche auf den freiendenden Hebel wirkt, durch eine entsprechende, am Lastarm *L* angreifende Klammerhaltekraft kompensiert werden muss,
3. der freiendende Prothesensattel soweit wie möglich auf alle belastbaren Kieferabschnitte extendiert werden muss.

Eine einseitige Freiendprothese mit gegenüberliegender geschlossener Zahnreihe kann zu einer Fehlkonstruktion verleiten, wie es die Abbildung 2.36 zeigt.

Im Fallbeispiel der Abbildung 2.36 hätte der Zahn 44 zusätzlich umklammert werden müssen, um die Hebelkraft auf den Freiendsattel durch eine entsprechend wirksame Klammerhaltekraft zu kompensieren.

Niemals darf die Abstützung einer Teilprothese ausschließlich über eine diagonal geführte Klammerstützlinie erfolgen. Das gilt auch für das stark reduzierte Lückengebiss, in dem eine andere Abstützung nicht gefunden werden kann.

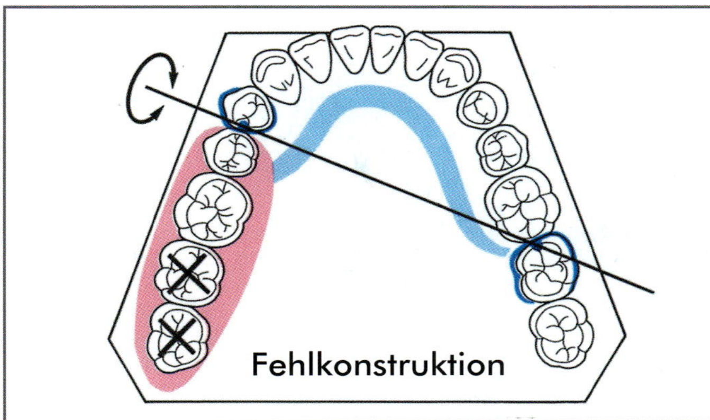

Abb. 2.36
Bei einseitigen Freiendprothesen gegenüber einer geschlossenen Zahnreihe darf die Klammerstützlinie niemals nur diagonal durch die Prothese verlaufen

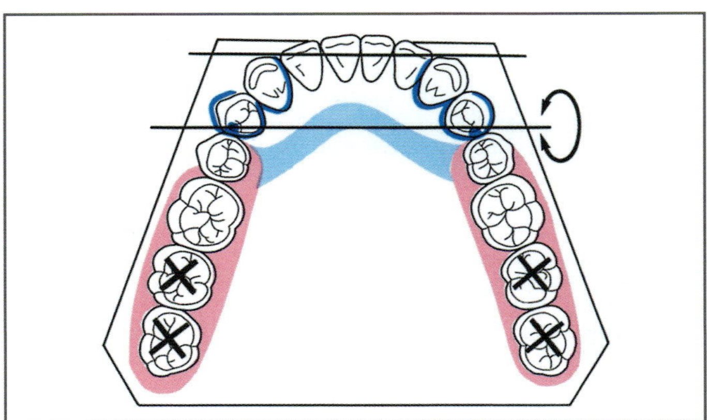

Abb. 2.37
Die Rotationsachsen bei sattelnaher und sattelferner Lagerung doppelseitiger Freiendprothesen

Bei doppelseitigen Freiendprothesen werden unter Druck- und Zugbelastung auf die Prothesensättel immer Kippkräfte auftreten. Die Rotationsachse ist die Abstützungslinie, die man, wie schon beschrieben wurde, nach frontal im Sinne einer sattelfernen Lagerung verlegen kann (Abb. 2.37).

Grundsätzlich sollte bei Freiendsätteln das freiendende Satteldrittel nicht mit Zähnen besetzt werden, um die Prothesenkinematik so gering wie möglich zu halten.

2.4.4 *Konstruktion von Teilprothesen im stark reduzierten Lückengebiss*

Eine Abstützung auf nur wenigen verbliebenen Zähnen in einem Kiefer ist, sofern möglich, der rein gingivalen Lagerung einer Prothese vorzuziehen. Voraussetzung ist, dass die Abstützungslinie peripher an den Prothesenkörper gelegt werden kann. Dabei ist eine lange Distanz zwischen den Abstützungen, z. B. vom Eckzahn auf einen zweiten Molaren, funktionell deutlich günstiger zu bewerten als eine kurze, z. B. vom Eckzahn auf einen zweiten Prämolaren.

Stehen im Oberkiefer nur noch die beiden Eckzähne, kann man nicht von einer peripheren Stützlinie sprechen. Die ersetzten Schneidezähne werden immer außerhalb der Stützlinie stehen (Abb. 2.38). Beim Abbeißen kommt es zu einer Kippung der Prothese um die Stützlinie. Trotzdem wird man nur dann auf eine Abstützung verzichten, wenn die Parodontien so geschwächt sind, dass ihnen eine Belastung nicht mehr zugemutet werden kann.

Wird in einem solchen Fall eine schleimhautgetragene Teilprothese mit Halteklammern eingegliedert, kann man nur noch von einer Übergangsprothese sprechen. Sind aber die Parodontien noch belastungsfähig, so ist es vorteilhaft, wenn die Auflagen nach mesial verlagert werden, wie es in Abbildung 2.38 skizziert ist.

Im Unterkiefer dagegen ist eine periphere Abstützung auf den beiden Eckzähnen durchaus möglich, sofern eine achsiale Belastung verwirklicht werden kann.

Auch eine sagittale Auflageachse, wie sie in Abbildung 2.39 dargestellt ist, kann der rein gingival gelagerten Prothese vorgezogen werden. Schließlich hat sich eine transversale Abstützung auf den beidseitig verbliebenen Molaren gut bewährt (Abb. 2.40). Die Klammern müssen dann nach mesial offen sein, um den Zugkräften auf die Prothese entgegenwirken zu können.

Die Konstruktion einer Teilprothese mit Klammerverankerung setzt voraus, dass man sich über die Kräfte im Klaren ist, die auf die ersetzten Zähne unter Kaudruckbelastung oder Zug einwirken. Sie lösen eine Kinematik des Zahnersatzes aus, die in jedem Fall durch eine durchdachte Konstruktion in den physiologisch vertretbaren Grenzen gehalten werden muss.

Fragen:

1. Welche konstruktiven Maßnahmen sind notwendig, um ein Abkippen einer Oberkieferprothese mit ersetzten Schneidezähnen zu verhindern?
2. In einem Kiefer stehen nur noch die Zähne 33 und 44. Wie würden Sie die einzugliedernde Teilprothese lagern?
3. Welche Funktion muss, außer der Halte- und Stützfunktion, zusätzlich von den Klammern übernommen werden?
4. Was geschieht, wenn Freiendsättel nicht ausreichend nach lingual, vestibulär und vor allem dorsal extendiert sind?

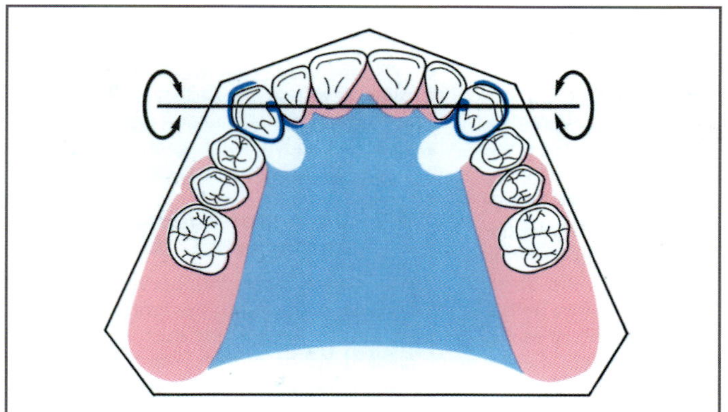

Abb. 2.38
In diesem Fall ist eine parodontale Abstützung der Teilprothese der rein gingivalen (mukosalen) Lagerung vorzuziehen

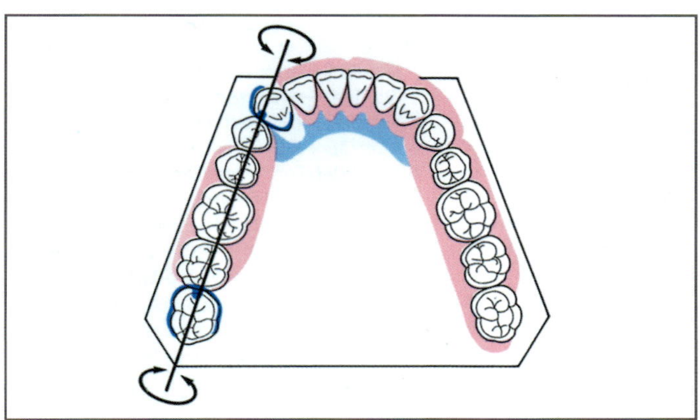

Abb. 2.39
Der sagittalen, peripheren Abstützung ist gegenüber der rein gingivalen (mukosalen) Lagerung der Prothese der Vorzug zu geben

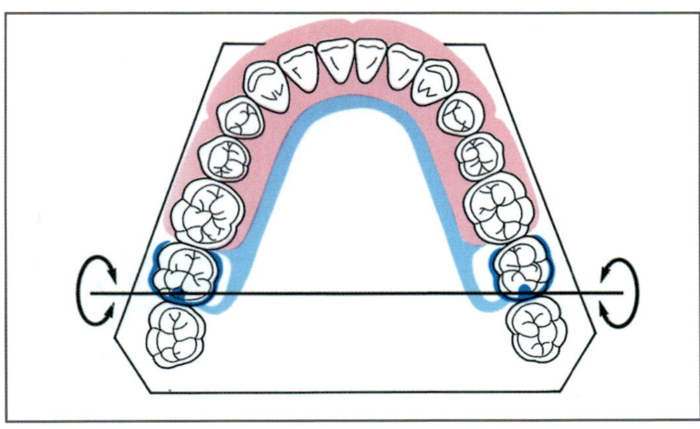

Abb. 2.40
Transversale Abstützung auf den letzten Molaren mit nach mesial offenen Klammern. Vorteilhafter sind Ringklammern ohne die kleinen, lingualen Verbinder.

2.5 Die Okklusion der Teilprothese

In der zahnärztlichen Prothetik sind verschiedene Okklusionsprinzipien bekannt. Sie kommen alle bei der Teilprothese zur Anwendung, und zwar in Abhängigkeit von der Lagerungsart des Zahnersatzes, aber auch von der Topographie des Zahnbestands. Bei der Beschreibung der Okklusion ist es sinnvoll, vom Vollbezahnten auszugehen und damit die besonderen Verhältnisse beim Teilbezahnten zu vergleichen. Außerdem ist es aus didaktischen Gründen erforderlich, die Berührungskontakte der Zähne in der Schlussbisslage und diejenige bei der dynamischen Okklusion getrennt zu betrachten.

2.5.1 Die front-eckzahngeführte Okklusion

Bei der Normokklusion treten beim Vollbezahnten in maximaler Intercuspidation an allen Zähnen gleichmäßige und gleichzeitige Vielpunktkontakte auf. Aufgrund ihrer Stellung und Anordnung im Zahnbogen werden dabei die Seitenzähne achsengerecht belastet. Sie nehmen den überwiegenden Anteil der Kaukräfte auf und schützen so die Frontzähne, welche besonders im Oberkiefer in der maximaler Intercuspidation extraachsial beansprucht werden. Bei Protrusion bzw. Laterotrusion des Unterkiefers in Zahnkontakt, also bei dynamischer Okklusion, kommt es wegen des bei der Normalverzahnung bestehenden Überbisses und die dadurch bedingte Führung der Frontzähne zu einer unmittelbaren Disklusion der Seitenzähne. Hier schützen die Frontzähne die Seitenzähne, indem sie Seitenzahnkontakte bei der dynamischen Okklusion verhindern.

Die Frontzähne dienen so der anterioren Führung der Unterkieferbewegungen, während die Kiefergelenke die posteriore Führung übernehmen. Seitenzahnkontakte bei der dynamischen Okklusion, vor allem einzelne Vorkontakte, können den Zahnhalteapparat der betroffenen Zähne überlasten. Der Grund dafür liegt in der kippenden Belastung unter Ausübung oft hoher Kräfte. Es ist zu beachten, dass die Seitenzähne und hier besonders die Molaren im Zentrum der Wirkungslinien der Kaumuskulatur liegen. Die Seitenzähne sind daher bei dynamischen Okklusionskontakten wesentlich höheren Kräften ausgesetzt als die Frontzähne. Das oben beschriebene Funktionsspiel der Zahnreihen wird als frontzahngeführte, bzw. fronteckzahngeführte Okklusion bezeichnet.

2.5.2 Die unilateral und bilateral balancierte Okklusion

Bei geringem Frontzahnüberbiss führen bei Laterotrusion nicht nur die Frontzähne, sondern auf der Arbeitsseite auch die bukkalen Höcker der Prämolaren, eventuell auch der Molaren. Dabei kommt es auch bei dieser Konstellation zu einer Disklusion der Seitenzähne auf der Nichtarbeitsseite. Man spricht dann von einer unilateral balancierten Okklusion.

Die aus der Totalprothetik bekannte bilateral balancierte Okklusion mit Gruppenkontakten auf der Arbeitsseite bei gleichzeitigen Kontakten auf der Nichtarbeitsseite (Balanceseite), kann als Artikulationsprinzip im vollbezahnten Gebiss dann vorliegen, wenn die anteriore Führung fehlt. Voraussetzungen dafür sind offener Biss, Kopfbiss oder umgekehrter Überbiss in der Front.

2.5.3 Anwendung der Okklusionsprinzipien auf die Teilprothese

Auf die Teilprothese bezogen finden die oben genannten Okklusionsprinzipien wie folgt Anwendung:

Kann im Rahmen der teilprothetischen Versorgung eine Fronteckzahnführung, bzw. eine Gruppenführung auf der Arbeitsseite, stabil rekonstruiert werden oder ist diese primär vorhanden, wird man diesen Okklusionsprinzipien folgen. Beim parodontal getragenem Zahnersatz werden auch die Schlussbisskontakte analog denen im vollbezahnten Gebiss aufgebaut.

Bei der parodontal-gingival gelagerten Freiendprothese weicht man im Okklusionsaufbau, wie schon dargestellt, insofern ab, als das distale Satteldrittel nicht mit Zähnen besetzt wird. Man reduziert also die Okklusion, um den mehr gingival getragenen Teil des Freiendsattels zu entlasten. Es soll dadurch seine Einsenkung in das zahnlose Prothesenlager verringert werden. Dieses ist ein ganz wesentlicher Faktor, um die Kinematik der Freiendprothese positiv zu beeinflussen.

Auch bei der parodontal-gingival getragenen Teilprothese setzt das Prinzip der Fronteckzahnführung natürlich vorhandene oder stabil rekonstruierte Frontzahnreihen voraus. Ist dies nicht gegeben oder erreichbar, werden in der Front keine Okklusionskontakte aufgebaut, um ein Abkippen des Zahnersatzes durch Frontzahnbelastung zu vermeiden. Fehlen die Frontzähne, scheidet eine fronteckzahngeführte Okklusion aus. Je nach Zahl und Topographie der noch vorhandenen Seitenzähne wird entweder die unilateral balancierte oder die bilateral balancierte Okklusion aufgebaut.

Die Okklusion der schleimhautgetragenen Teilprothese gleicht im Prinzip derjenigen der Totalprothese. Die Okklusionskontakte sollten, wenn immer möglich, so gestaltet werden, dass eine Mittenbelastung der Prothesensättel erfolgt. Dies bedeutet, dass die Zähne frontal außer Kontakt gestellt werden und dass das distale Satteldrittel nicht mit Zähnen besetzt wird. Daraus resultiert konsequenterweise für die dynamischen Okklusionsbewegungen eine bilaterale Abstützung der Zahnreihen.

Die künstlichen Zähne für Teilprothesen bestehen aus Kunststoff oder Keramik. Da ihre Basis aus Platzgründen häufig beschliffen werden muss, werden in der täglichen Praxis Kunststoffzähne bevorzugt.

Es ist auch bei der Teilprothese möglich, Okklusionsflächen individuell aufzuwachsen und in einer Dentallegierung zu gießen. Man kann die Metallkauflächen auch mit dem Prothesengerüst im Einstück-Gussverfahren herstellen. Dies setzt voraus, dass das Einbettmassemodell ebenso exakt wie das Meistermodell im Artikulator befestigt werden kann. Zum Dublieren des Meistermodells samt Kontrollsockel stehen spezielle Dubliervorrichtungen zur Verfügung. Ausführlich wird auf diese Technik in Kapitel 4 eingegangen.

2.6 Werkstoffe

Die zur Teilprothese verwendeten Werkstoffe müssen an den Anforderungen und Bedingungen gewertet werden, denen sie in der Mundhöhle ausgesetzt sind. Neben den mechanischen Faktoren werden diese vorwiegend durch das feuchte, ionenhaltige Milieu der Mundhöhle bestimmt.

2.6.1 *Forderungen an die mechanischen und chemischen Eigenschaften der Werkstoffe zur Herstellung von Teilprothesen*

Zahnersatz muss den Kaukräften standhalten können, ebenso den beim Kauen auftretenden Wechselbiegebelastungen. Eine Prothese soll zudem in sich möglichst starr sein, da sie sonst nicht der Stabilisierung des Lückengebisses dienen kann. Andererseits muss bei Werkstoffen für Klammern eine gewisse Elastizität vorhanden sein, damit diese über den prothetischen Äquator gleiten und damit die geforderte Haltefunktion übernehmen können. Die Elastizitätsgrenze und die Bruchdehnung des Materials müssen hoch genug sein, damit es die zuweilen erforderliche Aktivierung der gegossenen Klammern ohne Schaden überstehen kann. Weiterhin sollen speziell die Prothesenzähne eine ausreichende Abrasionsfestigkeit aufweisen.

Im feuchten Milieu der Mundhöhle sollen die Prothesenwerkstoffe keine Bestandteile abgeben, d. h. sich lösen. Die Lösungstension (auch als Lösungsdruck bezeichnet) metallischer Werkstoffe kann durch Lokalelementbildung verstärkt werden, da Speichel ein Elektrolyt ist. Speichel hat einen schwach sauren pH-Wert von 6,8. In Zahnbelägen, der Plaque, kann zumindest nach der Aufnahme von Kohlenhydraten und deren bakteriellem Abbau zu Milchsäure der pH-Wert bis auf 4 abfallen. Das entspricht einer mittelstarken Säure. Dadurch wird die Lösungstension von Metallen erhöht.

Die Prothesenwerkstoffe sollen kein oder möglichst wenig Wasser aufnehmen, da sie dadurch aufquellen. Auch in Wasser gelöste Fremdstoffe dürfen nicht in den Prothesenwerkstoff eindringen. Die Resistenz gegen

Nahrungsbestandteile, wie z. B. Fruchtsäuren, Speiseöle oder Alkohol, muss ebenso gegeben sein, wie Farbechtheit. Letztlich sollen die Werkstoffe eine möglichst geringe Tendenz zur mikrobiellen Besiedlung aufweisen.

Neben diesen Anforderungen an die Prothesenwerkstoffe, welche durch deren Einsatz in der Mundhöhle bedingt sind, stehen die technischen Anforderungen, wie einfache, sichere Verarbeitbarkeit, Reparaturfähigkeit und so weiter, auf die in diesem Zusammenhang nicht speziell eingegangen werden soll. Wir verweisen hier auf die Bücher der Grundwissenreihe für Zahntechniker „Werkstoffkunde I und II".

2.6.2 Spezielle Werkstoffhinweise und -probleme für die Anfertigung von Teilprothesen

Die Stabilität der Teilprothese wird dadurch gewährleistet, dass sie in der Regel ein Metallgerüst besitzt. Dieses und die Klammern sind in besonderer Weise Wechselbiegebelastungen ausgesetzt. Wegen ihres hohen Elastizitätsmoduls bei gleichzeitig hoher Elastizitätsgrenze eignen sich die CoCrMo-Legierungen für Klammern und Prothesengerüste besser als Edelmetall-Legierungen oder als Titan. Ihre Mundbeständigkeit kann auch im Hinblick auf eine eventuelle Korrosion in Dauerkontakt mit Edelmetallen, aber auch mit Amalgam, als sehr gut bezeichnet werden.

Seit die Technologie des dentalen Titangusses weitestgehend gelöst wurde und da Titan eine unübertroffene Biokompatibilität und Korrosionsresistenz aufweist, wird auch dieses Metall zunehmend zu Gerüsten für Teilprothesen verarbeitet. Seine physikalischen Eigenschaften ähneln denjenigen der harten Edelmetall-Legierungen. Seine besondere Indikation findet Titan bei Patienten, die auf Bestandteile anderer Gerüstwerkstoffe (z. B. CoCrMo-Legierungen) allergisch reagieren, was allerdings sehr selten vorkommt. In Kapitel 4 wird auf die Verarbeitung von Titan ausführlich eingegangen.

Auf die Werkstoffe für die Prothesenzähne und die künstlichen Okklusionsflächen wurde schon im Zusammenhang mit der Okklusion der Teilprothese eingegangen. Prothesenzähne aus Mineralmasse sind im Vergleich zu Kunststoffzähnen abrasionsfester, lassen sich aber nur mechanisch mit der Prothesenbasis verbinden. Hochwertige Kunststoffzähne sind lösungsmittelresistent (sr = engl. solvent-resistant). Sie lassen sich leichter beschleifen als Mineralzähne und gehen mit dem Prothesenkunststoff durch ihre ähnliche chemische Beschaffenheit einen mehr oder weniger guten, chemischen Verbund ein.

Zur Befestigung der Prothesenzähne mit der Metallbasis, d. h. für die eigentlichen Prothesensättel, wird Polymethylmethacrylat (PMMA), meist als Autopolymerisat, verwendet. Dieses nimmt im Lauf der Tragezeit der Prothese in der Mundhöhle etwas Flüssigkeit samt den darin gelösten Fremdstoffen auf. Nachfolgend findet eine Zersetzung im Kunststoff statt. Der unangenehme Geruch beim Fräsen länger getragener Kunststoffsättel, z. B. im Rahmen einer Unterfütterung, ist ein deutliches Zeichen dafür, dass der Prothesenkunststoff die an ihn zu stellenden Anforderungen auf die Dauer nicht erfüllt.

Zur Wiederholung soll noch einmal ein weiteres Werkstoffproblem der Teilprothese angesprochen werden:

Jede Teilprothese besteht aus sehr unterschiedlichen Werkstoffen. Mindestens sind es deren zwei, nämlich Metall und Kunststoff. Vor der Möglichkeit der Konditionierung der Metallgerüste, z. B. durch Silikatisierung und Silanisierung, war die Verbindung zwischen Metall und Kunststoff ausschließlich mechanischer Natur. Wegen des deutlich höheren thermischen Ausdehnungskoeffizienten des Kunststoffs im Vergleich zum Metall, und wegen der Quellung der Kunststoffe durch Wasseraufnahme, bildet sich sehr leicht ein kapillarer Spalt zwischen diesen zwei so unterschiedlichen Werkstoffen. In den Spalt wandert Mundflüssigkeit ein.

Werden Mineralzähne verwendet, besteht zwischen diesen und dem Basiskunststoff dasselbe Problem. Auf die Folgen im Zusammenhang mit Spaltkorrosion und Besiedelung mit Bakterien war zuvor schon hingewiesen worden. Prothesesättel aus PMMA sind technisch einfach unterfütterbar. Neue auf den

Markt gekommene Prothesenbasiskunststoffe auf Diacrylatbasis können in der Küvettentechnik verarbeitet werden.

> Hohe mechanische Beanspruchungen, die Anwesenheit von Speichel als Elektrolyt und von Plaque, sowie chemische und physikalische Einflüsse bei der Nahrungsaufnahme stellen hohe Anforderungen an die Werkstoffe und die Werkstoffkombination der Teilprothese.

2.7 Funktionelle Bewertung der Teilprothese

Der funktionelle Wert einer Teilprothese ist sicher geringer einzuschätzen als derjenige eines vollbezahnten Gebisses. Er ist abhängig von der Zahl und der Topographie der noch vorhandenen Zähne und damit bei der parodontalgetragenen Teilprothese am höchsten. Über die parodontal-gingival gestützte bis zur schleimhautgetragenen Prothese fällt der funktionelle Wert stark ab.

Wie jede prothetische Restauration stellt die teilprothetische Versorgung einen Eingriff in das Kauorgan dar. Dabei muss der Nutzen der Behandlung größer sein als die stets vorhandenen Nachteile. Schäden durch eine Teilprothese können, vor allem bei Missachtung der fachlichen Kriterien, an allen Lagergeweben, also an der Zahnhartsubstanz, am Zahnhalteapparat, an der Schleimhaut und am Kieferknochen entstehen. Auch an den Kiefergelenken und an der Kaumuskulatur können Schäden durch falsch geplante und ausgeführte Teilprothesen verursacht werden.

> Die Kunst der teilprothetischen Versorgung besteht darin, derartige Schäden zu verhindern oder möglichst gering zu halten.

Ein geringer, aber unvermeidbarer Schaden entsteht an der Zahnhartsubstanz durch das Einschleifen der Klammerauflagemulden. Die Schädigung des Schmelzes durch die abrasive Wirkung einer Klammer, speziell des Klammerunterarms, kann vernachlässigt werden. Beides ist für den Zahnarzt, bei Patienten mit guter Mundhygiene, kein zwingender Anlass, kariesfreie Klammerzähne prophylaktisch mit einer Schutzkrone zu versehen.

Bei der parodontal-gingival gelagerten und in vermehrtem Maß bei der gingival gelagerten Teilprothese kann wegen der unphysiologischen Beanspruchung der zahnlosen Kieferabschnitte ein Abbau des knöchernen Alveolarfortsatzes nicht ausgeschlossen werden.

> Eine gut sitzende, korrekt gelagerte, parodontalhygienisch einwandfrei gestaltete Teilprothese mit ausgeglichener statischer und dynamischer Okklusion wird sich nur in Grenzen, wie sie oben dargestellt wurden, auf die Lagegewebe auswirken.

Sie ist vielmehr in der Lage, ihre Funktionen bei gleichzeitiger Stabilisierung des Lückengebisses langjährig zu erfüllen. Dies allerdings nur unter der Voraussetzung, dass der Patient eine gute Mund- und Prothesenhygiene betreibt und sich zu einer regelmäßigen, etwa halbjährlichen zahnärztlichen Nachkontrolle in der Praxis einfindet.

Bei Patienten mit schlechter Mund- und Prothesenpflege kommt es insbesondere dann, wenn die Prothesen tags und nachts getragen werden (Intensivträger), auch bei korrekt gestaltetem Zahnersatz zu Folgeschäden. An den Klammerzähnen entsteht vermehrt Karies. An den von Prothesensätteln bedeckten Kieferabschnitten entwickeln sich Entzündungen. Sowohl die Karies als auch die Entzündungen sind letztlich bedingt durch eine vermehrte Ablagerung bakterieller Plaque. Was der Zahntechniker zur Vermeidung dieser Schäden tun kann, wird in Kapitel 4 ausführlich beschrieben.

2.8 Prothesenpflege

Auch an Zahnersatz lagert sich mikrobielle Plaque ab. Er muss daher, wie auch die eigenen Zähne, regelmäßig mindestens zweimal täglich gereinigt werden. Dazu eignet sich sehr gut die Zahnbürste mit einer nicht abrasiven Zahncreme. Die Dentalindustrie bietet auch spezielle Prothesenreinigungsbürsten an. Während der Nacht und nach der Reinigung sollte der Zahnersatz feucht, d. h. unter Wasser, aufbewahrt werden, damit der Prothesenkunststoff nicht austrocknet. Die Anwendung Sauerstoff abspaltender Prothesenreinigungstabletten kann dem Patienten immer dann empfohlen werden, wenn die mechanische Prothesenreinigung nicht ausreichend möglich ist. Hilfreich sind auch kleine Ultraschallbäder

Immer dann, wenn die Prothese anlässlich einer Reparatur oder Unterfütterung ins zahntechnische Labor gelangt, sollte die Gelegenheit ergriffen werden, den Zahnersatz gründlich und professionell zu reinigen. Dabei muss der Zahntechniker jeden im Mund getragenen Zahnersatz prinzipiell als keimbeladen, also als infektiös betrachten.

Reparaturen, Erweiterungen oder Unterfütterungen von Zahnersatz dürfen erst nach dessen Behandlung in einem geeigneten Desinfektionsbad ausgeführt werden. Nur abspülen unter fließendem Wasser reicht nicht und ist in höchstem Maß leichtfertig.

Kapitel 3
Die Theorie der Gussklammer

Der Inhalt auf einen Blick

3.1 Die Gussklammer als Verankerungselement

Um einen partiellen Zahnersatz am Restgebiss so zu verankern, dass die auf die Teilprothese einwirkenden Kräfte achsengerecht auf die abstützenden Zähne übertragen werden, ist die Gussklammer ein geeignetes Konstruktionselement. Einwirkende Kräfte sind vertikaler Druck oder Zug, horizontaler Schub in transversaler und sagittaler Richtung und horizontale bzw. vertikale Rotation. Die Gussklammer wird heute fast ausschließlich aus einer CoCrMo-Legierung im Einstück-Gussverfahren zusammen mit der Prothesenbasis gegossen.

Die Ursprünge der gegossenen Klammer liegen im Anfang unseres Jahrhunderts, als die dentalen Gussverfahren entwickelt wurden. Pioniere waren Akers und Roach. Einige Gussklammertypen werden heute noch nach ihnen benannt. Es wurden damals harte Goldlegierungen vergossen. Jedoch konnte sich die Einstück-Gusstechnik, nicht zuletzt aus wirtschaftlichen Gründen, erst mit der Einführung der Kobalt-Chrom-Gusslegierung *Vitallium* in den USA durch Erdle und Prange Anfang der 30er-Jahre durchsetzen. Allerdings war es bis zur modernen Präzisionsvermessungs- und Gusstechnik noch ein weiter Weg.

Die Gussklammer ist ein Multifunktions-Instrument. Sie *umklammert* den Ankerzahn und stabilisiert ihn durch die starren Anteile. Einwirkende Schub-, Kipp- und Torsionskräfte werden durch die Prothesenbasis auf alle Ankerzähne abgeleitet. Bei richtiger Konstruktion der Klammern einer Teilprothese bleiben diese Kräfte in physiologischen Grenzen. Die extrudierenden Kräfte, die über ein Halteelement, also auch über eine Klammer, auf einen parodontal gesunden Zahn einwirken, sollen zehn N nicht überschreiten.

Mit federnden Anteilen greift die Klammer über den größten Umfang des Ankerzahns. In ihrer Endposition liegt sie passiv dem Zahn an. Wirken Zugkräfte auf die Prothese, wirkt die Haltekraft der Klammer diesen entgegen.

> Die Ruhelage einer Teilprothese auf dem Restgebiss ist nur dann gewährleistet, wenn die Haltekräfte aller Klammern größer sind als die auf sie wirkenden Abzugskräfte.

Durch die Klammerauflage, die möglichst senkrecht zur Zahnachse angeordnet sein sollte, werden die auf die Teilprothese einwirkenden Kaukräfte in Richtung der Zahnachse auf das Parodontium übertragen. Das entspricht der physiologischen Belastungsform des Zahnhalteapparats.

> Klammerauflagen auf schräge Zahnflächen müssen grundsätzlich vermieden werden, da der belastete Zahn je nach Klammerkonstruktion durch die Kaudruckbelastung horizontal ausgelenkt und sein Halteapparat geschädigt werden kann.

Die Gussklammer wird überwiegend starr, in Ausnahmefällen federnd, mit dem Prothesenkörper verbunden. Sie kann ihre Funktion nur dann erfüllen, wenn sie richtig konstruiert und mit höchster Präzision hergestellt wird. Gegenüber der Drahtklammer, die in Kapitel 5 ausführlich besprochen wird, hat die Gussklammer folgende Vorteile:

1. Sie kann mit großer Präzision, definierter Abzugskraft und definierter Einschubrichtung hergestellt werden.
2. Die starre Umfassung des umklammerten Zahns durch die unelastischen Klammeranteile schützt vor unphysiologischen Belastungen durch Schub-, Kipp- und Torsionskräfte.
3. Sie ist sehr formstabil und hat dadurch eine stets gleich bleibende Abzugskraft.
4. Durch präzise aufliegende, vom Zahnarzt entsprechend vorbereitete Abstützungen wird der Ankerzahn nur achsial belastet.
5. In der Endposition liegt die Gussklammer passiv dem Pfeilerzahn an.
6. Beim Ein- und Ausgliedern der Teilprothese schützt das Widerlager, während des Übergleitens des Haltearmes über den prothetischen Äquator, vor einer horizontalen Auslenkung des Zahns.

Die Gussklammer hat gegenüber der Drahtklammer auch Nachteile:

1. Sie liegt breitflächig dem umklammerten Zahn an. Das kann kariöse Defekte unter der Klammer begünstigen.
2. Sie kann in manchen Fällen nicht ästhetisch befriedigend konstruiert werden.
3. Bei unsachgemäßer Behandlung, z. B. durch Biegen mit einer Zange oder durch nicht erkennbare Gussfehler, besteht Bruchgefahr.

Fragen:
1. Wodurch können Zugkräfte auf eine Teilprothese ausgelöst werden?
2. Welche Zugkräfte können durch eine entsprechende Prothesengestaltung vermieden werden?
3. Welche Vor- und Nachteile haben gebogene Klammern gegenüber gegossenen?

3.2 Aufbau und Funktion einer Gussklammer

Um den zuvor beschriebenen Aufgaben und Funktionen gerecht zu werden, muss jede Gussklammer aus folgenden Teilen bestehen:

1. Der Klammerschulter.
In ihr laufen im Allgemeinen alle Klammerteile zusammen. Sie ist der stabilste und starrste Teil der Klammer und sollte dem Pfeilerzahn sehr genau anliegen (Abb. 3.1).

2. Den Klammerarmen.
Sie werden unterteilt in:

2.1 Die Klammeroberarme.
Auch diese Teile sind starr und wirken als Führung beim Ein- und Ausgliedern der Prothese sowie als Schubverteilungselemente (beachte Abb. 3.1). Sie sollten den Zahn so weit wie möglich umfassen.

2.2 Die Klammerunterarme
Die Klammerunterarme (beachte Abb. 3.1) greifen federnd in die Infrawölbung des umklammerten Zahns ein und bewirken so die notwendige Haltekraft.
In manchen Fällen ist der linguale Klammerarm starr und wirkt als Führungsarm (Abb. 3.2). Damit ist eine zirkuläre, starre Umfassung des Ankerzahns gegeben.
Der Vielfalt der Zahnmorphologie, der Achsrichtung der Ankerzähne und der Anordnung des Restgebisses im Kiefer kann der Zahntechniker bei der Konstruktion der Klammern nur gerecht werden, wenn er

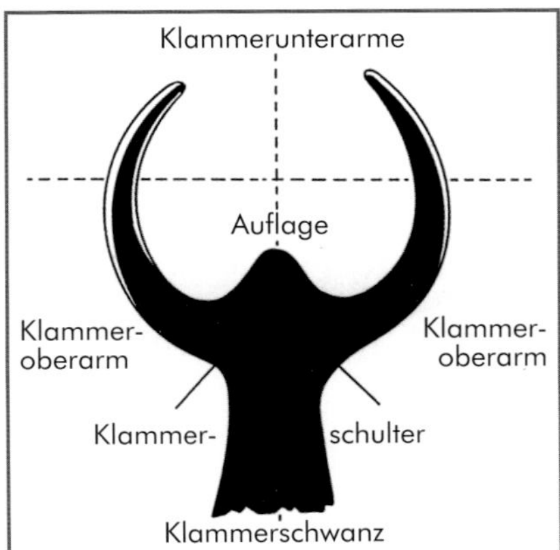

Abb. 3.1
Die Teile einer Gussklammer

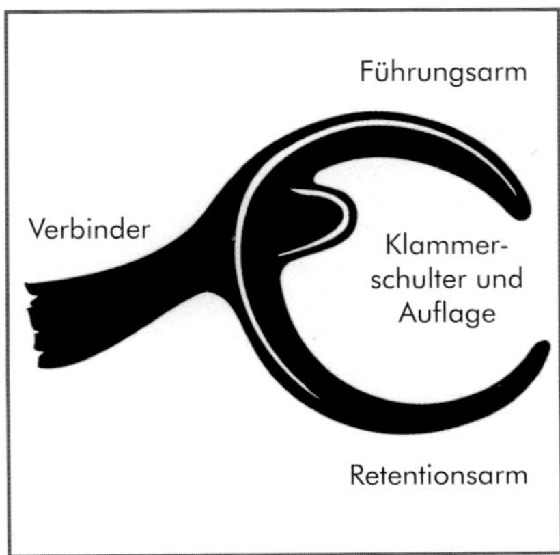

Abb. 3.2
Aufgliederung der Teile einer Gussklammer nach Graber

sich durch Variationen des Grundprinzips an jede Situation anpasst. Darauf wird später eingegangen.

3. Die Auflage.
Sie überträgt die auf die Prothesenzähne wirkenden vertikalen Kräfte auf das Parodontium des umklammerten Zahns (beachte Abb. 3.1 und 3.2).

4. Den Klammerschwanz.
Der Klammerschwanz wird auch Appendix genannt. Er ist das Bindeglied zwischen Klammer und Teilprothesenkörper (beachte Abb. 3.1 und 3.2).

3.2.1 Die anatomischen Voraussetzungen für die Funktion der Gussklammer

Die klinischen Kronen aller Seitenzähne sowohl im Oberkiefer als auch im Unterkiefer sind konvex gewölbt. Ihr größter Umfang liegt okklusalwärts des Zahnhalses. Die Wölbungen der Frontzähne sind wesentlich schwächer ausgebildet und fehlen auf der oralen Zahnseite.

Umrundet man mit einem parallel zur Längsachse eines Zahns gehaltenen Stift die Zahnkrone, so zeichnet sich eine Linie ab, die den größten Umfang darstellt. Man nennt sie Zahnäquator oder anatomischen Äquator (Abb. 3.3). Er teilt die Zahnkrone in eine Suprawölbung und in eine Infrawölbung (Abb. 3.4). Eine Klammer kann dann am Zahn Halt finden, wenn ein federnder Teil in der Infrawölbung der Zahnoberfläche anliegt. Um in diese Position zu gelangen, muss sie sich aufbiegend über den Äquator des Zahnes gleiten.

Eine dreiarmige Klammer, wie sie schematisch in den Abbildungen 3.1 und 3.2 dargestellt ist, umfasst die Zahnkrone folgendermaßen:

1. Die Auflage ist in die Okklusalfläche eingelagert. Sie muss grundsätzlich senkrecht zur Längsachse des Zahns angeordnet sein. Die auftretenden Kaukräfte muss sie ohne Deformation auf das Parodontium übertragen können. Der Zahn-

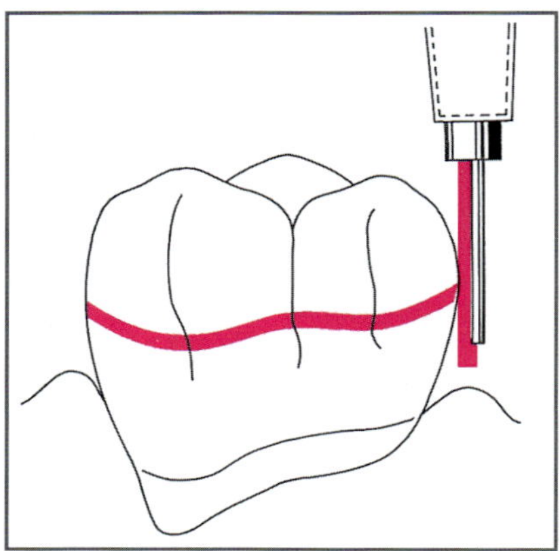

Abb.3.3
Der anatomische Äquator einer Zahnkrone wird auf die Längsachse des Zahns bezogen

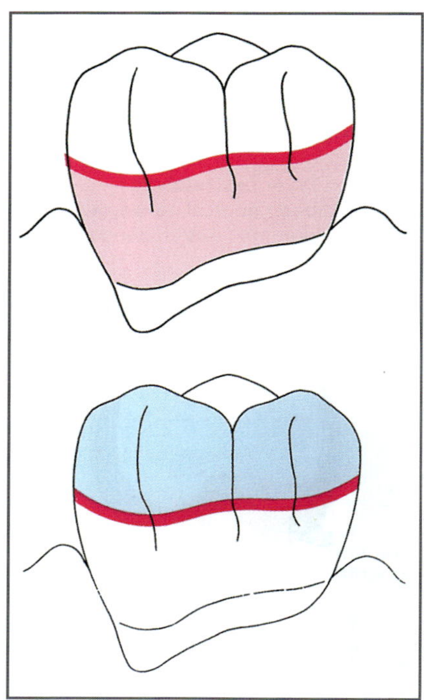

Abb.3.4
Durch den anatomischen Äquator wird die Zahnkrone in einen Supra- und eine Infrawölbung geteilt

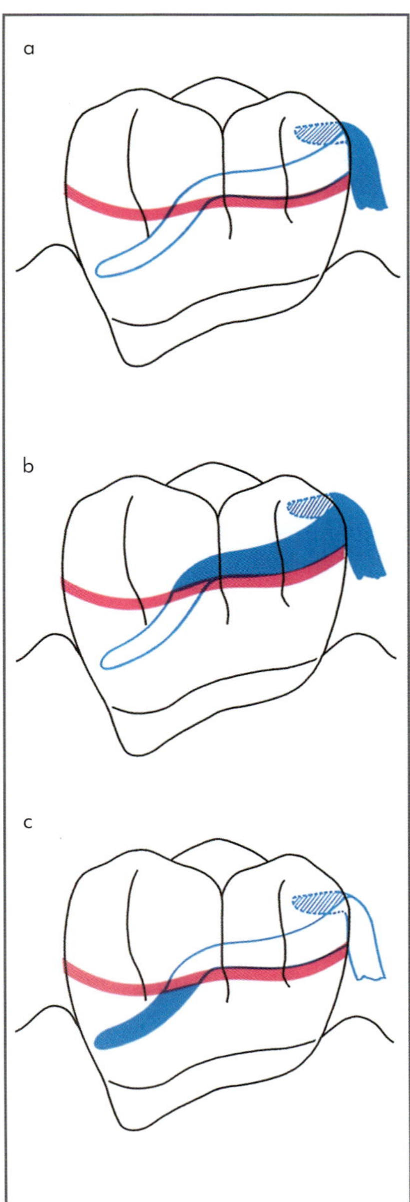

Abb. 3.5
Die Umfassung eines Zahns in der Supra- und Infrawölbung durch eine dreiarmige Klammer

arzt sollte das Lager der Auflage durch entsprechende Präparation in den Ankerzahn vorbereiten. Dadurch können durch die Auflage bedingte Okklusionsstörungen vermieden werden (Abb. 3.5 a).

2. **Die Klammerschulter und die Klammeroberarme** umgreifen die Zahnkrone an der Suprawölbung. Da sie starr und sehr genau der Zahnoberfläche anliegen müssen, darf kein Teil in die Infrawölbung hineingeführt werden (Abb. 3.5 b).

3. **Das Klammerwiderlager** liegt im Bereich der Suprawölbung und verjüngt sich nicht zur Klammerspitze. Es ist starr und führt die Prothese beim Ein- und Ausgliedern (beachte Abb. 3.2).

4. **Der Klammerunterarm** übergreift mit einem Drittel oder maximal der Hälfte der Gesamtlänge des Klammerarms den Äquator und liegt in einer durch Vermessung bestimmten Position dem Zahn in der Infrawölbung der Krone an (Abb. 3.5 c).

Zusammenfassung
Die anatomische Zahnform ist Voraussetzung dafür, dass die Gussklammer ihre Funktionen erfüllen kann:

1. **Abstützungen** (Klammerauflagen) übertragen Kaukraft auf das Parodontium.

2. **Klammerschultern, Klammeroberarme und Klammerwiderlager** sind Schubverteilungselemente. Zusätzlich führen sie die Prothese beim Ein- und Ausgliedern.

3. **Klammerunterarme** sind Halteelemente.

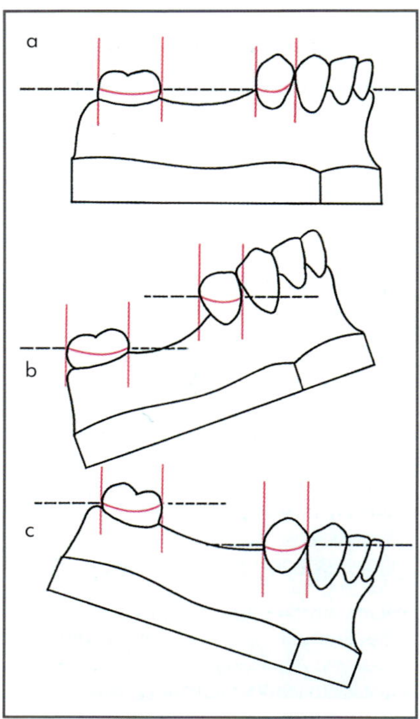

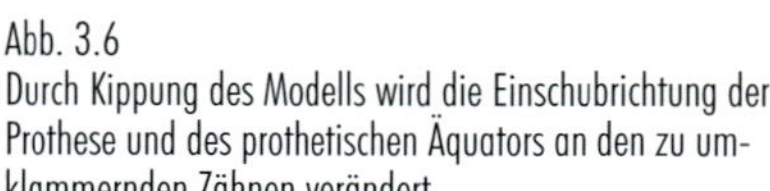
Abb. 3.6
Durch Kippung des Modells wird die Einschubrichtung der Prothese und des prothetischen Äquators an den zu umklammernden Zähnen verändert

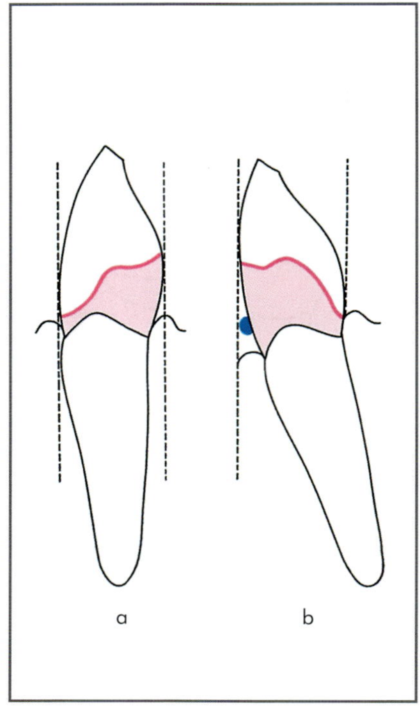

Abb. 3.7
Anzeichnung des anatomischen (a) und des prothetischen Äquators (b) nach entsprechender Achsneigung (nach R. Marxkors)

3.2.2 Der prothetische Äquator

Ein teilbezahntes Modell zur Planung oder Konstruktion einer Teilprothese muss *vermessen* werden. Man spannt dazu das Modell auf den Tisch eines Modellsockels, dessen Ebene nach allen Richtungen geneigt werden kann. Liegt die Okklusionsebene des Modells waagrecht, so spricht man von einer Null-Position des Modells (Abb. 3.6 a). Der Sucherstab im Parallelometer steht dann senkrecht zur Okklusionsebene. Tauscht man den Sucherstab gegen eine Zeichenmine aus und umfährt die Zähne, die als Klammerpfeiler vorgesehen sind, so wird an jedem Zahn ein Äquator angezeichnet (beachte Abb. 3.6 a). Dabei muss nicht zwangsläufig an jedem zu umklammernden Zahn die Infrawölbung ausreichend tief vorhanden sein, um dem Klammerunterarm Retention zu bieten. Durch Kippung des Modells aus der Null-Position heraus verändert sich auch der Verlauf des prothetischen Äquators. Das soll an einem Frontzahn beispielhaft demonstriert werden (Abb. 3.7).

In der linken Bildhälfte wurde der anatomische Äquator angezeichnet. Es ist keine oder nur eine sehr geringe Infrawölbung vorhanden. Um eine Infrawölbung zu erhalten, wurde das Modell zur Achse des Parallelometers geneigt. Der danach angezeichnete größte Umfang des Zahns wird als prothetischer Äquator bezeichnet. Es ist so eine prothetisch verwertbare Infrawölbung konstruiert worden.

Im Allgemeinen werden die lückenbegrenzenden Zähne als Klammerzähne herangezogen. Dies setzt voraus, dass sie ausreichende Retentionsgebiete für die Klammerunterarme bieten. Durch vorsichtige Schleifkorrekturen im Schmelz oder durch Überkronung von Pfeilerzähnen kann die Kronenkontur so verändert werden, dass ein Klammerhalt möglich wird.

Zu beachten ist, dass parodontalgeschädigte Zähne für die Belastung durch eine Gussklammer weniger geeignet sind. Die Informationen hierzu kann nur der Zahnarzt an den Zahntechniker geben.

Es gibt drei Gründe, warum der Zahntechniker das Modell für eine Teilprothese fast nie in Null-Position vermessen kann:

1. Nicht alle zu umklammernden Zähne haben eine ausreichende Infrawölbung.
2. Vielfach sind die Zähne des Restgebisses zueinander gekippt. Die bestmögliche Einschubrichtung bei ausreichenden Infrawölbungen kann nur durch eine Kippung des Modells gefunden werden (Abb. 3.6 b + c). Die Einsetzrichtung entspricht der Parallelführung des Sucher- oder Zeichenstiftes am Parallelometer.
3. Ästhetische Gründe, also die Vermeidung sichtbarer Klammerarme, können eine Änderung der Einschubrichtung notwendig machen. Das wird in Abbildung 3.6 c demonstriert.

> Durch Neigung der Okklusionsebene des Modells zur Parallelometerachse auf dem Modellhalter wird die Position gesucht, die für alle zu umklammernden Zähne ausreichende Unterschnitttiefen ergibt und eine gemeinsame Einschubrichtung der Prothese festgelegt.

3.2.3 Faktoren, welche die Halte- bzw. Abzugskraft von Gussklammern bestimmen

Wenn der Unterarm einer Gussklammer in der Infrawölbung eines Zahns liegt, muss er sich elastisch aufbiegen, damit die Klammer vom Zahn abgezogen werden kann. Der Widerstand, den die Klammer der Abzugskraft entgegensetzt, wird als Haltekraft bezeichnet.

Will der Patient die Teilprothese aus dem Mund entfernen, so setzen die sich aufbiegenden Unterarme der Klammer, die den prothetischen Äquator überwinden müssen, dem Zug einen Widerstand entgegen. Die Kraft zur Überwindung dieses Widerstands wird als Abzugskraft bezeichnet. Die Größe dieser Kraft ist von verschiedenen Faktoren abhängig.

Länge, Querschnitt und Werkstoff der Klammer

Der elastische Verformungswiderstand eines Klammerarms oder ganz allgemein eines Werkstücks, ist abhängig vom Elastizitätsmodul des Werkstoffs und seinen Abmessungen, also der Länge und dem Querschnitt.

Um einen Stab elastisch zu verformen, braucht man eine Kraft. Wirkt diese Kraft nicht mehr, so nimmt der Stab seine ursprüngliche Form wieder an. Die elastische Auslenkung (D) eines Stabs ist nach dem Hooke'schen Gesetz proportional der einwirkenden Kraft (K) sowie der Länge (L) des Stabs und umgekehrt proportional dem Querschnitt (Q) des Stabs und dem Elastizitätsmodul (E) der Legierung. Letzteres ist eine Werkstoffkonstante.

Durch das Hooke'sche Gesetz lässt sich dieser Zusammenhang in folgender Formel darstellen:

$$D = \frac{K \cdot L}{Q \cdot E}$$

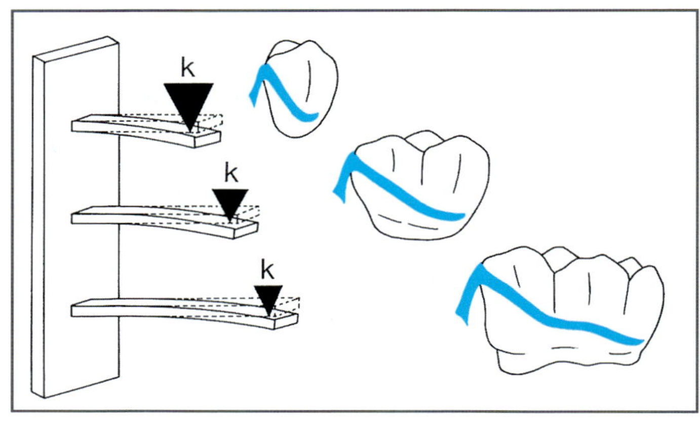

Abb. 3.8
Bei gleich tiefem Unterschnitt, gleichem Querschnitt und gleichem Werkstoff erzeugt die kürzere Klammer eine größere Haltekraft als die längere

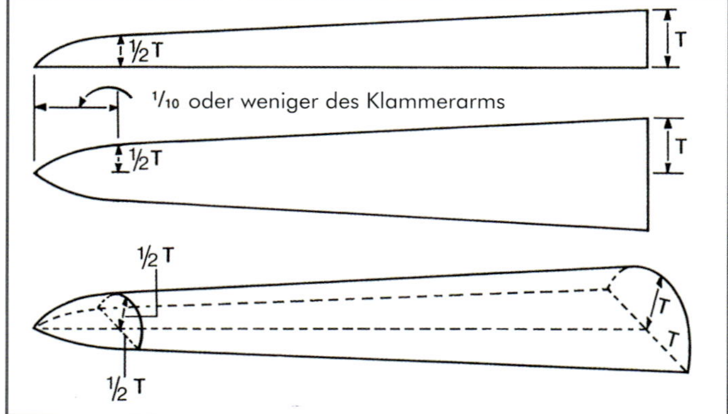

Abb. 3.9
Länge, Querschnitt und Form bestimmen neben dem Werkstoff die Haltekraft der Klammer

Löst man die Gleichung nach *K* auf, so erhält man:

$$K = \frac{E \cdot Q \cdot D}{L}$$

Bezieht man diese Verhältnisse auf eine Gussklammer, so besteht eine Beziehung zwischen der Deformationskraft (K) und der Haltekraft der Klammer. Erstere ist proportional zum Elastizitätsmodul (E) der Gusslegierung, dem Querschnitt (Q) und dem Federweg (D) des Klammerarms. Letzterer wird durch die Tiefe des Unterschnitts bestimmt, in dem der Klammerunterarm liegt. Die Deformationskraft ist umgekehrt proportional zur Länge (L) des Klammerarms. Es wird später darauf eingegangen, dass die Deformationskraft nicht mit derHaltekraft identisch ist. Für die Praxis bedeutet dies:

1. Bei gleicher Unterschnitttiefe, also gleichem Federweg einer Klammer, gleichem Querschnitt und gleichem Werkstoff, entwickelt eine kürzere Klammer eine größere Haltekraft als eine längere (Abb. 3.8).
2. Jede Legierung hat einen anderen Elastizitätsmodul. Er beträgt für Gold-Platin-Legierungen ca. 95 MPa, für Chrom-Nickel-Legierungen rund 180 MPa, für Kobalt-Chrom-Molybdän-Legierungen 210 bis 230 Mpa und für Titan ca. 110 MPa.

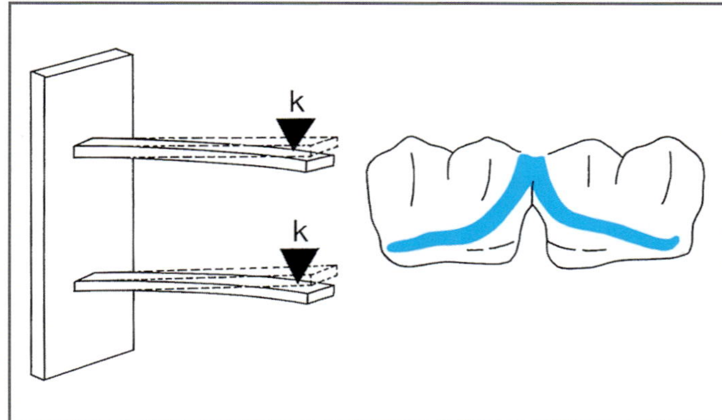

Abb. 3.10
Gleich lange Klammern gleichen Querschnitts aus der gleichen Legierung entwickeln bei gleicher Unterschnitt-Tiefe die gleiche Haltekraft

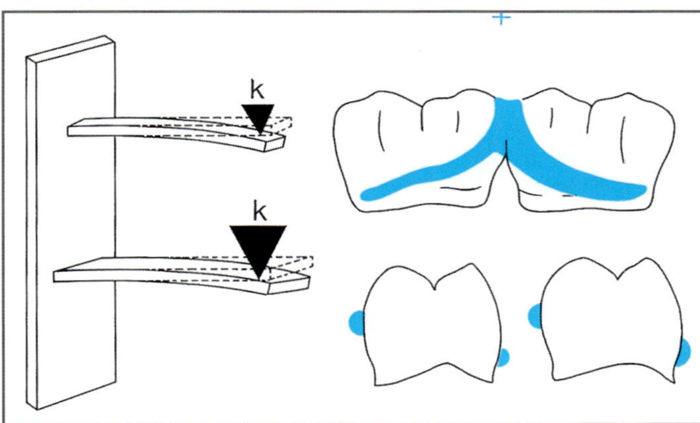

Abb. 3.11
Wird eine Klammer bei sonst gleichen Parametern in der Breite verdoppelt, so erhöht sich die Haltekraft um das Doppelte

Je kleiner der E-Modul einer Legierung, umso geringer ist die Haltekraft einer gleichlangen, querschnittsgleichen Klammer.

3. Querschnitt und Form sind neben der Länge der Klammer wesentliche, die Haltekraft bestimmende Faktoren. Konfektionierte Klammerprofile aus Wachs oder Kunststoff verjüngen sich gleichmäßig von der Klammerschulter zur Klammerspitze in Höhe und Breite (Abb. 3.9).

Gleich lange Klammern gleichen Querschnitts aus der gleichen Legierung setzen der elastischen Deformation bei gleichem Federweg eine gleiche Kraft entgegen. Die Klammerzähne werden mit der gleichen Abzugskraft belastet (Abb. 3.10).

Ist die Klammerlegierung grundsätzlich gleich, so muss

4. bei Verdoppelung der Klammerlänge und bei unverändertem Klammerquerschnitt und gleich tiefem Unterschnitt nur die halbe Kraft für die elastische Deformation aufgewendet werden.

5. durch Verdoppelung der Breite bei unveränderter Dicke, Länge und bei gleichem Federweg die doppelte Kraft zur elastischen Deformation aufgewendet werden. Der Klammerzahn wird durch die doppelte Abzugskraft belastet (Abb. 3.11).
6. durch Verdoppelung der Dicke bei unveränderter Breite, Länge und bei gleichem Federweg die achtfache Kraft aufgewendet werden. Wird beispielhaft ein Zahn durch eine Abzugskraft von 8 N belastet, so würde er allein durch die Verdoppelung der Dicke des Klammerarms mit 64 N beansprucht und damit überlastet (Abb. 3.12).

Unterschnitttiefe und Wölbung des zu umklammernden Zahns

Durch die Haltekraft der Klammer soll die Teilprothese am Restgebiss sicher fixiert werden. Die Abzugskraft darf, bedingt durch den Aufbau des Zahnhalteapparats (Parodontium), eine bestimmte physiologische Grenze nicht überschreiten, ohne dass nachhaltige Schäden gesetzt werden, die zur Lockerung des Zahns und sogar zum Zahnverlust führen können. Anders ausgedrückt: Die Zugbelastung muss auf die sehr unterschiedlich belastbaren Parodontien im Gebiss abgestimmt und in physiologischen Grenzen gehalten werden.

Die maximale Zugbelastung für ein gesundes Parodontium sollte 10 N nicht übersteigen. Im Allgemeinen reicht eine Haltekraft von 3 bis 5 N pro umklammertem Zahn aus. Der Zahntechniker hat es bei der Konstruktion einer klammerverankerten Prothese in der Hand, durch die Klammerlänge, das Klammerprofil und die Legierung, die Haltekraft jeder Klammer sehr genau zu bestimmen, indem er den entsprechenden Unterschnitt am Pfeilerzahn durch Messung festlegt.

Die klinische Krone hat nicht bei jedem Zahn eine gleich starke Krümmung. Die gleiche Unterschnitttiefe an unterschiedlich gewölbten Zähnen kann unterschiedlich weit vom prothetischen Äquator entfernt sein (Abb. 3.13). Der Federweg (x) der Klammer ist in beiden Fällen gleich groß. Dennoch gleitet die Klammer über eine lange Strecke von der Endposition zum prothetischen Äquator (y1) *sanfter* über den Zahn als bei einer kurzen Strecke (y2). Die Frage ist, ob die Haltekraft einer Klammer bei mehr oder weniger stark gekrümmter Zahnwölbung, aber gleicher Unterschnitttiefe gleich groß ist? Tatsächlich ist die Retention abhängig vom Winkel α des Unterschnitts. Mit der Tangensfunktion lässt sich das errechnen:

$$R = K \bullet \tan\alpha$$

Haltekraft (R) = Federkraft (K) · Tangens des Unterschnittwinkels α

Kleinere Unterschnittswinkel ergeben kleinere Haltekräfte als große bei gleicher Unterschnittstiefe.

Abbildung 3.14 verdeutlicht diesen Sachverhalt in einem Diagramm, wobei für jeden Punkt dieser Kurve auf der Abszisse der Unterschnittswinkel und auf der Ordinate die entsprechende Haltekraft abgelesen werden kann.

Ein weiterer Faktor, der die Haltekraft einer Klammer beeinflusst, ist der Reibungswiderstand, der sich beim Gleiten der Klammer über die Zahnoberfläche ergibt. Die Glätte der Zahnoberfläche und die der Klammerinnenseite sind somit Faktoren, die den Reibungswiderstand und damit die Haltekraft einer Klammer beeinflussen. In diesem Zusammenhang ist ein klärendes Wort notwendig:

Es wird vielfach behauptet, dass Gussklammern aus CoCrMo-Legierungen mechanische Schäden an den Zahnoberflächen verursachen würden. Dem widerspricht die klinische Erfahrung. Gut polierte Klammern üben keine merkliche abrasive Wirkung auf den Zahnschmelz aus. Sie sind auch leicht vom Patienten zu reinigen. Plaque setzt sich bei guter Prothesenpflege an glatten, blanken Klammern nicht an. Beschliffener Zahnschmelz (Auflagemulden, Lager für Inzisalkrallen oder Beseitigung von Disparallelitäten) muss vom Zahnarzt sorgfältig poliert und fluoridiert werden.

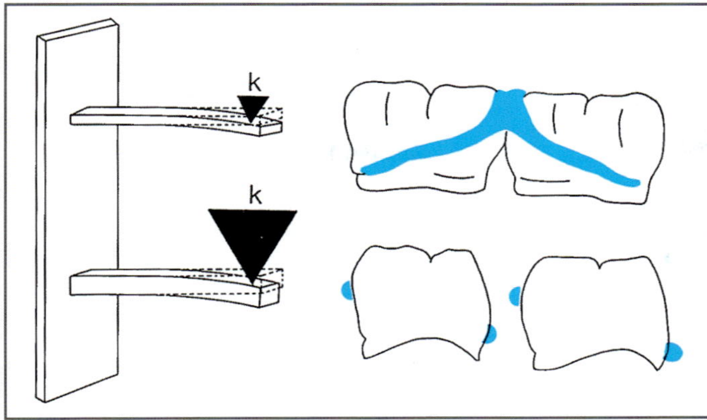

Abb. 3.12
Wird bei sonst gleichen Parametern die Dicke einer Klammer verdoppelt, so erhöht sich die Abzugskraft auf das Achtfache

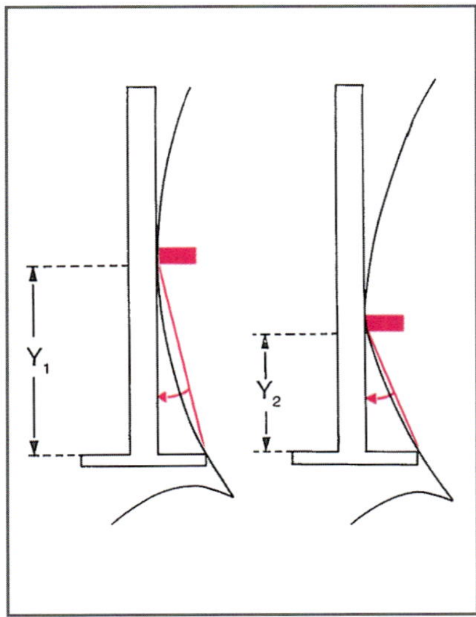

Abb.3.13
Bei gleicher Unterschnitt-Tiefe (x) kann die Klammerspitze unterschiedlich weit vom prothetischen Äquator entfernt sein (nach R. Marxkors)

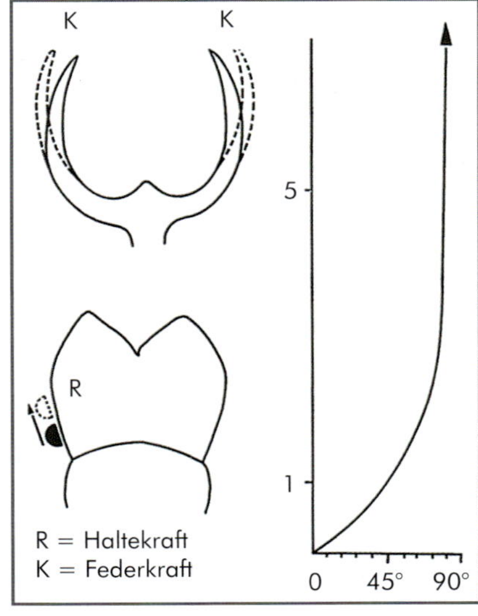

Abb.3.14
Der Neigungswinkel des Unterschnitts beeinflusst die Haltekraft des Klammerarms (nach R. Marxkors)

Eine sehr gute Mundhygiene durch den Patienten ist die wichtigste Voraussetzung für den Erhalt seiner natürlichen Zähne, auch unter Gussklammern.

Fragen:

1. Welche Kräfte bei welchen Prothesenkonstruktionen sind häufig stärker als die Haltekräfte der Gussklammern?
2. Welche Haltekräfte lassen sich aus der Formel

$$K = \frac{E \cdot Q \cdot D}{L}$$

   bei unterschiedlichen Klammerlängen und gleichen Unterschnitttiefen, bei gleichen Klammerlängen und unterschiedlichen Unterschnitttiefen, gleichem Klammerquerschnitt und gleiche Legierung vorausgesetzt, errechnen?
3. Welche Haltekräfte lassen sich aus der oben genannten Formel für Klammern gleicher Länge, gleichen Querschnitts und gleichen Unterschnitts für unterschiedliche Legierungen errechnen?
4. Wie kann die Haltekraft einer Klammer bei flachem Neigungswinkel des Unterschnitts erhöht werden?

3.2.4 Lage der Retentionsgebiete

In der Regel sind die Zähne nach approximal und vestibulär stärker gewölbt als nach oral. Deshalb sind ausreichende Unterschnitttiefen dort häufiger zu finden. Im Frontzahngebiet bieten sich besonders die approximalen Infrawölbungen an. Vielfach kann man, auch bei Prämolaren, das disto-approximale Retentionsgebiet für einen Halt der Klammer ausnutzen. Die Klammer wird so weniger sichtbar. Bei gekippten Zähnen verlagern sich die Retentionsgebiete meist in Richtung der Zahnneigung.

Ist die Infrawölbung labial für den Halt einer Klammer zu schwach und findet sich eine Infrawölbung auch oral, so kann man beide Klammerunterarme in den Unterschnitt führen. Die Summe der Haltekräfte beider Klammerarme gibt dann der Prothese in Verbindung mit weiteren Halteelementen die erforderliche Lagestabilität.

3.2.5 Klammerwiderlager

Wie im Unterkapitel 3.2 über den Aufbau und die Funktion einer Gussklammer schon ausgeführt wurde, sind die starren Teile einer Gussklammer Faktoren, die bei präziser Passung am Klammerpfeiler wichtige Funktionen haben. Auf die Funktion des Klammerwiderlagers im Zusammenspiel mit dem aktiven Klammerarm muss noch näher eingegangen werden.

> Das Klammerwiderlager muss die horizontal einwirkende Kraft des federnden Klammerunterarms auffangen.

Die Erklärung ist einfach: Beim Ein- oder Ausgliedern der Teilprothese aus dem Mund des Patienten müssen die Klammerunterarme über den prothetischen Äquator gleiten. Sie biegen sich auf und üben eine horizontal zur Zahnachse gerichtete Kraft auf den Zahn aus. Wirkt dieser Kraft kein starres Widerlager entgegen, so wird

1. der Zahn in der Kraftrichtung ausgelenkt und
2. geht dadurch die Haltewirkung der Klammer teilweise oder ganz verloren.

Abbildung 3.15 zeigt, dass das Widerlager der Federkraft des Klammerunterarms so lange entgegenwirken muss, bis dieser den prothetischen Äquator überwunden hat. Umgekehrt muss das Widerlager beim Eingliedern der Teilprothese den Klammerzahn schon in seiner Position stabilisieren, bevor der Horizontalschub der Halteklammer zu wirken beginnt.

Liegt das Widerlager der Klammer durch die Wölbung oder Kippung des umklammerten Zahns sehr weit okklusal, muss durch einen entsprechend langen Führungsdorn dafür gesorgt werden, dass der Zahn durch Horizontalschub beim Ein- und Ausgliedern der Teilprothese nicht geschädigt und die volle Haltekraft der Klammer entfaltet werden kann (Abb. 3.16).

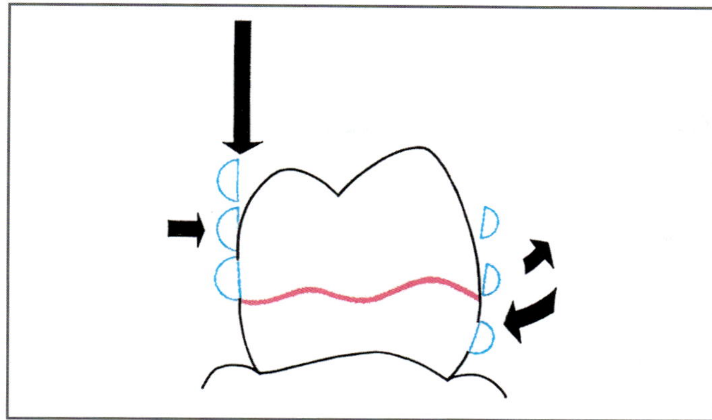

Abb. 3.15
Das Klammerwiderlager muss den Zahn so lange in seiner Lage stabilisieren, bis der Klammerunterarm den prothetischen Äquator überwunden hat

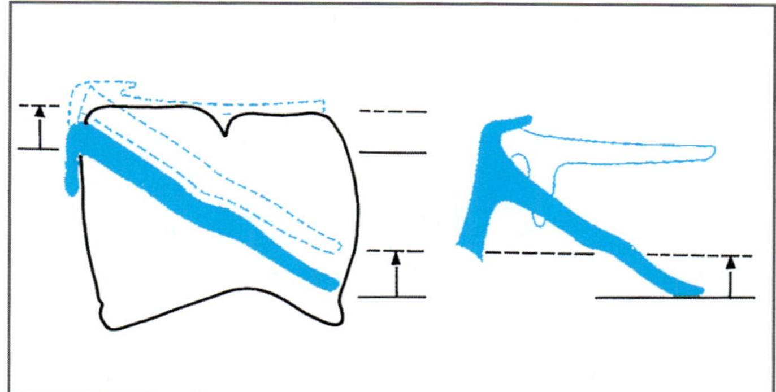

Abb. 3.16
Bei ungünstigen anatomischen Verhältnissen wird am Klammerwiderlager ein Dorn anmodelliert, der die lagestabilisierende Funktion übernimmt

3.2.6 *Aktivierbare Klammerarme*

Wenn sichtbare Klammern aus ästhetischen Gründen tiefer in die Infrawölbung des Ankerzahns gelegt werden sollen, so wird dies in der Praxis häufig mit einer gebogenen Drahtklammer, welche am Modellgussgerüst verlötet wird, verwirklicht. Eine Schädigung des Pfeilerzahns ist damit vorprogrammiert, weil dieses den oben geschilderten Richtlinien zuwiderläuft.

Auch der Wunsch des Patienten, dass die Klammern im sichtbaren Bereich goldfarben sein sollten, darf nicht mit angelöteten Klammern aus Golddraht erfüllt werden. Als Lösung bietet sich in solchen Fällen die galvanische Hartvergoldung der sichtbaren Klammern oder des ganzen Modellgussgerüsts an. Sie wird nach einer Vorvergoldung des gesamten Gerüsts am zweckmäßigsten nach der Komplettierung der Teilprothese mit Zähnen und Kunststoff galvanisch aufgebracht. Okklusale Schleifkorrekturen durch den Zahnarzt sollten bei der Anprobe des Modellgussgerüsts vorangegangen sein.

Sehr harte goldfarbene Oberflächen lassen sich auch durch Beschichtung des Prothesengerüsts mit Titan-Nitrid erzielen. Dieser im Hochvakuum durchgeführte Vorgang ist technisch wesentlich aufwändiger als die galvanische Vergoldung und kann im zahntechnischen Labor nicht ausgeführt werden. Die Titan-Nitrid-Beschichtung muss vor der Komplettierung des Gerüsts mit Kunststoff und nach seiner Einprobe bzw. allen Schleifkorrekturen erfolgen.

Es muss ebenfalls bedacht werden, dass dünne Goldbeschichtungen besonders dort, wo sie abrasiven Einwirkungen ausgesetzt sind, sich abnutzen, wodurch die Kobalt-Basislegierung partiell freigelegt wird. Beschichtungen aus Titan-Nitrid sind nicht immer dicht abdeckend. Beides hat Bedeutung bei Patienten, bei denen die Beschichtung des Prothesengerüsts wegen einer Allergie gegen einen der Inhaltsstoffe der Basislegierung vorgenommen wird. Hier ist es besser, auf ein anderes Gerüstmaterial, z. B. Titan, auszuweichen.

Fragen:

1. Warum werden tief in die Infrawölbung verlegte Drahtklammern das Parodontium des Pfeilerzahns nachhaltig schädigen?
2. Welche Nachteile haben mit dem Modellgussgerüst verlötete Drahtklammern außerdem?
3. Welche Nachteile in metallurgischer und herstellungstechnischer Hinsicht haben verlötete Golddrahtklammern gegenüber verlöteten Klammern aus warmfesten Kobalt-Chrom-Nickel-Legierungen?

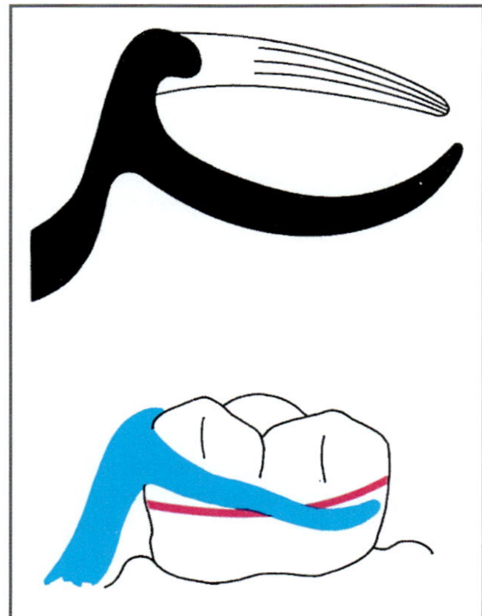

Abb. 3.17 a
Ney-Klammer Nr. 1

3.3 Gussklammerformen

Die Unterschiede der Zahnformen sind sehr groß. Die Konstruktion der Halte- und Stützklammern einer Teilprothese muss sich dieser natürlichen Vorgabe anpassen. Lageveränderungen einzelner Zähne des Restgebisses und konstruktive Überlegungen zur Statik und Funktion der Teilprothese erfordern weitere Anpassungen der Halte- und Stützklammern an die gegebene Situation.

Wie schon erwähnt, wurden die Grundformen der Gussklammern vor etwa 85 Jahren entwickelt und beschrieben. Obwohl sie für Goldgusslegierungen konzipiert wurden, werden sie in gleicher oder ähnlicher Form noch heute für CoCrMo-Legierungen angewandt. Nachfolgend werden die Klammerformen des Ney-Systems beschrieben. Funktionell und oralhygienisch unterscheiden sich die einzelnen Klammerformen erheblich, so dass eine kritische Wertung derselben angezeigt ist. Grafische Vorlage der nachfolgenden Besprechung der Ney-Klammern Nr. 1 bis 5 ist die Abbildung 3.17 a bis e.

Ney-Klammer Nr. 1

Sie ist charakterisiert durch eine sattelnahe Auflage und zwei Klammerarme. Beide Klammerunterarme sind der Auflage abgewandt. Sie liegen also sattelfern. Die Auflage überträgt die auf die Prothesensättel wirkenden Kaukräfte achsial auf das Parodontium des Pfeilerzahns. Die starre Schulter und die Klammeroberarme umfassen den größeren Teil des Zahns. Damit wird der Ankerzahn zuverlässig stabilisiert. Auftretende Schub- und Torsionskräfte werden über das starre Gerüst der Teilprothese auf alle umklammerten Zähne übertragen. Oralhygienisch ist diese Klammerform unproblematisch. Leider hat sie im anterioren Bereich des Zahnbogens wegen sichtbarer Klammerteile häufig ästhetische Nachteile.

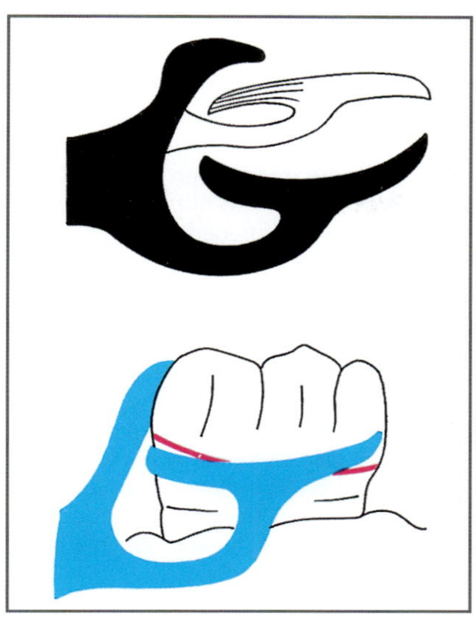
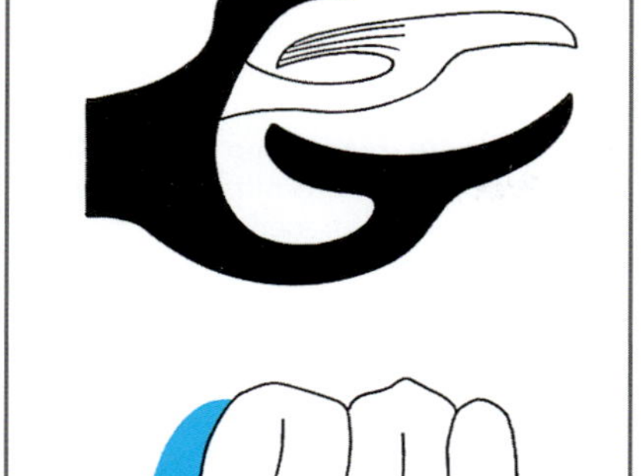

Abb. 3.17 b
Ney-Klammer Nr. 2

Ney-Klammer Nr. 2

Sie besteht aus einer sattelnahen Auflage und zwei Klammerarmen. Beide Klammerunterarme sind der Auflage zugewandt und verlaufen in die sattelnahen Infrawölbungen des Zahns.

Die sattelfernen Teile des Klammerschilds liegen oberhalb des prothetischen Äquators dem Zahn an. Dadurch werden nur geringe Flächen des Zahns von starren Klammerteilen umfasst. Die Lagestabilisierung der Prothese ist deshalb durch diese Klammerform eingeschränkt.

Die starren Verbindungen zwischen den Klammerarmen und dem Appendix liegen dem Zahn und dem Zahnfleisch nicht an. Diese Klammerform ist dadurch oralhygienisch sehr ungünstig und wird deshalb nur in seltenen Ausnahmefällen angewandt.

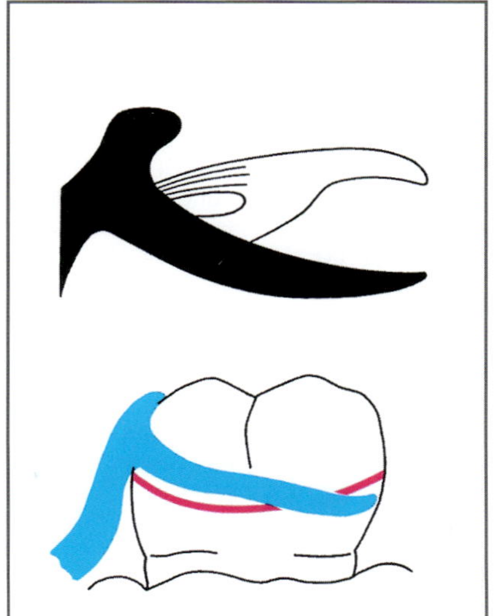

Abb. 3.17 c
Ney-Klammer Nr. 3

Ney-Klammer Nr. 3

Sie besitzt eine sattelnahe Auflage und ist bezüglich der Klammerarme aus einer Ney-Klammer Nr. 1 und einer Ney-Klammer Nr. 2 zusammengesetzt (Kombinationsklammer nach Ney).

Sie ist demnach anzuwenden bei Klammerzähnen mit einem auflagenahen und einem auflagefernen Retentionsgebiet.

Die für die Ney-Klammer Nr. 2 geschilderten funktionellen, parodontalhygienischen und oralhygienischen Nachteile gelten auch hier.

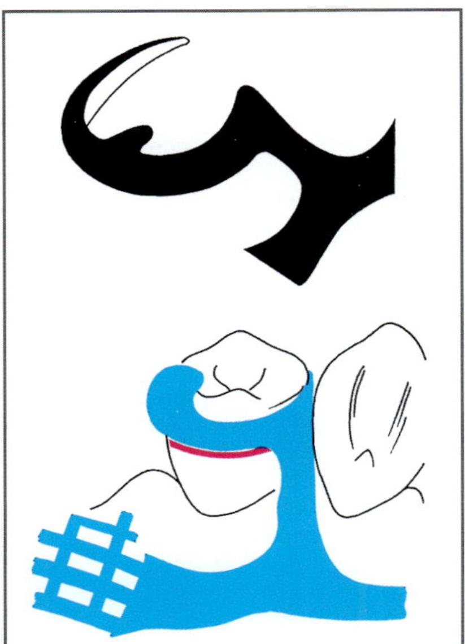

Abb. 3.17 d
Ney-Klammer Nr. 4

Ney-Klammer Nr. 4

Sie besitzt eine sattelnahe oder sattelferne Auflage. Ein Klammerarm umfasst den Zahn wie ein Ring bis zur Klammerspitze, welche in den Unterschnitt geführt wird. Der Klammerschwanz verbindet den starren Klammeroberarm sattelfern mit der Prothesenbasis. In ihrem funktionellen Wert steht die Ney-Klammer Nr. 4 der Ney-Klammer Nr. 1 in nichts nach, obwohl nur ein Retentionsfeld genutzt werden kann. Ästhetisch kann sie häufig unauffälliger an den Pfeilerzahn gelegt werden als die Ney-Klammer Nr. 1. Oral- und parodontalhygienisch ist der sattelferne Appendix von Nachteil. Deshalb eignet sich die Klammer gut für Zähne, bei welchen oral kein Retentionsgebiet vorhanden ist. Diese Klammer wird auch als Einarmklammer nach Ney oder als back-action-Klammer bezeichnet.

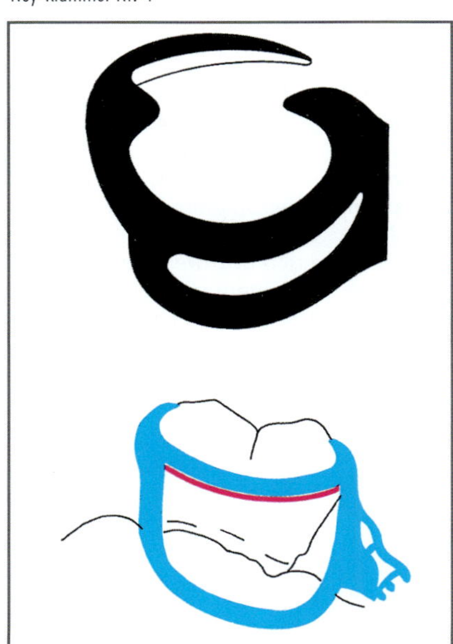

Abb. 3.17 e
Ney-Klammer Nr. 5

Ney-Klammer Nr. 5

Sie ist charakterisiert durch eine sattelnahe und eine sattelferne Auflage und durch einen ringförmig den Zahn umgebenden Klammerarm. Sie benötigt, wie die Ney-Klammer Nr. 4, nur einen Unterschnitt. Die im deutschen Sprachgebrauch Ringklammer genannte Verankerung ist bei gekippten Zähnen eine sehr gute Lösung. Sie hat einen sehr hohen funktionellen Wert. Oralhygienisch ist der zusätzliche Bügel der klassischen Form nicht zu verantworten. Er war bei den ursprünglich verwendeten Goldlegierungen unerlässlich. Bei der Verwendung von CoCr-Mo-Legierungen kann auf diesen Stabilisierungsarm verzichtet werden, wenn der Oberarm zwischen den beiden Auflagen entsprechend stark gestaltet wird.

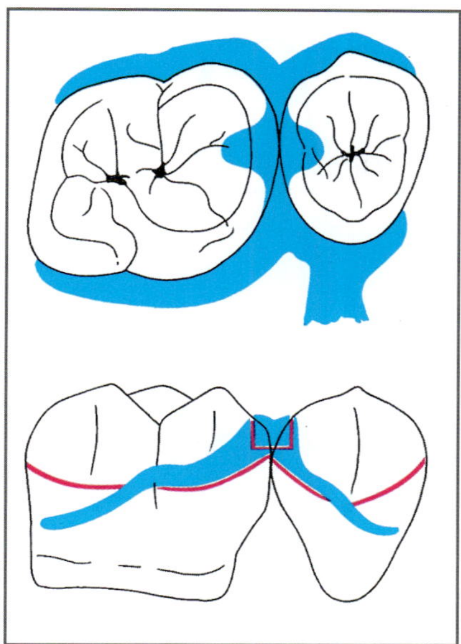

Abb. 3.18
Die Bonwillklammer, zuverlässiges Verankerungselement an geschlossenen Zahnreihen

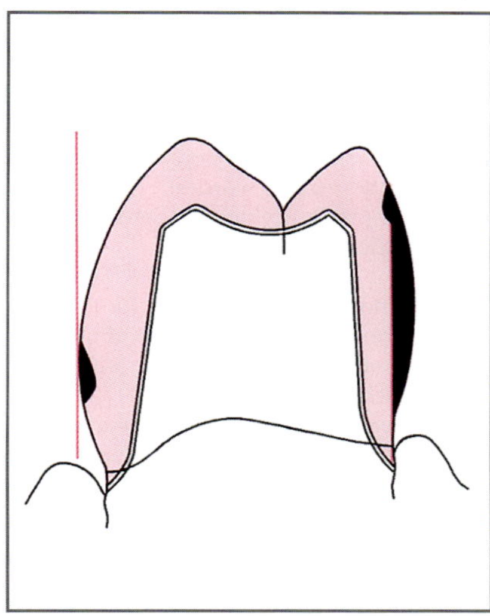

Abb.3.19 Überkronter Zahn mit richtig modellierter Klammer (nach R. Marxkors)

Die Bonwillklammer

Zur Verankerung der Teilprothese an einer geschlossenen Zahnreihe hat sich diese Klammerform gut bewährt (Abb. 3.18). Die zusammengeführten Klammerschultern von zwei Ney-Klammern Nr. 1 übergreifen im Randleistenbereich die Kontaktzone benachbarter Zähne. Es ist grundsätzlich von Vorteil, wenn der Zahnarzt für die Klammerschulter eine Rinne und für die Auflagen Mulden in die Pfeilerzähne präpariert. Ohne diese Vorbereitung ist diese Klammerform nicht ausreichend stabil zu gestalten oder stört in der Okklusion. Der Klammerschwanz zum großen Verbinder sollte aus oral- und parodontalhygienischen Gründen an einem entsprechend stabil ausgeführten Widerlager und nicht den Interdentalraum verdeckend angesetzt werden (beachte Abb. 3.18).

3.4 Überkronung von Klammerzähnen

Es gibt mehrere Gründe für das Überkronen von Zähnen, die umklammert werden sollen:

1. Der Ankerzahn ist durch Karies stark geschädigt.
2. Der Ankerzahn wird prophylaktisch überkront, da das Restgebiss sehr kariesanfällig ist.
3. Der Ankerzahn ist gekippt. Seine klinische Krone soll durch die Überkronung aufgerichtet werden.
4. Am natürlichen Zahn ist kein Unterschnitt vorhanden, so dass die Klammer keinen Halt finden würde.

Ohne auf die Herstellung der Überkronung eines Pfeilerzahns eingehen zu wollen, ist Grundvoraussetzung, dass der Zahntechniker die künftige Einschubrichtung der Teilprothese an einem Planungsmodell festlegen und bei der Modellation der Krone berücksichtigen kann. Alle Flächen der künstlichen Zahnkrone eines Klammerzahns, denen die Klammerschulter, die Klammeroberarme und das Klammerwiderlager anliegen werden, sind parallel zur Einschubrichtung zu modellieren (Abb. 3.19).

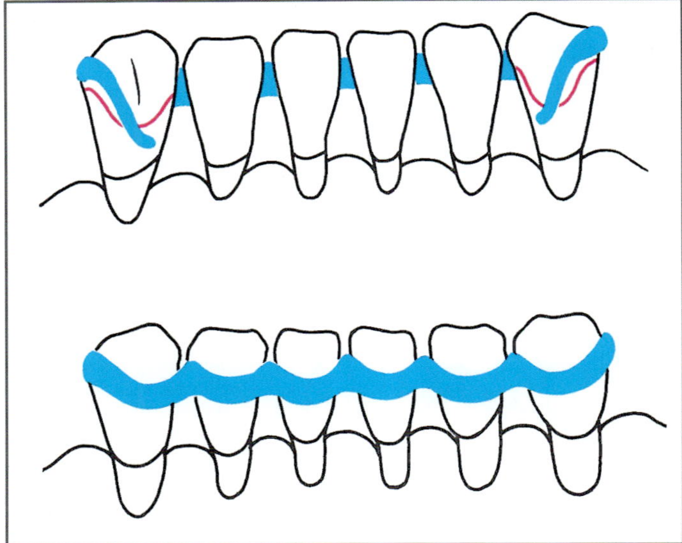

Abb. 3.20
Fortlaufende Klammer.
Oben: Ansicht von bukkal.
Unten: Ansicht von lingual.

Es ist vorteilhaft, diese Flächen nach Anprobe der Krone im Mund und Anfertigung einer Sammelabformung durch den Zahnarzt entsprechend der Situation auf dem neuen Meistermodell parallel nachzufräsen. Der Unterschnitt für den Retentionsarm der Klammer sollte den schon geschilderten Vorgaben entsprechen (beachte Abb. 3.19). Die Tiefe des Unterschnitts richtet sich nach der Länge und dem Querschnitt des Klammerarms, sowie nach der verwendeten Legierung.

3.5 Schienungsklammern

Im Gegensatz zu festsitzenden Schienungen, z. B. einem Kronenblock über mehrere Zähne, weisen alle abnehmbaren Schienungen in Verbindung mit einem Modellgussgerüst einen geringeren Stabilisierungseffekt auf. Die einzelnen Zähne oder die Zahngruppen behalten bei Kaudruckbelastung unter der Schiene ihre Eigenbeweglichkeit. Die Fortschritte in der Paradontaltherapie haben dazu geführt, dass abnehmbare Modellgussschienen an Teilprothesen heute nur noch selten angewandt werden.

Die fortlaufende Klammer

Die einfachste Form einer Schienung ist die fortlaufende Klammer (Abb. 3.20). Ihr funktioneller Wert ist fraglich. Diese über die Tubercula der Zähne des anterioren Restgebisses verlaufende Schiene ist ursprünglich von Kennedy zur Schienung gelockerter Zähne propagiert worden. Gleichzeitig soll der Kaudruck auf die Prothesenzähne der Teilprothese auf alle noch vorhandenen Parodontien übertragen werden. Theorie und Praxis kommen zu folgender Bewertung der fortlaufenden Klammer:

1. Die Zähne werden von einer fortlaufenden Klammer nicht ausreichend umfasst und können unter Kaudruck horizontal ausweichen.
2. Eine Zugbelastung der Teilprothese bewirkt durch die fortlaufende Klammer einen Druck auf die schiefen Ebenen der Zähne, denen sie anliegt. Die Zähne unter einer fortlaufenden Klammer können dadurch nach labial ausweichen.
3. Da fortlaufende Klammern fast immer bei Freiendprothesen eingesetzt werden, liegt die Rotationsachse über den Abstützungen der sattelnahen Zähne. Bei Be-

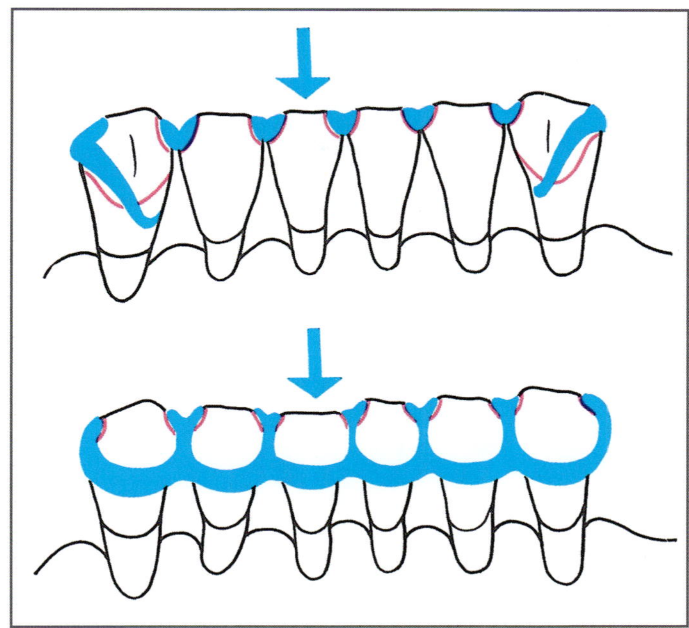

Abb. 3.21
Krallenschiene. Oben: Ansicht von bukkal. Unten: Ansicht von lingual.

lastung der Freiendsättel hebt sich die fortlaufende Klammer von den frontalen Zähnen ab. Eine erwünschte gleichmäßige Druckübertragung auf alle Zähne, über welche die fortlaufende Klammer *läuft*, ist deshalb nicht möglich.

4. Lässt man die sattelnahen Abstützungen wegfallen, so senkt sich die gesamte Teilprothese einschließlich der fortlaufenden Klammer ab. Dabei werden die Zähne des Restgebisses durch Horizontalschub auf die schrägen Flächen nach labial gedrängt.
5. Oralhygienisch und phonetisch sind fortlaufende Klammern sehr bedenklich. Im Oberkiefer können fortlaufende Klammern die Okklusion und die Phonetik empfindlich stören.
6. Die Verlagerung des großen Verbinders auf die unteren Frontzähne in Form einer fortlaufenden Klammer setzt voraus, dass diese ausreichend stabil ausgeführt werden kann. Eine großflächige Bedeckung der lingualen Zahnflächen ist dann unvermeidlich und kariesfördernd.

Im Oberkiefer ist diese Konstruktion aus Platzgründen ohne Überkronung der Frontzähne meist nicht möglich.

Die Krallenschiene

Wird die fortlaufende Klammer um interdentale Krallen erweitert, die die Inzisalkanten übergreifen, so erreicht man damit einen begrenzten Schienungseffekt. (Abb. 3.21). Unter vertikalem Druck auf einen einzelnen gelockerten Zahn kann dieser dennoch ausweichen (beachte den beispielhaften Pfeil in Abb. 3.21). Bei Belastung der Teilprothese wird die Kraft achsengerechter auf die geschienten Zähne übertragen als bei der fortlaufenden Klammer. Von Nachteil ist,

- dass die inzisal übergreifenden Krallen ästhetisch stören,
- dass Krallenschienen wie fortlaufende Klammern aus okklusalen und phonetischen Gründen nur sehr selten im Oberkiefer einzusetzen sind,
- dass ein Krallenlager eingeschliffen werden muss (Abb. 3.22).

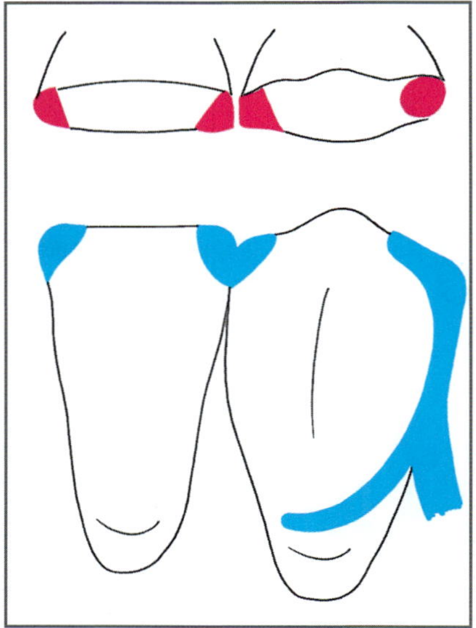

Abb. 3.22
Das Lager für die Inzisalkrallen einer Schiene muss vom Zahnarzt eingeschliffen werden

Weitere abnehmbare Schienen

Drei weitere abnehmbare Schienungskonstruktionen, die im Allgemeinen mit Zahnersatz kombiniert werden, sollen der Vollständigkeit halber erwähnt werden:

1. Die Elbrecht-Schiene umläuft das Restgebiss sowohl lingual als auch bukkal als fortlaufende Klammer. Diese werden sattelnah zusammengefügt (Abb. 3.23). Der Schienungseffekt ist gut. Die ästhetische Beeinträchtigung ist stark.
2. Die Spreng'sche Schiene bedeckt etwa das inzisale Drittel der lingualen Fläche oder auch mehr (Abb. 3.24). Sie entspricht einer verbreiterten fortlaufenden Klammer.
3. Die Kappenschiene nach van Thiel umfasst die gesamte Schneidekante (Abb. 3.25). Im Übrigen ähnelt sie der Spreng'schen Schiene. Der Schienungseffekt ist gut, die ästhetische Wirkung schränkt den Einsatz der Kappenschiene stark ein. Zudem besteht die kariesfördernde Wirkung aller breitflächig auf der Zahnhartsubstanz aufliegenden Schienen.

Übernehmen die Spreng'sche- oder die Kappenschiene auch die Funktion des großen Verbinders, müssen sie aus Stabilitätsgründen, soweit als möglich auf die gesamte Oralfläche ausgedehnt werden.

Frage:
Welche Vor- und Nachteile sind bei der Elbrecht-, bei der Spreng'schen- und bei der Kappenschiene nach van Thiel erkennbar?

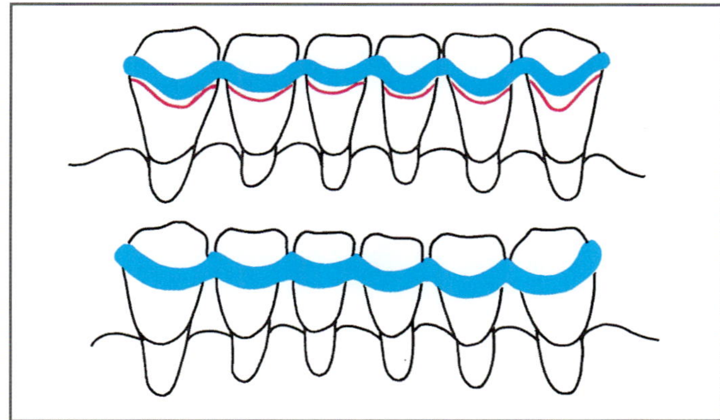

Abb. 3.23
Elbrechtschiene.
Oben: Ansicht von bukkal.
Unten: Ansicht von lingual.

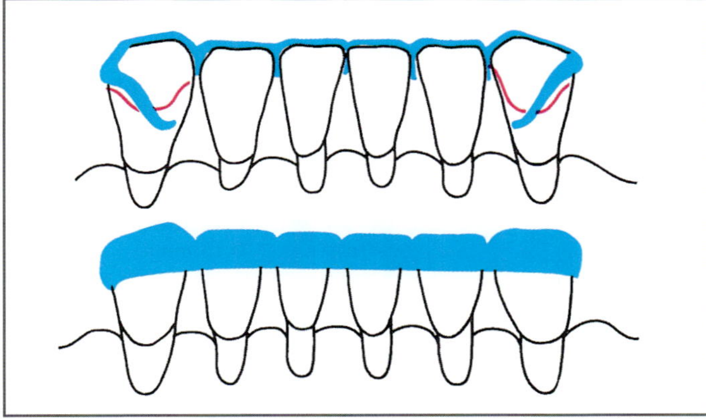

Abb. 3.24
Spreng'sche Schiene.
Oben: Ansicht von bukkal.
Unten: Ansicht von lingual.

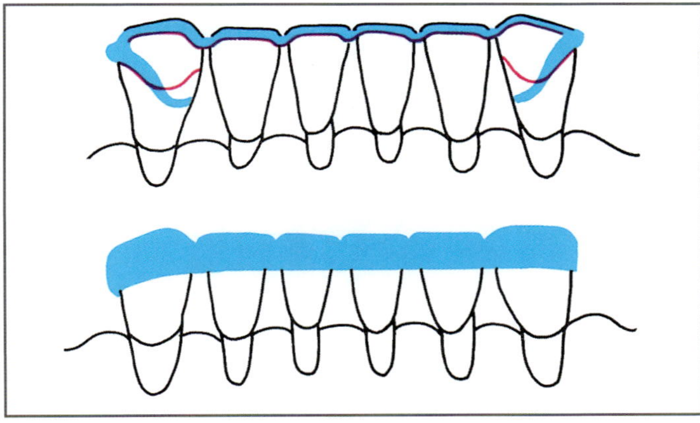

Abb. 3.25
Kappenschiene nach van Thiel.
Oben: Ansicht von bukkal.
Unten: Ansicht von lingual.

3.6 Klammerkonstruktionen mit System

Die Teilprothese mit Klammerverankerung kann, wie ausführlich dargelegt wurde, so konstruiert werden, dass die Halte- oder Abzugskräfte eine definierte Größe haben. Für die praktische Durchführung bedeutet das, dass Klammern aus Hilfsteilen modelliert werden müssen, die für jede Zahngröße mit einem entsprechenden Querschnitt zur Verfügung stehen.

3.6.1 Das Austenal-System

Es wurde vor etwa 60 Jahren in den USA entwickelt. Hier werden als Modellierhilfen so genannte Flexseals angeboten. Dies sind Klammerprofile aus rückstandslos verbrennbarem Kunststoff. Die Flexseals haben je nach Klammertyp, Klammerlänge und der Tiefe des gemessenen Unterschnitts unterschiedliche Querschnitte.

Die Vermessung der umklammerten Zähne erfolgt mit dem Micro Analyzer, wie er in Abbildung 4.18 gezeigt wird.

Den Querschnittswerten lag und liegt die CoCrMo-Legierung *Vitallium* zugrunde. Eine Übersichtstabelle ermöglicht es dem Techniker, die Tiefe des Unterschnitts entsprechend der Zahngröße abzulesen und den Klammertyp zu bestimmen (Abb. 3.26). Der gewählte Klammertyp wird formgerecht an den Zahn angelegt. Das Profil des elastischen Flexseals stellt sich auch dann in seine Ursprungsform zurück, wenn es beim Andrücken an den Klammerzahn etwas gequetscht wird. Für das Klammerwiderlager werden besondere Formen in der Tabelle angegeben. Sie sind stabiler als die retentiven Klammerarme. Die Spitze des Widerlagers wird bei diesem System nicht in einen Unterschnitt geführt. In Deutschland werden Modellierhilfen aus Kunststoff für Klammern, Bügel, Retentionen und so weiter Flexetten genannt.

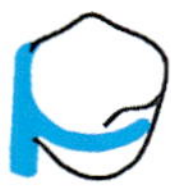

Ney-Klammer Nr.1
Kleiner Prämolar
Unterschnitt-Tiefe
0,10 – 0,15 mm

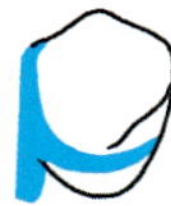

Ney-Klammer Nr.1
Großer Prämolar
Unterschnitt-Tiefe
0,15 – 0,20 mm

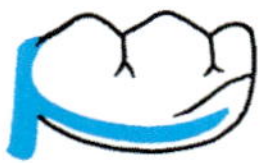

Ney-Klammer Nr.1
Kleiner Molar
Unterschnitt-Tiefe
0,20 – 0,25 mm

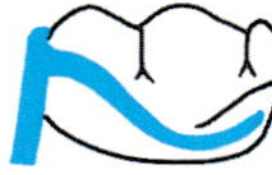

Ney-Klammer Nr.1
Großer Molar
Unterschnitt-Tiefe
0,25 – 0,35 mm

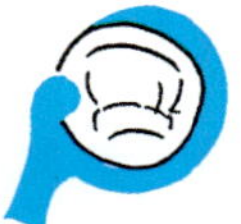

Ney-Klammer Nr.4
Back-Action-Klammer
Unterschnitt-Tiefe
0,15 mm

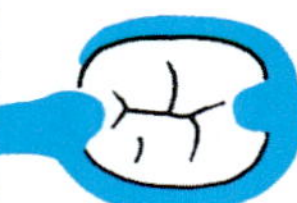

Ney-Klammer Nr.5
Ring-Klammer
Unterschnitt-Tiefe
bis 0,50 mm

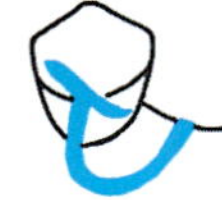

Ney-Klammer Nr.2 oder 3
T-Roach-Klammer
Prämolar
Unterschnitt-Tiefe
0,30 – 0,40 mm

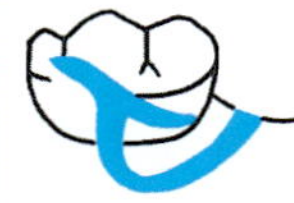

Ney-Klammer Nr.2 oder 3
T-Roach-Klammer
Molar
Unterschnitt-Tiefe
bis 0,15 mm

Abb. 3.26
Übersichtstabelle für Klammerformen, entsprechende Unterschnitte und Flexseal-Modellierhilfen

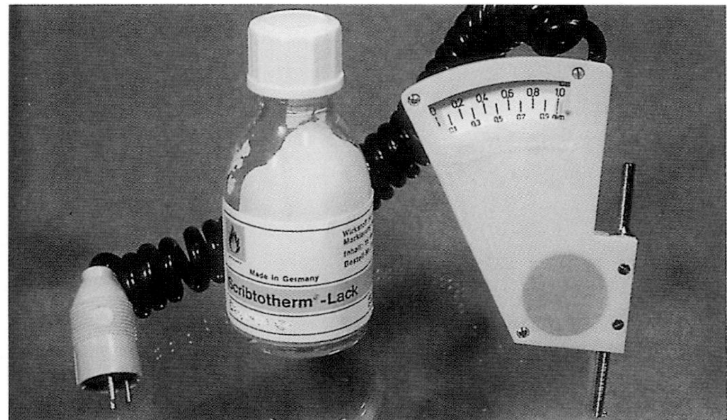

Abb. 3.27
Messgerät des Rapid-Flex-Systems

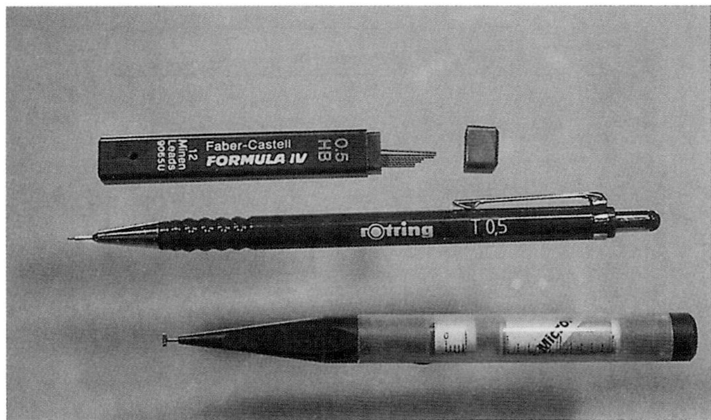

Abb. 3.28
Das Klammerlängen-Messgerät

3.6.2 *Das Rapid-Flex-System*

Es wurde 1974 vom Zahntechnikermeister H. Bitter als Bios-System in Deutschland eingeführt. Die Systembausteine bestehen aus einem speziellen Messgerät zur Bestimmung der Unterschnitttiefe (Abb. 3.27). Durch einen auf das Modell gepinselten Speziallack und einen elektrisch ausgelösten Funken im Messkopf wird der Endpunkt der Klammerspitze im ermittelten Unterschnitt markiert.

Mit einem Messrad misst man die Klammerlänge (Abb. 3.28). Die Werte für Unterschnitttiefe und Klammerlänge werden auf dem Modellsockel notiert.

Über eine Datenlehre kann entsprechend der gemessenen Klammerlänge geprüft werden, ob die Tiefe des Unterschnitts für die erforderliche Haltekraft ausreicht (Abb. 3.29). Auf den unteren, nummerierten Streifen der Datenlehre wird der Ausschnitt des Schiebers entsprechend der gemessenen Klammerlänge eingestellt. Die freigelegte, vertikale Zahlenreihe in der Mitte des Schiebers, im abgebildeten Beispiel von 0 bis 5, gibt an, um wie viel das Klammerprofil an der Spitze in Bezug auf den gemessenen Unterschnitt gekürzt werden muss.

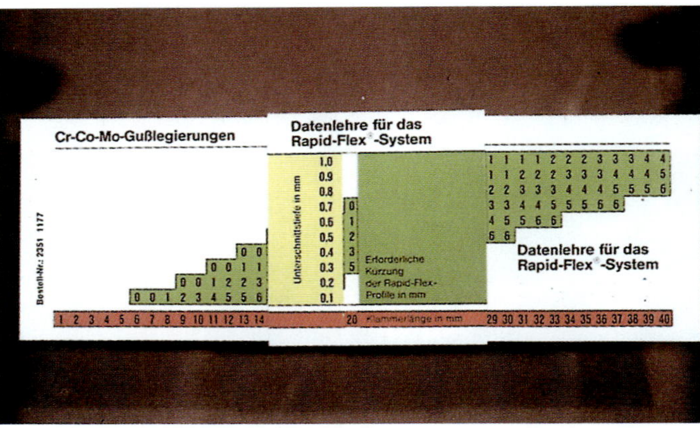

Abb. 3.29
Die Datenlehre gibt Auskunft, ob die Unterschnitt-Tiefe für die erforderliche Haltekraft ausreicht

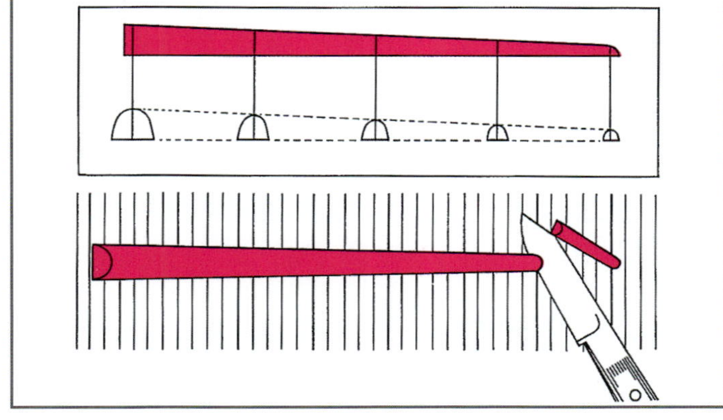

Abb. 3.30
Das Querschnittsprofil des Rapid-Flex-Klammerarms und seine Kürzung entsprechend den Vorgaben der Datenlehre

Beispiel
Gemessener Unterschnitt 0,5 Millimeter, Kürzung 2 Millimeter.

Im Rapid-Flex-System gibt es nur ein Klammerprofil, das an jeder Stelle das gleiche Querschnittsverhältnis von Dicke zu Breite = 8 : 10 hat (Abb. 3.30). Es besteht aus einem Spezialwachs.

Die bestimmenden Größen für die Haltekraft einer Klammer sind die Länge des Klammerarms, sein Querschnitt, der E-Modul der Legierung und die Unterschnitttiefe. Letztere ist häufig nicht ausreichend. Kürzt man das Klammerprofil des Rapid-Flex-Systems an der Spitze um einen Wert, der entsprechend der tatsächlich gemessenen Unterschnitttiefe und der Klammerlänge an der Datenlehre abgelesen werden kann, so wird die Haltekraft durch die Querschnittsveränderung erhöht. Damit hat der Zahntechniker die Instrumente in der Hand, sich jeder Situation bei der Konstruktion einer Teilprothese mit Klammerverankerung anzupassen und die Haltekräfte individuell festzulegen.

Kapitel 4
Die Herstellung von Teilprothesen mit gegossenen Klammern

Der Inhalt auf einen Blick

4.1 Behandlungsablauf von der Anamnese bis zur Eingliederung einer Teilprothese mit gegossenen Klammern

Das nachfolgende Fließdiagramm gibt eine Übersicht über den Behandlungsablauf

Zahnarzt	Zahntechniker
Untersuchung - Diagnose Planung des Behandlungsablaufs Vorbehandlung Abformung beider Kiefer	
	Herstellung von Planungsmodellen, ggf. auch von individuellen Abformlöffeln
Prothetische Planung Modellanalyse Erste Klammervermessung Präparation der Klammerauflagemulden Abformung	
	Herstellung der Meistermodelle und ggf. auch von Registrierschablonen
Kieferrelationsbestimmung	
	Meistermodell und Gegenbissmodell einartikulieren. Definitive Klammervermessung. Herstellung des Prothesengerüsts samt Klammern als Einstückguss im Modellgussverfahren. Ergänzung des Prothesengerüsts mit Wachswällen
Anprobe des Prothesengerüsts und erneute Kieferrelationsbestimmung Bestimmung der Zahnfarbe	
	Zahnauswahl Zahnaufstellung
Wachsanprobe der aufgestellten Zähne	
	Fertigstellung der Teilprothese mit Kunststoff
Eingliederung Nachkontrolle	

4.2 Erster Behandlungsabschnitt

Die Versorgung eines Patienten mit einer Teilprothese ist ein komplexer klinischer und technischer Arbeitsablauf. Da jede Prothese ein *Ersatz* ist und bleiben wird, kommt es darauf an, alles, was an Erfahrung, Wissen und Können zur Verfügung steht, einzusetzen, um den Patienten so optimal wie möglich zu versorgen. Sicher gibt es viele Lösungsmöglichkeiten des gleichen *Falles*. Nicht der komplizierteste, nicht der technisch und wirtschaftlich aufwändigste Zahnersatz verspricht die erfolgreichste Therapie für den Patienten zu sein.

Die Versorgung teilbezahnter Kiefer mit Prothesen, die im Modellgussverfahren hergestellt werden, hat sich in Deutschland vor rund fünfzig Jahren durchgesetzt. Sie kann zu ausgezeichneten Erfolgen führen. Der hier aufgezeigte Behandlungsablauf und der Herstellungsgang sind Stand der zahnärztlichen und materialtechnischen Wissenschaft sowie zeitgemäßer Zahntechnik.

Die prothetische Therapie baut wie jede ärztliche Maßnahme auf der Anamnese, dem Befund und der Diagnose auf.

4.2.1 Die Anamnese

Wörtlich übersetzt bedeutet dieses Wort *Erinnerung*. Es hat seinen Ursprung im Griechischen. Im ersten Gespräch mit dem Patienten erfährt der Zahnarzt die Vorgeschichte der Erkrankung. Die Anamnese ist für den Zahnarzt häufig recht aufschlussreich. Er erfährt z. B. etwas über den Gesundheitszustand des Patienten, über vorhandene allgemeine Erkrankungen, über Allergien, frühere prothetische Versorgungen, kieferorthopädische Behandlungen, über soziale Verhältnisse und über Kooperationsbereitschaft und -fähigkeit.

4.2.2 Die Befunderhebung

Die Diagnostik des Zahnarztes ruht auf vier Säulen:

- dem klinischen Lokalbefund,
- dem klinisch-funktionellen Befund,
- dem Röntgenbefund,
- und dem Modellbefund.

Aus der Analyse dieser Befunde lassen sich die Diagnose, sowie eine vorläufige Therapieplanung ableiten.

Der Lokalbefund erfasst die Zahl, die Stellung und den Zustand der vorhandenen Zähne, den Zustand jedes Zahnhalteapparats und denjenigen der zahnlosen Kieferabschnitte.

Die funktionelle Befunderhebung erfasst den Zustand der statischen und dynamischen Okklusion, denjenigen der Kaumuskulatur und der Kiefergelenke. Man unterscheidet die klinische und die instrumentelle Funktionsanalyse.

Das Röntgenbild gibt dem Zahnarzt Aufschluss über den Zustand des Alveolarknochens und der Verankerung der Zähne in den Alveolen. Darüber hinaus macht es pathologische Prozesse im Kieferbereich sichtbar.

Der Modellbefund ergänzt und dokumentiert die Ergebnisse des Lokalbefunds. Modelle sind für die prothetische Planung, aber auch für eine so genannte instrumentelle Funktionsanalyse unerlässlich.

Mit der instrumentellen Funktionsanalyse soll vor allem die Kontaktbeziehung der Zähne zueinander unter Benutzung eines Instruments, des justierbaren Artikulators, beurteilt werden.

4.2.3 Die Vorbehandlung des Lückengebisses

Nur selten kann ein Lückengebiss ohne Vorbehandlung mit einer Teilprothese versorgt werden. In der Regel werden der prothetischen Therapie eine ganze Reihe vorbereitender Maßnahmen vorausgehen müssen, z. B.:

- karies- und parodontalprophylaktisch, dazu gehören Zahnreinigung, Fluoridierung der Zähne, Motivation und Instruktion des Patienten zur Mundhygiene,
- konservierend, dazu gehören Kariesentfernung, Füllungstherapie, Wurzelkanalbehandlung,
- chirurgisch, dazu gehören Entfernung stark zerstörter, nicht erhaltungsfähiger Zähne, Entfernung verlagerter Zähne, Entferung pathologischer Veränderungen

im Kieferknochen, chirurgische Wurzelkanalbehandlung,
- funktionell, dazu gehören Einschleifen von Störkontakten in statischer und dynamischer Okklusion, Eingliederung von Aufbissschienen zur Neueinstellung der Kieferrelation,
- parodontaltherapeutisch, dazu gehören Entfernung subgingivaler Konkremente, Elimination pathologisch vertiefter Zahnfleischtaschen,
- und eventuell auch präprothetisch-kieferorthopädisch, das bedeutet Einordnung von im Fehlstand stehenden Zähnen in die Zahnreihe.

Eine teilprothetische Versorgung kann nur dann von Erfolg sein, wenn der Patient sein Restgebiss sorgsam pflegt. Erster Schritt zu diesem Ziel ist die Entfernung von Zahnstein und Zahnbelägen durch den Zahnarzt und die Einweisung des Patienten zu einer optimalen Mundpflege.

Alle durch Karies entstandenen Schäden am Restgebiss müssen vor der prothetischen Versorgung behoben werden. Man sagt auch: Das Restgebiss muss saniert sein, bevor Zahnersatz eingegliedert wird. Wenn die Defekte zu groß sind, ist eine Überkronung der entsprechenden Zähne angezeigt. Wie schon geschildert, müssen diese Kronen für die später herzustellenden Klammern der Teilprothese vorbereitet werden.

Der die Zähne des Restgebisses umgebende Zahnhalteapparat muss vor der prothetischen Versorgung, sofern er erkrankt ist, vom Zahnarzt mit geeigneten Maßnahmen behandelt werden, bis das Zahnfleisch wieder gesund und straff den Zähnen anliegt.

Erst nach der Vorbehandlung besteht die Möglichkeit zu einer definitiven prothetischen Planung, da dann erst abzusehen ist, welche Zähne belastbar und erhaltungsfähig sind. Nur aus ausführlicher Befundaufnahme und Diagnostik, sowie aus einer sorgfältigen und gründlichen Vorbehandlung des Lückengebisses kann eine befundbezogene und differenzierte Therapie erwachsen. Gleichzeitig gewinnt der Behandler eine Vorstellung über die Mitarbeit des Patienten, die so genannte Compliance. Daraus folgt, dass die Planung des definitiven Behandlungsmittels kaum jemals in der ersten Behandlungssitzung erfolgen kann.

Wenn die Mundhygiene, aus welchen Gründen auch immer, nicht ausreichend ist, muss eine sehr aufwändige prothetische Therapie abgelehnt werden, da sie wegen der fehlenden Mundhygiene zum Misserfolg führen würde.

4.2.4 Die Situationsabformung

Ohne Situationsmodelle kann eine Teilprothese, wie schon oben ausgeführt, nicht geplant werden. Korrekte Alginatabformungen sind für Planungsmodelle ausreichend genau. Die Desinfektion der Situationsabformung muss noch in der zahnärztlichen Praxis erfolgen. Die Bedeutung exakter Planungsmodelle wird häufig zu gering eingeschätzt.

4.2.5 Die Modellherstellung

Situationsabformungen aus Alginat müssen spätestens nach 15 Minuten mit Modellgips ausgegossen werden. Eine zwischenzeitliche Lagerung in zweiprozentiger Kaliumsulfatlösung bewirkt die Bindung freier Alginsäure-Ionen und damit ein vollständiges Abbinden des Modellgipses, speziell an der Modelloberfläche. Die Modelle müssen die abgeformten Zähne und alle prothetisch wichtigen Teile zahnloser Kieferabschnitte präzise darstellen. Eine lässige Behandlung von Situationsabformung und Modellherstellung ist der Beginn von Fehlentscheidungen und nicht fachgerechter prothetischer Versorgung des Patienten.

Wegen der oft weiten Wege zwischen Zahnarztpraxis und gewerblichem Labor ist es notwendig, dass der Zahnarzt die Alginatabformung selbst ausgießt. Alginat ist weder bei Lagerung im Wasser, an der Luft, noch bei hundertprozentiger Luftfeuchtigkeit (Hygrophor) formbeständig. Selbstverständlich sollte nicht nur der Zahntechniker den Gips genau nach Herstellervorschrift abwiegen und mit der entsprechenden Wassermenge unter Vakuum maschinell anmischen.

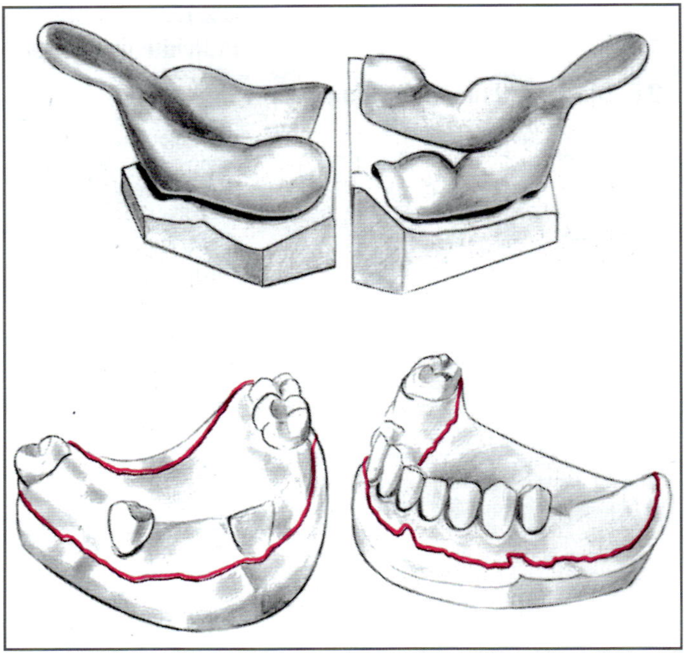

Abb. 4.1
Situationsmodelle und individuelle Abformlöffel für Planung und definitive Abformung von Teilprothesen

Im zweiten Arbeitsgang wird der abgebundene Zahnkranz untersockelt. Wird für die Situationsabformung ein lagerungsstabiles Abformmaterial verwendet, kann die Modellherstellung ohne Qualitätsverlust mit erheblicher Zeitverzögerung, auch im zahntechnischen Labor, durchgeführt werden.

4.2.5.1 Die Anfertigung individueller Löffel

Bevor der Zahntechniker die Situationsmodelle an den Zahnarzt zurücksendet, wird er auf Anforderung für die endgültige Abformung individuelle Abformlöffel anfertigen. Die Vorteile der Abformung mit einem individuellen Löffel sind:

- Gleichmäßige Schichtdicken des Abformmaterials, dadurch höhere Präzision der Abformung.
- Funktionelle Abformung der Umschlagfalte im Bereich der zahnlosen Kieferabschnitte.
- Genaue Erfassung des sublingualen Raums, der Tubercula retromolaria und der Linea mylohyoidea.
- Korrekte Abbildung des Übergangs vom harten zum weichen Gaumen, der Tubera maxillae und der paratubären Bezirke.
- Darstellung aller Ansatzstellen von Bändern im prothetisch interessanten Bereich.
- Fehlerfreie Abbildung aller Zähne, besonders im Zahnhalsgebiet.
- Materialersparnis.

Individuelle Abformlöffel müssen bestimmten Anforderungen gerecht werden, damit eine optimale Abformung durchgeführt werden kann:

- Gebräuchlich ist die Anfertigung aus einem auto- oder lichtpolymerisierendem Löffelmaterial oder aus zwei Millimeter starken, mit Hilfe der Druckformtechnik verformbaren Platten. Letztere müssen mit Autopolymerisat verstärkt werden.

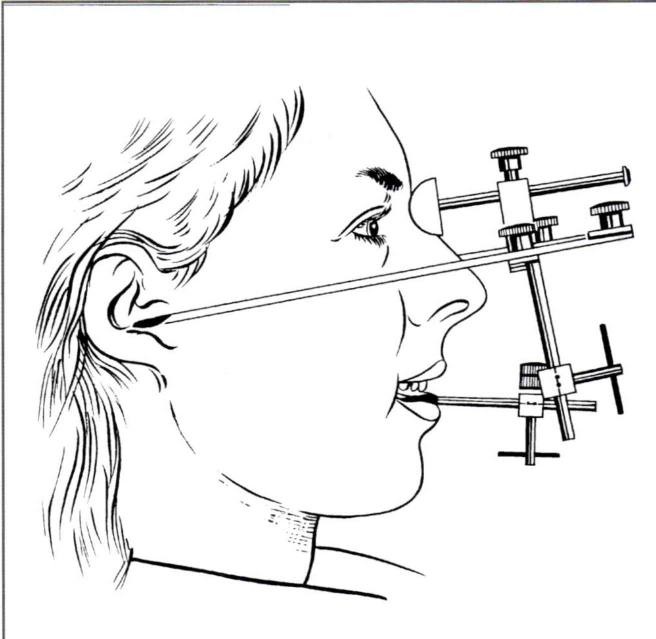

Abb. 4.2
Der am Patienten angelegte Übertragungsbogen

Die äußere, zuvor auf dem Modell angezeichnete Begrenzung des individuellen Abformlöffels muss bei der Herstellung genau eingehalten werden (Abb. 4.1).

- Durch einen ca. drei Millimeter starken Platzhalter entsteht ein gleichmäßiger Abstand zwischen Löffelinnenraum und Modelloberfläche.
- Der individuelle Abformlöffel muss stabil und bei Belastung verwindungsfrei sein. Im Unterkiefer muss der Abformlöffel zusätzlich verstärkt werden.
- Die Löffelränder sollen ca. zwei Millimeter dick und weich gerundet sein.
- Um den Abformlöffel während der Abbindung des Abformmaterials ruhig halten zu können, sind Stützen für die Finger des Zahnarztes hilfreich.
- Löffelgriffe müssen stabil am Löffelkörper angebracht werden und dürfen weder die Zunge noch die Lippen stören.

Individuelle Abformlöffel, die aus Autopolymerisaten oder aus thermoplastischen Platten hergestellt wurden, müssen 24 Stunden lagern, bevor sie vom Zahnarzt zur Abformung benutzt werden.

Schließlich wird der Zahntechniker vor Auslieferung der Situationsmodelle und der individuellen Abformlöffel vorsorglich die Einschubrichtung der Prothese mit Hilfe des Parallelometers festlegen und den prothetischen Äquator an den voraussichtlich zu umklammernden Zähnen anzeichnen.

4.2.6 *Die Bestimmung der Kieferrelation*

Es kann erforderlich sein, schon auf den Situationsmodellen Registrierschablonen anzufertigen. Diese Registrierbehelfe können jedoch später nicht auf die Meistermodelle übertragen werden. Das führt immer zu Fehlern.

Die Kieferrelationsbestimmung, die der Zahnarzt in diesem ersten Behandlungsabschnitt durchführt, ist Teil der Befunderhebung und damit Voraussetzung für die Diagnose. Diagnose bedeutet *erkennen*. Sie ist das Erkennen des Krankheitsbilds. Ohne Erkennen gibt es keinen Weg zur Heilung.

Diese erste Kieferrelationsbestimmung kann auch Bestandteil der funktionellen Befunderhebung sein, vor allem bei Okklusions- und Artikulationsstörungen, Muskel- und Gelenkbeschwerden. Selten jedoch werden dazu Registrierschablonen verwendet. Wenn es möglich ist, wird die Bisslage beim Patienten z. B. mit Wachsregistraten festgelegt und durch Einsatz eines Übertragungsbogens die schädel- und achsenbezügliche Montage der Modelle im Artikulator ermöglicht (Abb. 4.2 auf S. 83).

4.2.7 Das Einstellen der Modelle in einen teiljustierbaren Artikulator

Mit Hilfe eines Schnellübertragungsbogens wird zuerst mit schnellabbindendem Gips mit geringer Abbindeexpansion das Oberkiefermodell im Artikulator befestigt (Abb. 4.3). Gelenkbahnneigung und Bennettwinkel des Artikulators werden, soweit vom Zahnarzt nicht anders angegeben, auf mittlere Werte eingestellt. Mit dem Zentrikregistrat wird danach das Unterkiefermodell im Artikulator montiert.

4.2.8 Das Einschleifen der Okklusion

Die im Artikulator schädel- und gelenkbezüglich befestigten Modelle sind für den Zahnarzt ein diagnostisches Hilfsmittel, um durch gezielt geplantes Einschleifen wieder ungestörte okklusale und artikuläre Beziehungen zwischen den Zahnreihen herzustellen. Das ist auch Voraussetzung für die Gesundung der Muskulatur und der Kiefergelenke.

Fragen:

1. Warum müssen Alginatabformungen nach mindestens 15 Minuten mit Modellgips ausgegossen sein?
2. In welcher Hinsicht verbessert zweiseitiges Ausgießen von Abformungen die Qualität des Modells?
3. Warum werden die Zähne des Restgebisses besonders im Zahnhalsgebiet bei Verwendung von individuellen Abformlöffeln genauer abgebildet als mit Hilfe konfektionierter Abformlöffel?
4. Warum müssen individuelle Abformlöffel aus Autopolymerisaten oder aus thermoplastisch verformbaren Platten 24 Stunden lagern, bevor sie der Zahnarzt zur Abformung benutzt?
5. Warum lassen sich Registrierschablonen, die auf Situationsmodellen angefertigt wurden, nicht fehlerfrei auf die Meistermodelle übertragen?
6. Welches sind die mittleren Werte für die horizontale Kondylenbahnneigung und den Bennettwinkel?
7. Wann befinden sich maximale Interkuspidation und zentrische Relation in Übereinstimmung?

4.3 Die Planung der Teilprothesen

Anamnese, klinische und instrumentelle Befunderhebung, Vorbehandlung des Restgebisses, der Parodontien, eventuell der Muskulatur und der Kiefergelenke sind durchgeführt worden. Damit wurden die Voraussetzungen erarbeitet, um den Zahnersatz zu planen und herzustellen.

4.3.1 Das Anzeichnen der Prothesengerüste

Der Zahnarzt wird nach der Analyse des Planungsmodells zunächst Klammern, Auflagen und, wenn nötig, Krallen am Situationsmodell skizzieren und überall dort farbige Markierungen anbringen, wo er an Zähnen zu schleifen beabsichtigt. Besonders wichtig ist die gezielte Präparation von Auflagemulden und Krallenlagern. Sie sollen eine stabile Abstützung des Zahnersatzes auf den belasteten Zähnen bewirken. Auch Okklusionsstörungen durch die Zahnreihe übergreifende Klammern sollen durch eine entsprechende Präparation des Klammerlagers vermieden werden (Abb. 4.4). Schließlich müssen häufig scharfe Kanten oder zu stark divergierende Zahnwände beseitigt, begradigt oder parallelisiert werden (beachte Abb. 4.4).

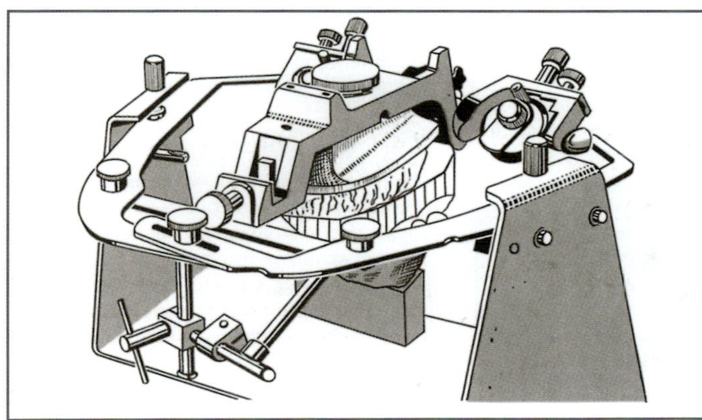

Abb. 4.3
Befestigung der Oberkiefer-Situationsmodelle schädel- und gelenkbezüglich in einem teiljustierbaren Artikulator mit Hilfe eines Schnellübertragungsbogens

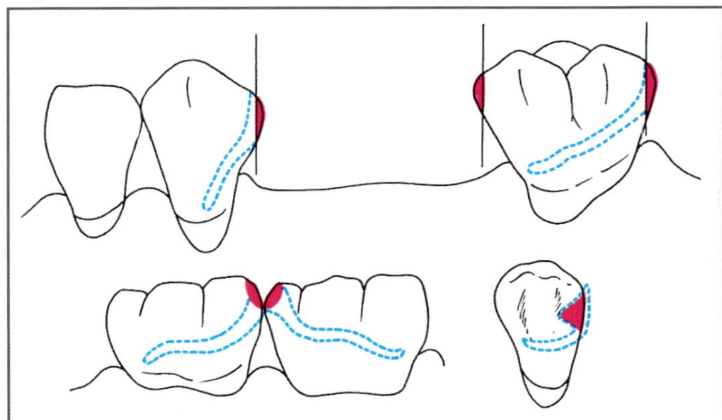

Abb. 4.4
Anzeichnung von Parallelisierung, Auflagemulden und Durchführung von Klammern durch geschlossene Zahnreihen

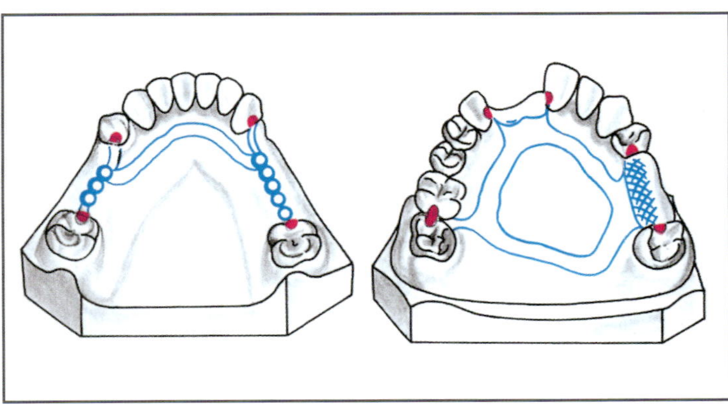

Abb. 4.5
Situationsmodell mit skizzierter Gerüstkonstruktion und markierten Stellen für vorbereitende Präparation

Auch die Lage der großen und kleinen Verbinder sollte vom Zahnarzt auf den Situationsmodellen skizziert werden (Abb. 4.5). Nur er kennt die klinischen Verhältnisse, die letztlich über die genaue Position dieser Elemente entscheiden.

In jede Planung einer Teilprothese sollten die Funktion, die Ästhetik, die Phonetik, die Hygiene und die Prophylaxe einfließen. Nur so kann langfristig therapiert und dem Patienten mit dem prothetischen Ersatz die bestmögliche Kauleistung und soziale Integration zurückgegeben werden.

Fragen:

1. Welche Bedeutung haben die Begriffe Funktion, Statik, Ästhetik, Phonetik, Hygiene und Prophylaxe bei der Planung und Konstruktion einer Teilprothese?
2. Warum stellen Schmelzverletzungen eine erhöhte Gefahr für den Befall mit Karies dar?
3. Warum muss angeschliffener Schmelz, z. B. in Auflagemulden, poliert und fluoridiert werden?

4.4 Beginn der eigentlichen prothetischen Versorgung

Es mag den angehenden Zahntechniker verblüffen, wie viel Vorarbeit notwendig ist, um die Rehabilitation des zahnkranken Menschen durch Eingliedern *nur* einer Teilprothese mit Klammerverankerung korrekt und auf Langzeiterfolg angelegt zu planen und durchzuführen. Bedenkt man aber, dass der Verlust jedes Zahns unwiederbringlich und Zahnerhaltung oberstes Gebot zahnärztlicher Tätigkeit ist, so muss zunächst alles getan werden, um das geschädigte Gebiss zu sanieren und für die Aufnahme der Teilprothese so vorzubereiten, dass weitere Schäden und Zahnverluste nicht durch Unterlassungssünden vorprogrammiert sind.

Zahntechniker müssen wissen, dass sie mit ihrer Arbeit verantwortungsbewusst dem gleichen Ziel dienen.

4.4.1 Die Abformung

Die Arbeitsgrundlage für das zahntechnische Werkstück wird vom Zahnarzt mit der Abformung des Restgebisses und der zahnlosen Kieferabschnitte geschaffen. Die Grenzen der Abformung, auch für eine Teilprothese, sollten vestibulär die Umschlagfalte, lingual die nicht verdrängte Mundbodenmuskulatur, die Tubercula retromolaria, die paratubären Bezirke und die Grenze des knöchernen Gaumens sein (Abb. 4.6 und 4.7). Wichtig sind die Ansatzstellen und die Aktionsrichtung der Lippen-, Wangen- und Zungenbändchen.

Ein zahntechnisches Werkstück kann nicht besser, nicht passgenauer sein, als die Qualität der Abformung durch den Zahnarzt dies erlaubt.

Eine sehr gute Oberflächengüte und Maßhaltigkeit der Meistermodelle wird z. B. durch Verwendung von elastomeren Abformmaterialien erreicht. Alginate eignen sich nicht zu Abformungen unter Anwendung eines individuellen Löffels.

Nur eine materialgerechte Verarbeitung des Abformmaterials und eine materialspezifische Nachbehandlung der Abformung führt zu einem präzisen Meistermodell. Vor dem Versand in das zahntechnische Labor sollten die Abformungen nicht nur gereinigt, sondern auch desinfiziert werden.

4.4.2 Die Auftragserteilung und Terminplanung

Obwohl die zahnärztliche Tätigkeit mit der Abformung als Vorarbeit für den technischen Arbeitsablauf nicht abgeschlossen ist, sollte schon in diesem Stadium eine Terminabsprache zwischen Praxis und Labor stattfinden und der Auftragszettel ausgefüllt werden. Terminvereinbarungen für die Anfertigung

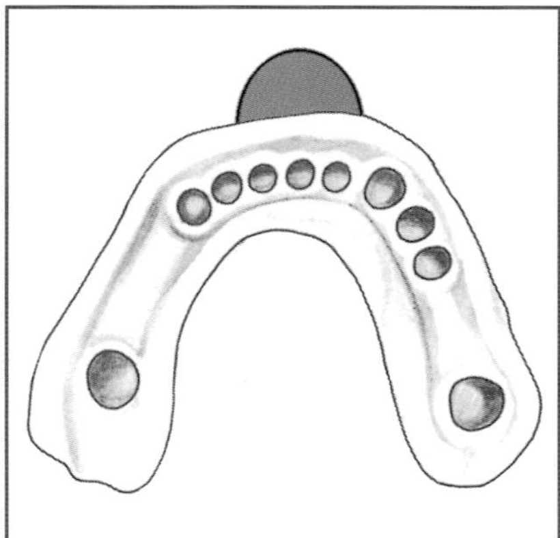

Abb. 4.6
Abformungen für eine Unterkiefer-Teilprothese mit Hilfe eines individuellen Löffels

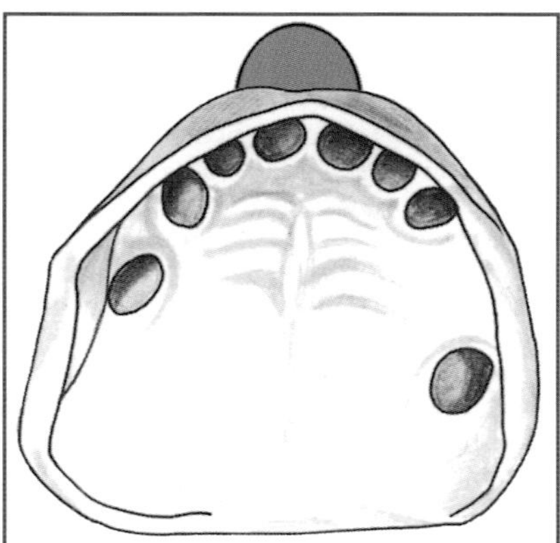

Abb. 4.7
Abformung für eine Oberkiefer-Teilprothese mit Hilfe eines individuellen Löffels

einer Teilprothese mit Klammerverankerung sind:

1. Anlieferung der Meistermodelle, in bestimmten Fällen mit Registrierschablonen.
2. Anlieferung der Teilprothesengerüste zur Anprobe mit Wachswällen oder mit Zahnaufstellung.
3. Anlieferung der fertigen Teilprothesen zur Eingliederung.

Da der Zahnarzt seine Planung auf den Situationsmodellen skizziert hat, können schriftliche Anweisungen für den Zahntechniker kurz gehalten werden. Vielfach hat über die Planung der Prothese zwischen Zahnarzt und Zahntechnikermeister schon ein Fachgespräch stattgefunden.

4.4.3 Die Herstellung der Meistermodelle

Mit der gleichen Präzision wie der Zahnarzt die Abformung durchgeführt hat, muss der Zahntechniker die Meistermodelle herstellen. Diese Tätigkeit setzt Verantwortungsbewusstsein und Materialkenntnisse voraus. Man spült die Abformung unter fließendem Wasser ab und bläst sie vorsichtig mit Pressluft trocken.

Eine vorrangige Desinfektion in einer geeigneten Lösung oder mit einem geprüften Verfahren, soweit diese nicht in der zahnärztlichen Praxis durchgeführt wurde, ist zu empfehlen. Bevorzugtes und am besten geeignetes Material für die Herstellung der Meistermodelle ist Gips der Klasse IV, auch Superhartgips oder Stone genannt. Man sollte stets Produkte mit geringer Abbindeexpansion verwenden. Außerdem müssen die Modellgipse in Härte, Bruch- und Druckfestigkeit, Kantenstabilität und Ritzhärte den Anforderungen bei der Herstellung von Modellgussgerüsten genügen.

Entscheidend für ein stets gleich gutes, qualitativ hochwertiges Modell ist die genaue Einhaltung des Mischungsverhältnisses von Pulver zu Flüssigkeit. Die für ein oder mehrere Modelle benötigte Pulvermenge kann exakt nur durch Abwiegen ermittelt werden. Das Gewicht des Gipses in abgepackten Beuteln sollte man ab und zu nachwiegen. Die Abweichung vom angegebenen Beutelinhalt sollte nicht mehr als plus/minus ein Prozent betragen.

Abgestandenes oder demineralisiertes Wasser ist zum Anmischen zu bevorzugen. Anmischflüssigkeiten für Gips werden auch als Konzentrate angeboten, die zu gebrauchsfertiger Lösung mit Wasser verdünnt werden. Sie sollen die mechanische Belastbarkeit des Modells erhöhen.

Es sollte grundsätzlich nur so viel Gips angemischt werden, um zwei bis drei Zahnkränze damit ausfüllen zu können. Man gießt die abgemessene Flüssigkeit in den trockenen Becher des Rührwerks und schüttet das Gipspulver langsam dazu. Nach einer kurzen Durchmischung mit dem Spatel lässt man den Gips ca. zehn Sekunden sumpfen und rührt ihn dann maschinell unter Vakuum zu einem sahnigen Brei. Vielfach schreiben die Hersteller von Qualitätsprodukten die maschinelle Mischzeit vor. Auch wird die Vorbehandlung der Abformungen mit speziellen Flüssigkeiten empfohlen. Darin sind Tenside enthalten, die die Oberflächenspannung vor allem der Silikone herabsetzen, so dass sie sich gut mit dem Modellmaterial benetzen lassen.

Unterstützt durch den Vibrator wird der angemischte Gips in kleinen Portionen in das Negativ gefüllt. Man achtet darauf, dass alle Winkel und Ecken mit Modellmaterial ausgefüllt werden. Das Meistermodell sollte absolut frei von Bläschen sein. Wenn alle prothetisch wichtigen Teile der Abformung mit Gips bedeckt sind, wird das Negativ so weit aufgefüllt, dass ein stabiler *Zahnkranz* entsteht. Zur besseren Bindung mit dem zweiten Modellteil, dem Modellsockel, wird Gips in Spitzen und Graten aufgehäuft. Die so gefüllten Abformungen werden auf einer vibrationsarmen Unterlage abgelegt. Der Zahnkranz härtet im Allgemeinen in 30 Minuten aus.

Die Untersockelung darf nur mit einem gleichen Gipstyp, gleich dosiert und angemischt wie der Werkstoff für den Zahnkranz, ausgeführt werden. Sinnvoll ist die Anfertigung eines Splitcast- oder Kontrollsockels, also eines trennbaren Modellsockels.

4.4.3.1 Der Kontrollsockel

Ein Kontrollsockel ist teilbar. Seine Teile müssen spaltfrei aufeinander passen. Die Führung der zwei Hälften übernehmen Kerben und korrespondierende, keilförmige Erhebungen, deren Flächen zu einer Mittelsenkrechten etwa 45 °C geneigt sind (Abb. 4.8). Rationell ist die Untersockelung des Zahnkranzes mit Hilfe eines Formteils (Abb. 4.9). Nach Aushärtung der ersten Sockelschicht wird die Formplatte abgenommen. Der Gummiring bleibt am Modellsockel und überragt um etwa einen Zentimeter den sehr glatten Modellboden, auf dem sich die keilförmigen Erhebungen deutlich abzeichnen. Zentral ist eine Magnethaftplatte in den Gips eingebettet.

Der Modellboden wird zuerst mit einem geeigneten, nicht schichtbildenden Gipstrennmittel isoliert. Danach setzt man den Magneten im Gehäuse auf die Magnethaftplatte. Der zweite Sockelteil wird wieder aus gleich dosiertem und maschinell unter Vakuum gemischtem Stone ausgegossen und mit Retentionen für die spätere Fixierung des Modells im Artikulator versehen. Zur Schaffung zuverlässiger Retentionen hat sich das Eindrücken eines Stücks Luftpolsterfolie in den weichen Gips bewährt.

Die Folie lässt sich leicht abziehen, wenn das Modellmaterial abgebunden hat. Es ist vorteilhaft, für den zweiten Modellsockel einen andersfarbigen, aber unbedingt gleichwertigen Gips zu verwenden, um die Trennlinie zwischen den beiden Sockelteilen besser erkennen zu können. Dieser zweite Teil des Kontrollsockels wird später durch einen speziellen Gips fest mit den Montageplatten des Artikulators verbunden.

Der in den Kontrollsockel eingebaute Magnet ist nur ein Halteelement, um bei der Arbeit im Artikulator sicher fixierte Modelle zu haben. Andererseits lassen sich die Meistermodelle jederzeit vom zweiten Teil des Kontrollsockels lösen. Das ist wichtig für spätere Arbeitsgänge bei der Anfertigung von Teilprothesen. Im Laboralltag ist es gebräuchlich, Modelle mit einem Kontrollsockel zu versehen, auf denen festsitzender oder kombiniert festsitzend-abnehmbarer Zahnersatz hergestellt werden soll. Wir werden jedoch sehen, dass ein Kontrollsockel auch bei der Teilprothese mit Klammerverankerung durchaus vorteilhaft ist.

Rationell ist die Verwendung genormter Montageplatten aus Metall oder Kunststoff, die gleichzeitig den einen Teil des Kontrollsockels bilden. Der Splitcart entsteht bei der Montage der Modelle in einen Artikulator mit Gips.

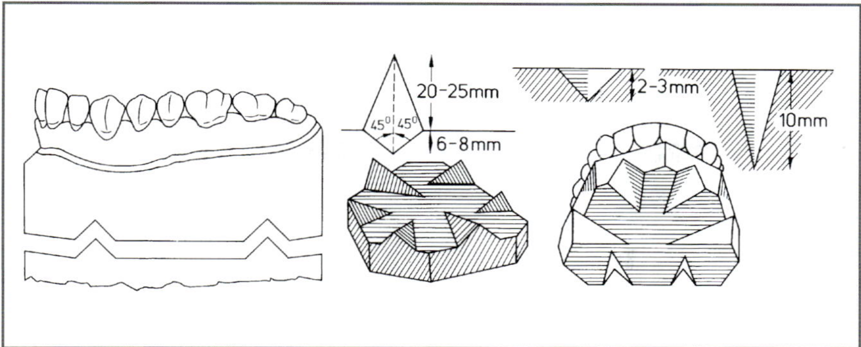

Abb. 4.8
Schematische Darstellung eines Kontrollsockels

Es können aber auch exakt zueinander passende Montageplatten verwendet werden, deren zweiter Teil mit dem Artikulator – Ober- oder Unterteil verbunden ist. Schließlich können zur Montageplatte im Artikulator die passenden Zweitteile zum Splitcast aus Gips vorgefertigt werden.

4.4.3.2 Die Herstellung der Registrierschablonen

Es hängt vom Restzahnbestand und der okklusalen Beziehung der Zähne ab, ob der Zahnarzt Registrierschablonen in Auftrag gibt. Immer dann, wenn eine Kieferrelationsbestimmung wegen der Anordnung der Zähne im Ober- und Unterkiefer nur noch mit Hilfe von Registrierschablonen erfolgen kann, ist die Qualität dieser Behelfe von großer Bedeutung. Folgende Forderungen an fachgerechte Registrierschablonen müssen erfüllt werden:

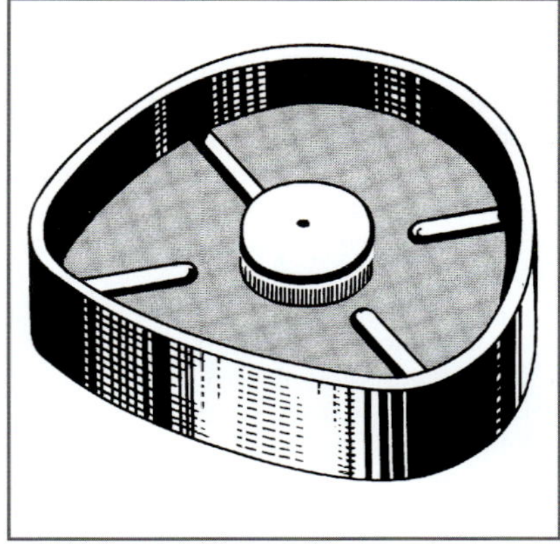

Abb.4.9
Splitcast-Sockelplatte mit einem Gummiring als Sockelformer

- Sie müssen sehr genau den Modellen anliegen.
- Sie müssen sehr stabil sein und dürfen unter Kaudruckbelastung nicht federn oder wegen Ungenauigkeit abkippen.
- Die Wachswälle müssen in Höhe und Breite etwa den natürlichen Zähnen entsprechen und dem Zahnbogen nachgeformt sein. Sie sollten aus hartem Wachs bestehen. Die Okklusionsebene kann vom Zahntechniker nach den verbliebenen Zähnen und nach den aus der Anatomie bekannten Punkten und Maßen vorgegeben werden.
- Die Extension der Registrierschablonen nach lingual, bukkal und dorsal darf nicht größer sein als bei der Basis der Prothesensättel. Ansatzstellen von Bändern sind auszusparen.
- Alle Ränder sollten weich gerundet sein. Jeder Druckschmerz bei der Kieferrelationsbestimmung durch eine falsch gestaltete Schablonenbasis führt unweigerlich zu einem falschen Registrat.

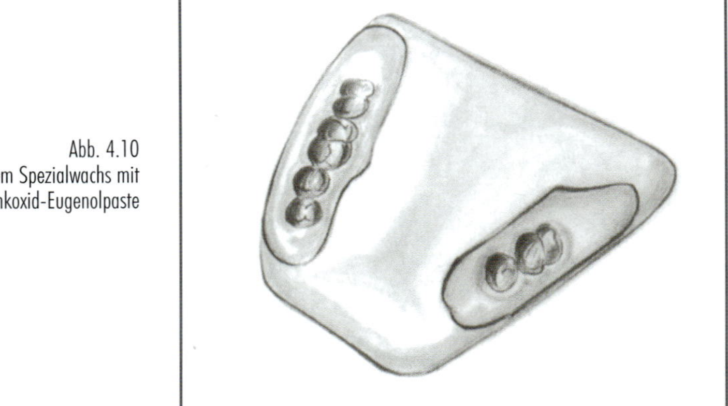

Abb. 4.10
Registrat aus einem Spezialwachs mit Präzisierung durch Zinkoxid-Eugenolpaste

- Registrierschablonen bei einseitig verkürzten Zahnreihen haben keinen ausreichenden Halt im Mund des Patienten und sollten durch gebogene Drahtklammern von 0,9 bis 1,0 Millimeter Stärke auch auf der Gegenseite gesichert werden.

Mit der Abformung und der Kieferrelationsbestimmung werden vom Zahnarzt die Grundlagen geschaffen, auf denen der Zahntechniker seine Arbeit aufbaut. Deshalb sollte der Zahntechniker die Registrierschablone als ein äußerst wichtiges Werkstück betrachten und dementsprechend ausführen.

4.4.4 Kieferrelationsbestimmung und Montage der Modelle in Artikulatoren

Die patientengerechte Rekonstruktion der Okklusion kann nur nach Kieferrelationsbestimmung durch den Zahnarzt und Übertragung der ermittelten Werte in einen Artikulator durchgeführt werden. Es sind verschiedene Verfahren gebräuchlich, die nachfolgend beschrieben werden.

4.4.4.1 Kieferrelationsbestimmung mit Registrierschablonen

Der Zahnarzt prüft den Sitz der Schablonen und den Kontakt der Wachswälle beim Schließen des Unterkiefers. Überhöhte Wachswälle schneidet er so zurecht, dass sie der Okklusionsebene entsprechen. Auch Korrekturen durch Auflegen von Wachs sind denkbar. Mit Hilfe eines zwischen die Wachswälle geschobenen Zementanmischspatels kann er prüfen, ob die Schablonen einseitig abgekippt sind (Spatelprobe). Die Ausformung eines frontalen oberen Wachswalls in Länge, Wölbung und horizontaler Ausrichtung ist eine wichtige Vorarbeit für die ästhetisch richtige Aufstellung der Frontzähne. Zusätzlich sollten die Gesichtsmitte des Patienten und der Lippenverlauf bei lachendem Mund in den frontalen Wachswall eingeritzt werden. Zuletzt werden die Registrierschablonen in maximaler Okklusion verschlüsselt, z. B. durch Einschmelzen von Drahtklammern in die aufeinander liegenden Wachswälle.

4.4.4.2 Das Einstellen der Modelle in einen Mittelwertartikulator

Wenn der Zahnarzt die Kieferrelation mit Registrierschablonen ohne Verwendung eines Gesichtsbogens bestimmt hat, werden die Meistermodelle mittelwertig in einen Artikulator eingestellt. Was ist dabei zu beachten?

- Im Mittelwertartikulator entspricht der Intercondylarabstand sowie der Abstand der Condylen zur Spitze des Inzisalzeigers am frontalen Stützstift dem Bonwill'schen

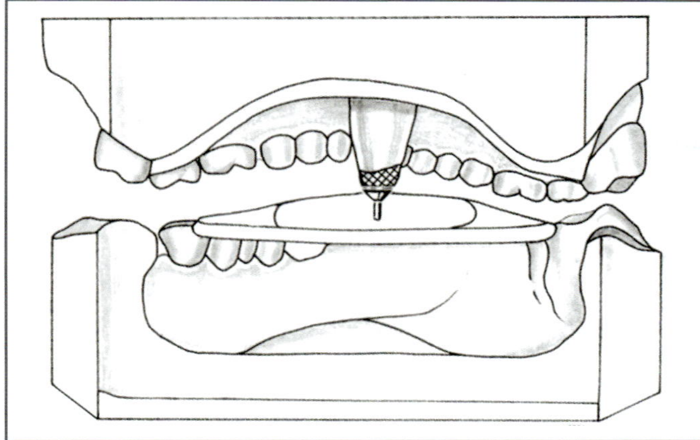

Abb. 4.11
Intraorale Stützstiftregistrierung mit den Registrierplatten auf den Modellen von dorsal betrachtet

Dreieck. Dieses hat eine Seitenlänge von rund 110 Millimetern.

- Der Inzisalzeiger des Stützstifts muss auf das inzisale Dreieck zwischen den mittleren, unteren Schneidezähnen zeigen. Die Mediansagittallinie der Modelle muss der Mittellinie des Artikulators entsprechen.
- Am Artikulator wird die Okklusionsebene vorgegeben durch die Spitze des Inzisalzeigers und durch Markierungen an den hinteren Trägerpfosten. Sie verläuft beim Mittelwertartikulator stets parallel zur Tischplatte. Die Okklusionsebene des zuerst einzugipsenden Unterkiefermodells muss nach der Okklusionsebene des Artikulators ausgerichtet werden. Ein am Artikulator entsprechend ausgespanntes Gummiband ist dabei hilfreich.

4.4.4.3 Die Kieferrelationsbestimmung mit Registraten

Um die Lagebeziehung des Unterkiefers zum Oberkiefer zu fixieren, kann sich der Zahnarzt spezieller Registrate bedienen. Solche Registrate setzen im Allgemeinen erhaltene Stützzonen der okkludierenden Zahnreihen voraus und können z. B. aus einer harten Wachsplatte bestehen, die in einem temperaturgesteuerten Wasserbad erweicht werden sollte. Die Wachsplatte kann zusätzlich durch eine Metallfolie stabilisiert sein. Nur die Höckerspitzen dürfen sich beim Schließen des Unterkiefers im Wachs abformen. Das Registrat wird zum Erhärten im Mund mit Wasser gekühlt. Die Präzision wird erhöht, wenn die Impressionen durch Zinkoxid-Eugenolpaste *unterfüttert* werden (Abb. 4.10). Bei jeder Kieferrelationsbestimmung wird die physiologische Zentrierung der Gelenkköpfe in den Gelenkgruben angestrebt. Den hier beschriebenen Registraten aus hartem Wachs können solche aus speziellen Kunststoffen oder Silikonen gleichgestellt werden

4.4.4.4 Die Kieferrelationsbestimmung mit intraoralem Stützstift

Eine weitere Methode zur Kieferrelationsbestimmung ist die intraorale Stützstiftregistrierung. Gerber hat die Methode durch Konstruktion eines eigenen Gesichtsbogens und eines Artikulators (Condylator) weiterentwickelt.

Zur Registrierung der Grenzbewegungen des Unterkiefers wird eine am unteren Restgebiss verankerte, der Okklusionsebene gleichlaufende Schreibplatte, im Oberkiefer eine dem Gaumendach anliegende Platte mit zentralem Schreibstift vorzugsweise aus autopolymerisierendem Kunststoff angefertigt. Eine Verankerung der Platten durch gebogene Klammern am Restgebiss ist zu empfehlen. Der Schreibstift im Registerbehelf des Oberkiefers ist höhenverstellbar.

Wenn der Patient störungsfrei bei leicht gesperrten Zahnreihen Exkursionsbewegungen des Unterkiefers ausführen kann, zeichnet er auf die gefärbte Schreibplatte im Unterkiefer mit dem Stift eine geometrische Figur, die man als gotischen Bogen bezeichnet. Durch die zentrale, punktförmige Abstützung des Stützstifts auf der Schreibplatte werden die Gelenkköpfe bei gesunden Kiefergelenken in eine physiologisch zentrierte Lage geführt (Abb. 4.11). Die Spitze des gotischen Bogens markiert die zentrische Kondylenposition.

In dieser Position verschlüsselt der Zahnarzt die Lage des Unterkiefers zum Oberkiefer durch Einstreichen von Gips zwischen die Zahnreihen bzw. Registrierplatten. Mit Hilfe z. B. des Gerber-Gesichtsbogens kann zunächst das Unterkiefermodell schädel- und gelenkbezüglich in einen Artikulator (Condylator) gesetzt werden. Danach wird mit Hilfe des intraoralen Registrats der Oberkiefer einartikuliert (Abb. 4.12).

4.4.5 Das Einstellen der Modelle in einen teiljustierbaren Artikulator

Im Kapitelteil 4.2.9 wurde das Einstellen der Modelle in einen teiljustierbaren Artikulator bereits beschrieben. An dieser Stelle muss jedoch noch ergänzt werden, dass ein Registrat (beachte Abb. 4.10) nicht mit Wachs an die Modelle geklebt werden darf. Der Zahntechniker fixiert das Registrat zuerst auf der Zahnreihe des schon einartikulierten Oberkiefermodelles. Auch der geringste Modellfehler führt zum Schaukeln des Registrats. Danach wird der Unterkiefer zugeordnet, in dieser Position mit beiden Händen gehalten und kontrolliert, ob sich der Artikulator so weit schließen lässt, dass der frontale Stützstift des Artikulators in Null-Position den Stützstiftführungsteller berührt.

In der Folge kann Montagegips angemischt und auf den Modellsockel und die Montageplatte aufgebracht werden. Der Artikulator wird in gleicher Handhabung, wie zuvor beschrieben, geschlossen. Das Unterkiefermodell wird dann so lange mit beiden Händen festgehalten, bis der Gips abgebunden hat. Spezielle Montagetische oder Montageboxen erleichtern diese Arbeit (beachte Abb. 4.3).

4.4.6 Die Splitcastkontrolle

Wenn die Modellmontage im teiljustierbaren Artikulator abgeschlossen und der Montagegips erhärtet ist, fixiert man das Registrat spielfrei auf dem Unterkiefermodell. Danach löst man das Oberkiefermodell im geteilten Sockel und entnimmt den Magneten dem Gehäuse. Dieses Modell wird danach ebenfalls spielfrei auf das Registrat aufgesetzt und mit der einen Hand sicher gehalten. Mit der anderen schließt man den Artikulator. Nur wenn sich die Splitcastteile wieder spaltfrei aufeinander legen, war die Modellmontage fehlerfrei. Deshalb auch die Bezeichnung *Kontrollsockel*. Auch bei der Stützstiftregistrierung ist eine Splitcastkontrolle möglich.

Eine zweite Möglichkeit zum Einsatz eines Kontrollsockels besteht, wenn der Zahnersatz fertiggestellt ist. Die Reihenfolge der Arbeitsgänge ist der zuvor beschriebenen gleich. Die Modelle werden entsprechend der neu aufgebauten Okklusion in maximaler Intercuspidation zusammengeführt und gehalten. Auch hier muss sich der Kontrollsockel beim Schließen des Artikulators spaltfrei aneinander fügen. Andernfalls ist die neugestaltete Okklusion nicht fehlerfrei.

Fragen:

1. Warum sind additionsvernetzende Silikone gegenüber kondensationsvernetzenden zu bevorzugen?
2. Welche Nachteile haben Alginate und Hydrokolloide bei der Abformung für ein Meistermodell, auf das eine Teilprothese angefertigt werden soll?
3. Warum hat eine Gipsmenge, die man mit einem Messbecher schöpft, stets ein unterschiedliches Gewicht?
4. Was geht während der Sumpfzeit im angemischten Gips vor sich?
5. Warum setzt man die Magnetplatte in den primären Teil des Kontrollsockels, den Magnet in den zweiten und nicht umgekehrt?
6. Welche Angaben sollte der Zahnarzt bei Auftragserteilung für eine Teilprothese

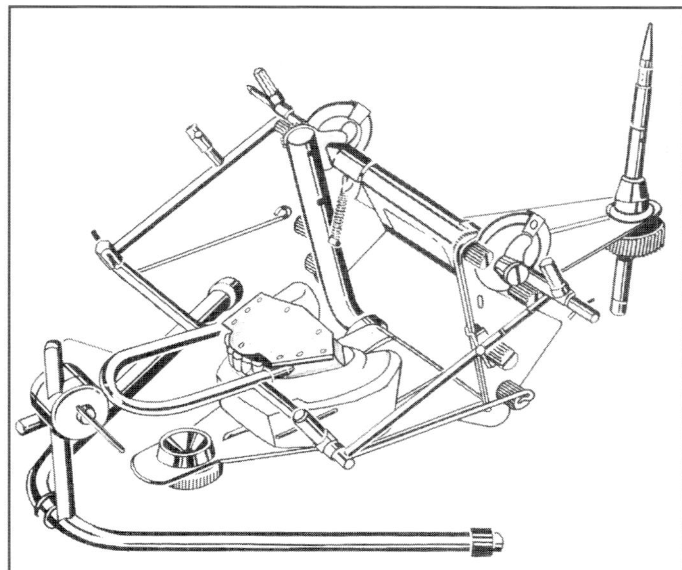

Abb. 4.12
Mit einem Gerber-Gesichtsbogen und intraoralem Stützstiftregistrat werden die Modelle in einen Condylator eingestellt

mit Klammerverankerung an das zahntechnische Laboratorium machen?

7. Warum müssen der Zahnkranz und der Kontrollsockel stets mit dem gleichen Gipstyp, gleich dosiert und angemischt hergestellt werden?
8. Welches sind die fixen Punkte im Oberkiefer und Unterkiefer, sowie die durchschnittlichen Abstände zwischen Umschlagfalte und Inzisalkante, nach denen sich der Zahntechniker bei der Anfertigung von Registrierschablonen mit Wachswällen richten kann?
9. Warum dürfen bei der Kieferrelationsbestimmung in das weiche Wachsregistrat beim Schließen des Unterkiefers nur die Höckerspitzen eindringen?

4.5 Der Arbeitsablauf im zahntechnischen Labor

Mit den in den Artikulator über Kontrollsockel eingestellten Meistermodellen sowie einer Kontrolle der übernommenen Bisslage, mit dem Auftrag und den geplanten Vorgaben des Zahnarztes auf den Situationsmodellen sind für den Zahntechniker alle Voraussetzungen erfüllt, um die Modellgussgerüste herstellen zu können.

4.5.1 *Das Anzeichnen der großen Verbinder*

Zuerst werden die vom Zahnarzt geplanten großen und kleinen Verbinder auf die Meistermodelle übertragen. Danach radiert man im Oberkiefer die Begrenzung der Anzeichnung mit einem spitzen, scharfen Instrument 0,25 bis 0,5 Millimeter tief ein. Die angezeichnete Lage des Sublingualbügels darf nicht ins Modell geritzt werden.

Die Schleimhautbedeckung des knöchernen Gaumens im Oberkiefer ist in den meisten Regionen nachgiebig genug, um dem Druck der Randvertiefung am großen Verbinder nachzugeben. Im Bereich des Torus palatinus darf nur behutsam oder gar nicht radiert werden. Angaben des Zahnarztes über von dünner Schleimhaut überdeckte Kieferabschnitte sind wertvoll. Auch der Zahntechniker erkennt an einem wulstartig erhabenen Torus palatinus, dass er nicht radieren darf. Im Gegenteil, manchmal sollten

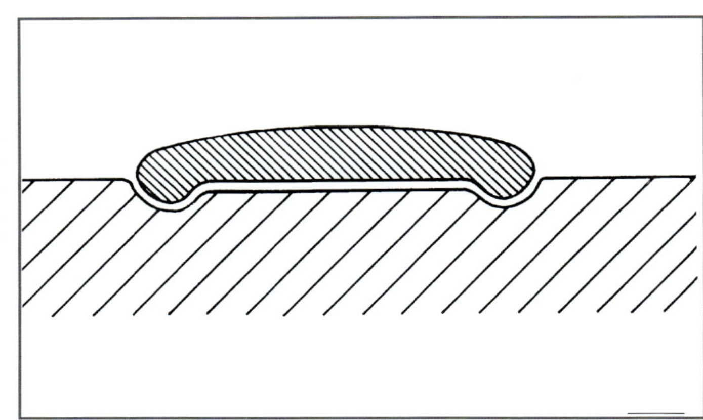

Abb. 4.13
Die ins Modell radierte Randbegrenzung des großen Verbinders lagert sich in die Schleimhautbedeckung des Oberkiefers ein

nach Angabe des Zahnarztes *harte* Stellen mit Zinnfolie in der Stärke von 0,3 bis 0,5 Millimeter entlastet werden. Das Einradieren der Grenzen des großen Verbinders im OK hat folgenden Sinn:

1. Die Kanten des großen Verbinders sind für die Zunge nicht störend, da sie in die Schleimhaut eingelagert sind.
2. Die sich leicht in die Schleimhaut eindrückenden Ränder *dichten* die Auflagefläche des großen Verbinders ab. Es dringen keine oder weniger Speisereste unter das Transversalband oder den Prothesenrahmen (Abb. 4.13).
3. Die Kanten des großen Verbinders können weich gerundet poliert werden. Es gibt keine scharfen Ränder, an denen sich die Zunge wund reiben könnte.
4. Die Begrenzungen des großen Verbinders sind auch auf dem Einbettmassemodell gut erkennbar festgelegt. Das ist für die Wachsmodellation der Gerüste exakt nach dem geplanten Verlauf sehr wichtig.

Diese Vorarbeit muss an den Anfang des gesamten Arbeitsablaufs für Modellgussprothesen gesetzt werden, da es ratsam und vorteilhaft ist, grundsätzlich mit Kontrollmodellen zu arbeiten.

4.5.2 Die Herstellung von Kontrollmodellen

Es gibt zwei Wege, um ein zweites, den Meistermodellen identisches Modellpaar herzustellen.

1. Die Abformungen werden, sofern sie sich dafür eignen, ein zweites Mal mit Spezialhartgips ausgegossen. Dann ist natürlich die Vorarbeit, die soeben beschrieben wurde, nicht auf beiden Modellen vorhanden. Das bedeutet, dass das gegossene Gerüst nicht oder nur unter großen Schwierigkeiten auf das Kontrollmodell übertragbar ist.
2. Die Meistermodelle werden dubliert. Grundbedingung ist, dass das Kontrollmodell in Formtreue und Qualität den Meistermodellen in nichts nachsteht.

Ein zweites Modellpaar ist von Vorteil,

- um einen Ersatz zu haben, falls an den Meistermodellen Schaden entsteht,
- um die gegossenen Gerüste zunächst darauf aufzupassen, Auflagen und Krallen

ein- und anzuschleifen, also auch kleine Beschädigungen der Modelle in Kauf zu nehmen,

- um die Kunststoffarbeiten zur Befestigung der Prothesenzähne darauf auszuführen,
- um den Zahnersatz auf unbeschädigten, sauberen Meistermodellen an den Kunden auszuliefern.

> Modelle sind die Visitenkarte des Labors.

Der Dubliervorgang unterscheidet sich nicht von der Dublierung der Meistermodelle zur Herstellung von Einbettmassemodellen. Dieser Vorgang wird unter 4.5.8 beschrieben.

> Die Dublierformen müssen mit dem gleichen Modellmaterial und nach gleicher Verarbeitung wie die Meistermodelle ausgegossen werden.

4.5.3 Auswahl und Aufstellung von Prothesenzähnen

Das Prothesengerüst, die Retentionen und der Übergang vom Metall zum Kunststoff müssen harmonisch, zweckmäßig und zungenfreundlich aufeinander abgestimmt sein. Deshalb sollten als nächsten Arbeitsschritt alle zu ersetzenden Zähne in Wachs aufgestellt werden. Vielfach verzichtet man in der täglichen Praxis auf das Aufstellen der Seitenzähne, da das Einpassen der Klammern und das Freischleifen der Retentionen fast die gleiche Arbeitszeit erfordert, ob die Zähne aufgestellt waren oder nicht.

Beim Frontzahnersatz ist die primäre Aufstellung unbedingt erforderlich. Die Erfahrung lehrt, dass man häufig die doppelte Arbeitszeit für Korrekturen an den Retentionen des Modellgussgerüsts aufwenden muss, die man zuvor glaubte gespart zu haben, wenn man die Zähne nicht aufgestellt hatte.

> Für eine gut konstruierte und sauber ausgeführte Modellgussprothese müssen grundsätzlich alle zu ersetzenden Frontzähne und mindestens die ersten zu ersetzenden Seitenzähne aufgestellt werden.

Im Frontzahngebiet sollte dem Patienten auch mit der Prothese das Gefühl der eigenen Zähne wiedergegeben werden. Das bewerkstelligt der Zahntechniker nur, wenn er die Retentionen und den Metallabschluss nach den zuvor aufgestellten Frontzähnen ausrichtet. Die Aufstellung der ersten Seitenzähne dient der korrekten Gestaltung der Prothesenbasis in diesem Gebiet. Im Abschnitt 4.5.6 und 4. 5.10 wird dieser Punkt noch ausführlicher behandelt und dargestellt.

Die Auswahl der geeigneten Prothesenzähne richtet sich nach den Angaben des Zahnarztes. Er wählt mit dem Farbring eines Fabrikats die Zahnfarbe aus, die am besten zur Farbe des Restgebisses des Patienten passt. Es ist ideal, wenn er individuelle Nuancen angibt, z. B. unterschiedliche Farben für die mittleren und die seitlichen Schneidezähne. Von großem Vorteil für die Arbeit des Zahntechnikers ist das ohnehin obligate Situationsmodell. Ein Foto, z. B. Sofortbild, der Frontzähne des Patienten vor der Extraktion derselben ist ebenfalls von hohem Informationswert.

Der Zahntechniker muss nun nach diesen Vorgaben des Zahnarztes die *passenden* Zähne aus dem Sortiment auswählen. Was ist *passend*? In der Reihenfolge der Wichtigkeit für die Wiederherstellung der natürlichen Ästhetik rangieren:

1. Die Zahnform.
2. Die Zahnstellung.
3. Die Profilierung der Zahnoberfläche.
4. Die Zahnfarbe.

Diese Reihenfolge mag für manchen Leser ungewöhnlich sein. Ihr zugrunde liegt keine extreme Abweichung der Zahnfarbe.

Sind Form- und Größenvergleiche mit natürlichen Zähnen der anderen Kieferseite vorhanden, ist die richtige Wahl einfacher. Dann kann man auch mit Schublehre oder Zirkel messen. Schwierig wird die Zahnauswahl beim Fehlen der vier Schneidezähne oder aller Frontzähne. Einige Auswahl- und Aufstellregeln für die zu ersetzenden Zähne können Hinweise geben, aber das breite Spektrum der Individualität nicht abdecken:

- Für Teilprothesen mit gegossener Klammerverankerung werden in der Regel Kunststoffzähne verwendet.
- Die mittleren oberen Schneidezähne sind geringgradig breiter als die Eckzähne, soweit Letztere zum Vergleich noch herangezogen werden können.
- Die Länge der klinischen Kronen der Schneidezähne richtet sich nach derjenigen der Eckzähne.
- Die Länge und Breite der zu ersetzenden Seitenzähne wird nach dem vorhandenen Restgebiss und den Platzverhältnissen ausgewählt. Ersetzte Seitenzähne dürfen nicht kürzer sein als die natürlichen.
- Eine Reduzierung der Zahnbreite bei schmalen, stark resorbierten Alveolarkämmen muss immer angestrebt werden.
- Frontzähne sollten bei abgestützten Sätteln nach Möglichkeit aufgeschliffen, d. h. ohne künstliches Zahnfleisch aufgestellt werden. In diesen Fällen muss der Abbau des frontalen Kieferkamms durch einen verlängerten Wurzelanteil ausgeglichen werden, niemals durch Zähne mit längerer klinischer Krone.
- Die Stellung der Frontzähne richtet sich nach den Vorgaben des Zahnarztes (Situationsmodell, Fotografie), nach der Modellsituation noch vorhandener, auch antagonistischer Frontzähne und nach der Breite der Frontzahnlücke.
- Die durch den Wachswall der Registrierschablone vorgegebene Okklusionsebene bzw. Lippenschlusslinie ist unbedingt zu beachten.
- Auch Frontzähne haben bei Neutralverzahnung Okklusionskontakte zueinander. Das gilt nicht bei gingival getragenem Zahnersatz. Körperhaft ausgebildete Zähne sind zu bevorzugen, um frontal die erforderliche Okklusalbeziehung herstellen zu können. Körperhafte Zahnformen sind auch für die Phonetik von Bedeutung.
- Formkorrekturen, Umgestaltung der Schneidekanten und Öffnung der inzisalen Dreiecke verbessern das ästhetische Bild einer Teilprothese mit Frontzahnersatz.
- Die ersten Seitenzähne sollten bei abgestütztem Ersatz grundsätzlich aufgeschliffen, d. h. wenigstens nach mesial/bukkal ohne künstliches Zahnfleisch aufgestellt werden.
- Das Okklusionszentrum der Seitenzähne muss bei Schaltprothesen der Abstützungslinie, bei Freiendprothesen der Mitte des Kieferkamms entsprechen. Das Okklusionszentrum, also das Eingreifen der Arbeitshöcker in die antagonistischen Fossae oder auf die Randleisten, kann, falls erforderlich, durch Umschleifen nach lingual verlagert werden. Zur Vermeidung von Hebelwirkungen auf die Prothesen beim Kauen kann man die bukkalen Höcker im Oberkiefer außer Kontakt schleifen.
- Eine Verkürzung der Zahnreihe bei Freiendprothesen zur Verringerung der Prothesenkinematik ist erforderlich.
- Die Okklusionsebene, die durch die Wachswälle vorgegeben wurde, muss bei der Aufstellung der Seitenzähne in gleicher Lage erhalten bleiben. Sie wird definiert:
  1. durch die Schneidekanten der mittleren, unteren Schneidezähne und
  2. durch die distobukkalen Höcker der zweiten unteren Molaren.
- Das störungsfreie Gleiten der Zahnreihen bei Protrusions- und Laterotrusionsbewegungen des Unterkiefers in Zahnkontakt muss vor allem dann sorgfältig eingeschliffen werden, wenn keine Eckzahn- und Frontzahnführung vorhanden ist, die zu einer Disklusion, also Entschlüsselung der Seitenzahnreihen, führt.
- Die statische und dynamische Okklusion prüft man mit unterschiedlich gefärbten Folien. Störungen müssen gezielt eingeschliffen werden.

Auf die Teilprothese einwirkende Hebelkräfte, welche, ausgelöst durch eine fehlerhafte Zahnaufstellung, über die Gussklammern auf das Restgebiss übertragen werden, führen zu schädigenden Fehlbelastungen der umklammerten Zähne.

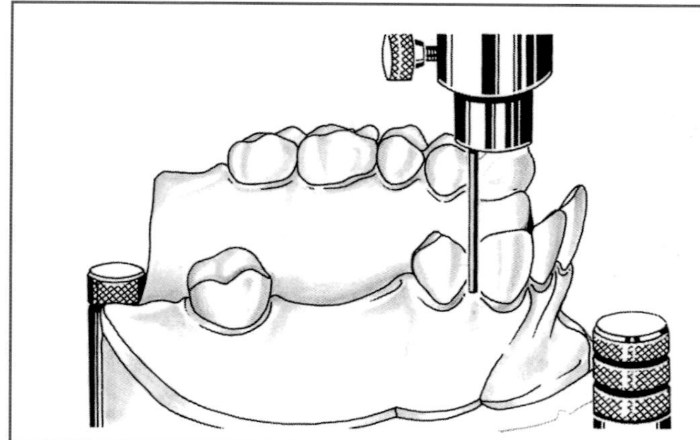

Abb. 4.14
Ausrichten der Modelle in Null-Position und Prüfung an den Klammerzähnen, ob ausreichend Unterschnitt vorhanden ist

Fragen:

1. Warum sind Zahnform und Zahnstellung für die Ästhetik wichtiger als die Zahnfarbe?
2. Warum ist immer eine Verkürzung der Zahnreihe bei Freiendprothesen anzustreben?
3. Durch welche Fehler bei der Aufstellung der Prothesenzähne werden schädigende Kaukräfte auf die umklammerten Zähne einer Teilprothese übertragen?

4.5.4 Die Herstellung von Silikonvorwällen

Um die Stellung der Prothesenzähne für die weiteren Arbeitsgänge zu sichern, fertigt man Vorwälle an. Man kann dazu einen schnell abbindenden Gips verwenden. Gebräuchlich ist heute der Einsatz von knetbaren Silikonen. Zuvor sollten das künstliche Zahnfleisch oder die Zahnverlängerungen mit Wachs sorgfältig ausmodelliert werden. Das erleichtert die Wiederaufstellung der Zähne auf das fertige Metallgerüst der Teilprothese. Der Vorwall muss die ersetzten und die angrenzenden natürlichen Zähne sowie einen Teil des Modellsockels erfassen, damit er jederzeit in gleicher Position an das Modell angelegt werden kann.

Wenn die Vorwälle ausgehärtet sind, werden sie abgenommen und Zähne und Modelle vom Wachs befreit. Nach dem Ausbrühen oder Abdampfen des Wachses sollten Zähne und Modell gut getrocknet werden, eventuell mit Hilfe einer Wärmequelle. Bei den nachfolgenden Arbeitsgängen muss Wachs fest mit dem Modell verbunden werden; es haftet nicht auf feuchten Modellen.

Frage:
Welche Vor- und Nachteile haben Vorwälle aus Gips oder aus Silikon?

4.5.5 Das Vermessen der Meistermodelle

Der Begriff *Vermessen* hat sich für das Auffinden einer gemeinsamen Einschubrichtung der Klammern und die Bestimmung der Position der Klammerspitzen einer Teilprothese eingebürgert. Dieser Begriff ist nur teilweise zutreffend, denn die Festlegung der Einschubrichtung und Vorbereitung des Meistermodelles zum Dublieren werden mit einem Parallelometer durchgeführt. Lediglich die Tiefe der Unterschnitte an den Klammerzähnen wird *ausgemessen*.

Zum Vermessen spannt man das Meistermodell auf den Modelltisch des Parallelometers fest ein. Dessen Oberteil ist durch ein arretierbares Kugelgelenk nach allen Seiten kippbar. Zunächst wird das Modell so ausgerichtet, dass die Okklusionsebene etwa parallel zur Tischebene des Parallelometers verläuft. Man bezeichnet dies als Nullstellung.

In den Parallelometerarm, der je nach Gerätekonstruktion starr oder schwenkbar sein

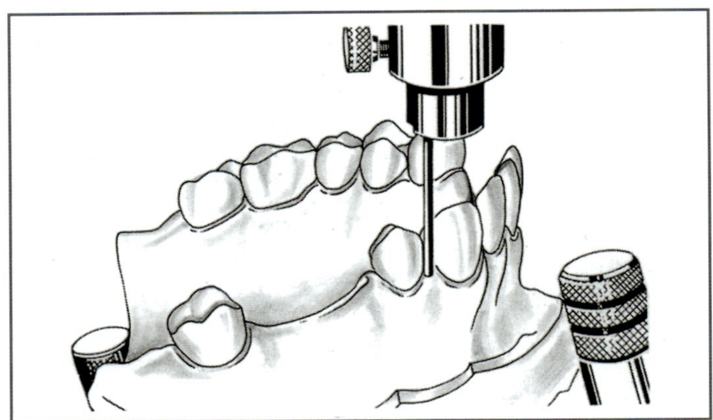

Abb. 4.15
Durch Kippung des Modells kann die Lage und Tiefe des Unterschnitts verändert werden

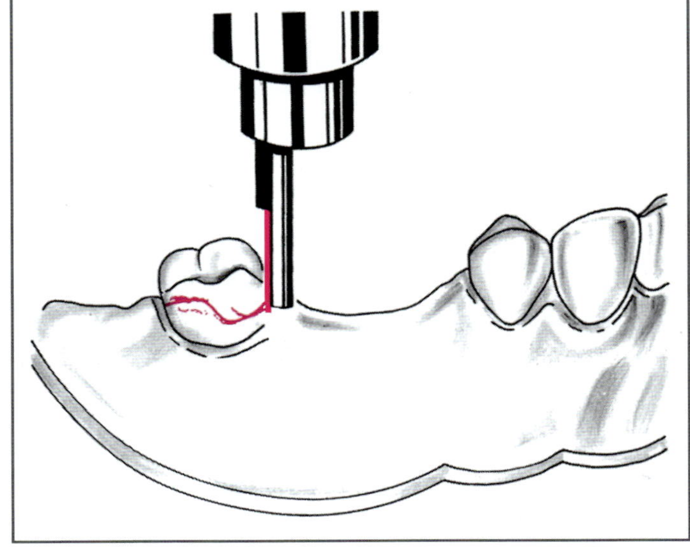

Abb. 4.16
Anzeichnen des prothetischen Äquators mit der dünnen Graphitmine

kann, wird ein dünner, parallelwandiger, runder Sucherstab eingespannt. An den Zähnen, an denen eine Klammer geplant ist, prüft man, ob eine ausreichende Tiefe des Unterschnitts für die angestrebte Klammerform und die erforderliche Haltewirkung vorhanden ist (Abb. 4.14). Durch Kippung des Modells können Lage und Tiefe einzelner Unterschnitte verändert werden. Man richtet sein Augenmerk besonders auf die Klammerlage im sichtbaren Bereich und versucht dort einen möglichst wenig sichtbaren Klammerverlauf zu erreichen (Abb. 4.15). Es ist ideal, wenn der retentive Klammerarm so versteckt und mit einem Millimeter Abstand vom Zahnfleischsaum im Unterschnitt platziert werden kann, dass er für Patient und Betrachter so wenig wie möglich auffällt.

Da alle Klammern einer Prothese durch das Prothesengerüst starr miteinander verbunden sind, benötigt Letzteres eine gemeinsame Einschubrichtung. Das setzt voraus, dass alle starren Klammerteile gleichgerichtet sind, so dass die Teilprothese nur in der gewählten Einschubrichtung ein- und ausgegliedert werden kann.

Ist die angestrebte Modellposition gefunden, wird der kippbare Modelltisch des Parallelometers fixiert und der Sucherstab gegen eine dünne Graphitmine ausgetauscht. Am besten eignen sich 0,5 Millimeter starke Minen, die durch ein halbkreisförmiges Blech gegen Bruch geschützt sind (Abb. 4.16). In der vorgegebenen Einschubrichtung kann mit Umfahren an der Zeichenmine am beweglichen oder starren Arm des Parallelometers an allen Klammerzähnen der prothetische Äquator angezeichnet werden.

Anschließend muss die Unterschnitttiefe für jede Klammer festgelegt werden, d. h. jener Punkt am Zahn, an dem die Klammerspitze liegen soll. Dieser Punkt wird wegen der Morphologie der klinischen Kronen vielfach vestibulär-approximal liegen. Es gibt aber genügend Fälle, wo der retentive Unterschnitt oral, aber auch approximal gefunden werden kann.

Wir möchten nochmals darauf hinweisen, dass bei der Lage der Klammerspitze zu beachten ist, dass diese aus parodontalhygienischen Gründen einen Millimeter Abstand zum Zahnfleischsaum haben soll.

Auch verweisen wir an dieser Stelle auf Kapitel 3.

Die Technik des Einstückgusses für Teilprothesen mit Klammerverankerung kam Ende der Vierzigerjahre nach Deutschland. J. F. Jelenko & Co., eine bekannte amerikanische Scheideanstalt, brachte Anfang der Fünfzigerjahre die erste Schrift in deutscher Sprache heraus. In dieser werden noch die Klammerformen nach Akers und Roach beschrieben. Der Unterschied zu den Klammerformen des „Ney-Systems", das die Firma Degussa AG 1956 in Deutschland einführte, war gering. Bei beiden Systemen wurde die Tiefe des Unterschnitts an den Klammerzähnen mit Messtellern ermittelt (Abb. 4.17). Diese hatten einen Abstand des Tellerrands vom parallelen

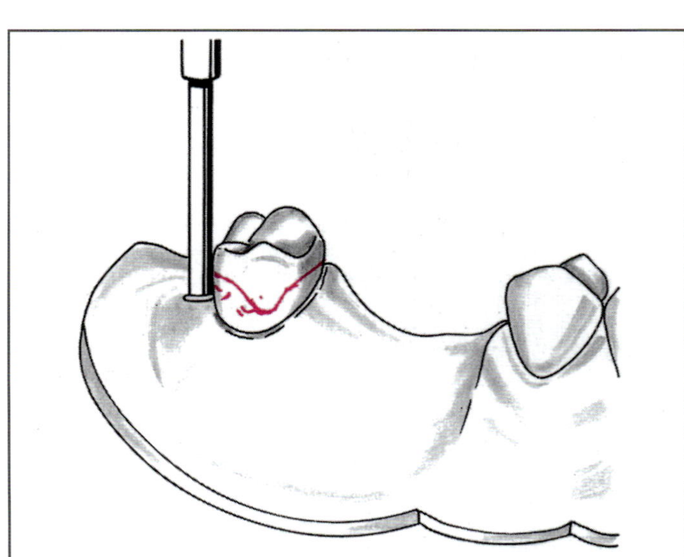

Abb. 4.17
Messteller zur Ermittlung der Unterschnitttiefe an den Klammerzähnen

Schaft von 0,25, 0,50 und 0,75 Millimeter. Da diese Messteller für Klammern aus harten Goldlegierungen konzipiert waren, sind sie für die Modellgusstechnik aus CoCrMo-Legierungen nicht geeignet. Der Elastizitätsmodul einer Gold-Platin-Legierung liegt bei ca. 93 MPa, der einer CoCrMo-Legierung bei 230 MPa.

Messteller, die heute zu den Parallelometern geliefert werden, messen Unterschnitte von 0,2, 0,3, 0,5 und 0,7 Millimeter Tiefe aus. Es gelten folgende Richtwerte für die Tiefe von Unterschnitten:

Frontzähne und Prämolaren = 0,2 bis 0,25 Millimeter; Molaren = 0,3 bis 0,4 Millimeter; Ringklammern = 0,5 Millimeter. Eine Tiefe des Unterschnitts von 0,7 Millimeter wird man nur selten bei langgestielten Klammern, z. B. bei Zahnhalsklammern, ausnutzen können. Diese Maßangaben sind nicht verbindlich. Auch hier verweisen wir auf die Ausführungen zur Theorie der Gussklammer in Kapitel 3. Auf die heute gebräuchlichen, stufenlos anzeigenden Messsysteme, die im Prinzip in Abbildung 4.18 (Messsystem Austenal) gezeigt werden, wird später noch eingegangen. Die Lage der Klammerspitze kann z. B. durch Anzeichnen entsprechend der Kante des Messtellers oder durch eine Graphitmine im Messkopf festgelegt werden.

Beim Vermessen des Meistermodells kann es sich herausstellen, dass die Planungsvorgabe des Zahnarztes abgeändert werden muss. Gravierende Veränderungen müssen mit ihm besprochen werden.

Frage:

Warum eignen sich 0,5 Millimeter starke Zeichenminen besser zum Anzeichnen des prothetischen Äquators als zwei Millimeter dicke?

4.5.6 Das Anzeichnen des Klammerverlaufs

Mit einer farbigen Mine (rot oder grün) von 0,5 Millimeter Stärke werden die Klammern von der Spitze zur Schulter angezeichnet. Nach einem Drittel bis höchstens der Hälfte der Länge des gesamten Klammerarms überschneidet der Unterarm den prothetischen Äquator und geht in den starren Oberarm über. Das Klammerwiderlager bleibt starr und liegt immer okklusalwärts des prothetischen Äquators.

Keinesfalls darf das Modell beim Anzeichnen vom Modelltisch des Parallelometers gelöst werden. Die Gründe hierfür werden im Nachfolgenden erklärt.

Danach werden alle Auflagen, Krallen, Kippmeider und kleinen Verbinder angezeichnet, und der Kontakt zum großen Verbinder hergestellt. Grundlage sollten die Ausführungen sein, die wir zu dieser Thematik in Kapitel 2.5 gemacht haben.

Fragen:

1. Welche Grundsätze sind bei Anzeichnung des großen und kleinen Verbinders zu beachten?
2. Warum verwendet man einen farbigen Stift, um die Klammerverlaufslinie anzuzeichnen?

4.5.7 Die Vorbereitung der Meistermodelle zum Dublieren

Ausblocken

Zuerst müssen alle Unterschnitte an den Klammerzähnen zervikalwärts des prothetischen Äquators ausgeblockt werden. Die sattelnahen Unterschnitte der Klammerzähne sind der Einschubrichtung entsprechend auszublocken. Ausgenommen sind alle Unterschnitte, in die der Klammerunterarm geführt werden soll. Man verwendet dazu ein spezielles Ausblockwachs, das gut auf dem Gips haftet und sich gut schaben oder mit dem Thermostift glätten lässt. Neuerdings sind für diesen Zweck auch lichthärtende Werkstoffe auf dem Markt. Hätte man das Modell zum Anzeichnen des Klammerverlaufs vom Modelltisch des Parallelometers gelöst, wäre es schwierig, die Einschubrichtung für diesen wichtigen Arbeitsschritt des Ausblockens und Parallelisierens wiederzufinden.

Nach dem Auftragen des Ausblockwerkstoffs wird der Überschuss mit einem Wachsschaber oder mit einem runden, elektrisch beheizten Silberstift, welchen man in den Parallelometer einspannt, so weit abgetragen,

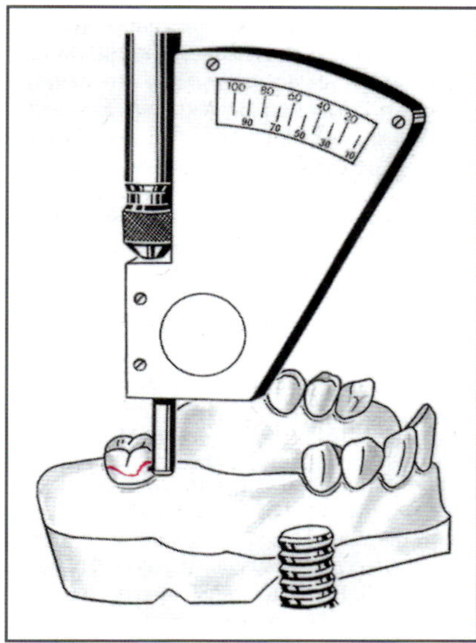

Abb. 4.18
Das Prinzip der stufenlos anzeigenden Messgeräte zur Ermittlung der gewünschten Unterschnitttiefe

dass der prothetische Äquator frei von Ausblockwerkstoffen ist (Abb. 4.19). Beide Werkzeuge sind nicht parallelwandig, sondern ein bis zwei Grad konisch. Die Flächen der Ausblockung müssen glatt und ohne konkave Fehlstellen sein. Lichthärtender Ausblockwerkstoff wird nach dem Glätten und Parallelisieren unter einer geeigneten Lichtquelle ausgehärtet. Manchmal ist der linguale Kieferkamm an einigen Stellen dort unterschnitten, wo der Sublingualbügel liegen wird. Auch diese Gebiete blockt man aus.

Es kann sogar sein, dass man stark nach lingual geneigte Zähne beim Ausblocken berücksichtigen muss, weil sonst der Sublingualbügel nicht eingegliedert werden könnte. Im Extremfall verlegt man den Bügel nach vestibulär, da ein Sublingualbügel wegen der stark nach lingual geneigten Zähne sehr weit vom Kieferkamm abstehen würde.

Vorbereitung der unterfütterbaren Sättel

Alle zahnlosen Kieferabschnitte werden mit einem Sattelunterlegewachs abgedeckt. Die Sättel einer Teilprothese müssen grundsätzlich unterfütterbar gestaltet werden, da sich die zahnlosen Kieferabschnitte im Lauf der Tragezeit eines abnehmbaren Zahnersatzes verändern. Durch Knochenabbau kann der Kontakt mit der Prothesenbasis verloren gehen.

Die zum Abdecken verwendeten Wachsplatten haben eine Stärke von 0,5 bis 0,7 Millimeter und sind einseitig klebend. Es ist von Vorteil, wenn man sich die Mitte des Kieferkamms und die orale Sattelbegrenzung anzeichnet. Da diese Wachse durchsichtig sind, kann die Sattelunterlegung entsprechend der Anzeichnung beschnitten werden.

Die Sattelunterlegungen aus Wachs müssen fest und fugenlos dem Modell anliegen.

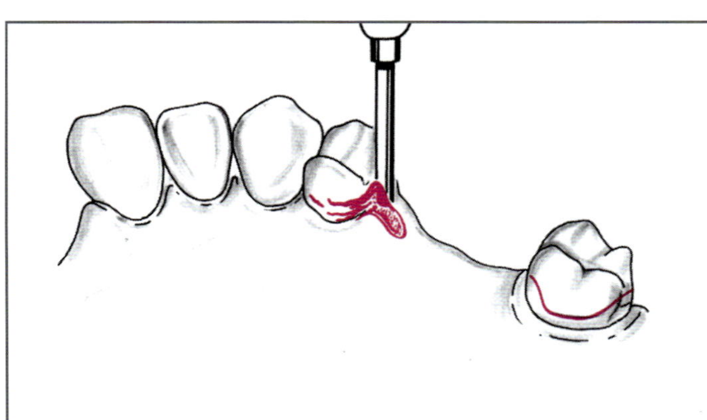

Abb. 4.19
Glätten des Ausblockwachses mit dem beheizten Silberstift

Der Dublierwerkstoff darf sie nicht unterfließen und abheben. Deshalb müssen die Modelle bei diesem Arbeitsgang, wie es schon erwähnt wurde, trocken sein.

> Auch selbstklebende Wachse haften nicht auf feuchten Modellen.

Im Unterkiefer ist das Abdecken der zahnlosen Kieferabschnitte einfach. Das Wachs reicht von der bukkalen Sattelbegrenzung bis zum Ansatz des Mundbodens, dorsal bei Freiendsätteln bis zum Trigonum retromolare. Die sattelnahen Papillen und der Kieferkamm im Bereich des ersten Prothesenzahns bleiben frei. Das Abdeckwachs muss allseits so weit reduziert werden, dass sich die Vorwälle noch exakt an das Modell anlegen lassen. Im Bereich eines ausgeblockten Klammerzahns muss man häufig am Vorwall korrigieren. Hier erweisen sich Vorwälle aus Silikon als vorteilhaft.

Bei Freiendsätteln im Unterkiefer ist es ratsam, bukkal und lingual der Kammmitte ein kleines Fenster in das Unterlegewachs zu schneiden. Am Gussgerüst entstehen dadurch Stopps, die ein Absinken der unterfütterbaren Retentionen auf dem Modell verhindern. Das ist zur Lagestabilisierung derselben bei der Komplettierung der Teilprothese mit Kunststoff wichtig.

Am Übergang vom Sattel in den Sublingualbügel wird die Wachsplatte mit einem Skalpell scharfkantig abgetrennt. Da zu ersetzende Frontzähne bei abgestütztem Ersatz wegen der besseren Ästhetik aufgeschliffen werden sollten, ist ein Unterlegen der zahnlosen Frontabschnitte nur dann angezeigt, wenn auch dort ein Prothesensattel ausgebildet werden soll.

> Radierungen am Kieferkamm sind ohne ausdrückliche Anweisung des Zahnarztes nicht statthaft.

Wird frontal der Kieferkamm nicht mit Wachs abgedeckt, müssen die Retentionen so gestaltet werden, dass trotzdem eine spätere Unterfütterung möglich ist.

Der Sublingualbügel muss im sattelnahen Bereich ca. 0,5 Millimeter vom Kieferkamm abliegen. Die Unterlegung ist abhängig von der Form des Kieferkamms. Bei steilen Kieferkämmen ohne Ersatz der Frontzähne kann man sattelfern auf eine Unterlegung verzichten. Das Glätten des Gusses und die Politur genügen für einen geringfügigen Abstand zwischen Bügel und Schleimhaut. Bei flach abfallenden Kieferkämmen muss der Sublingualbügel in der ganzen Länge etwa 0,5 Millimeter abliegen.

Das Unterlegen des Sublingualbügels ist deshalb erforderlich, weil eine geringe Einlagerung, auch einer abgestützten Teilprothese, in das Prothesenlager und Verdrängung des angrenzenden Gewebes nicht ausgeschlossen werden kann. Druckstellen, die in der Gegend des schmalen Sublingualbügels entstehen könnten, müssten durch Beschleifen des Bügels korrigiert werden. Dies führt zu unnötigen Schwächungen des großen Verbinders.

Für die Sattelunterlegung im Oberkiefer muss man wissen, welcher Teil des Kieferkamms sich unter der Teilprothese verändern wird. Beachte hierzu die Ausführungen in Kapitel 2 unter 2.3.5. Eine Faustregel besagt, dass von der Kammmitte der zahnlosen Kieferabschnitte im Oberkiefer die Unterlegung gleich weit nach bukkal wie nach palatinal reichen sollte. Im Frontzahngebiet gilt das Gleiche, was zuvor für den Unterkiefer gesagt wurde.

Die Fixierung der Klammerführungslinie

Die Halte- und Stützelemente einer Teilprothese mit Klammerverankerung sollen Präzisionsinstrumente sein. Die Übertragung der Klammerführungslinie *nach Augenmaß* auf das Einbettmassemodell kann dem Präzisionsanspruch nicht gerecht werden. Um die Klammerführungslinie auf dem Einbettmassemodell sichtbar zu machen, drückt man einen Streifen selbstklebendes Wachs von 0,3 Millimeter Stärke an den Klammerzahn an. Mit einem scharfen Messerchen schneidet man die Klammerführungslinie vollständig frei, so dass sie okklusal der Wachsstufe sichtbar ist. Die Lage der Klammerspitze markiert man durch einen kurzen, senkrechten Schnitt. Auch lingual oder pala-

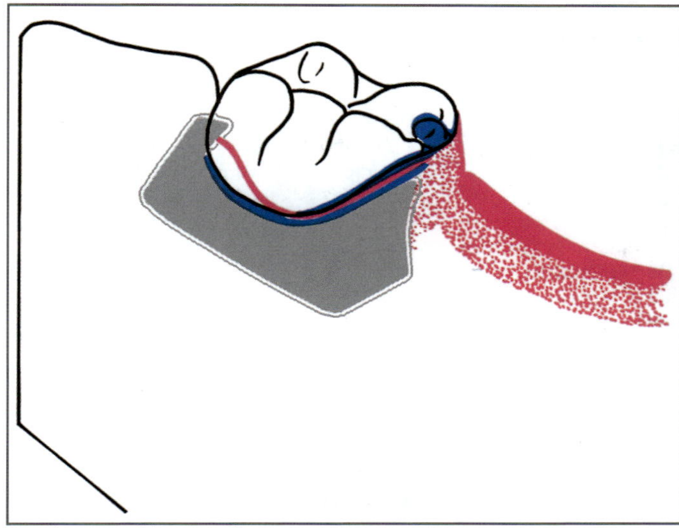

Abb. 4.20
Abgeklebte und ausgeschnittene Klammerführungslinie mit Markierung der Klammerspitze und Entlastung der sattelnahen Papille

tinal werden in gleicher Weise die Klammerzähne abgeklebt und die Klammerführungslinie freigeschnitten. Hat man farbig angezeichnet, gibt es keine Verwechslung mit der schwarzen Linie des prothetischen Äquators (Abb. 4.20).

Der Bereich der Klammerschulter darf nicht mit Abklebewachs bedeckt werden. Hier soll der Guss präzise dem umklammerten Zahn anliegen und die Teilprothese in der Einschubrichtung *führen*.

Den Übergang eines kleinen Verbinders über einen marginalen Saum oder eine Interdentalpapille blockt man auf dem Meistermodell mit einer ca. 0,3 Millimeter starken Wachsschicht aus, damit auf diese empfindlichen Gewebe kein Druck ausgeübt wird.

Als letzte Vorbereitung zum Dublieren sollte man alle unterschnittenen Stellen am Modell, wie z. B. tiefe Interdentalräume oder unterschnittene labiale Kieferkämme, die außerhalb des prothetischen Bereichs liegen, mit Wachs ausfüllen. Auch spezielle Silikone lassen sich gut dazu verwenden.

In der Vorbereitung des Modells zum Dublieren liegt der Schlüssel zur Präzision einer Teilprothese mit Klammerverankerung. Je sorgfältiger in dieser Herstellungsphase gearbeitet wird, umso geringer ist die Nacharbeit am Gussgerüst.

Fragen:

1. Warum sollten der Wachsschaber oder der Thermostift zum Ausblocken 1 bis 2° konisch sein?
2. Wann legt man Sattelunterlegewachs auch auf zahnlose Kieferabschnitte im Frontzahnbereich?
3. Warum füllt man unterschnittene Modellbereiche außerhalb der Teilprothesenbasis vor dem Dublieren mit Wachs oder einem anderen geeigneten Werkstoff aus?
5. Warum verwendet man einen Thermostift aus Silber, um das Ausblockwachs zu glätten?

4.5.8 Die Dublierverfahren

Die Einstückgusstechnik zur Herstellung von Teilprothesen mit Klammerverankerung ist ohne ein maßhaltiges Dublierverfahren undenkbar. Auf einem Zweitmodell aus feuerfester Masse wird das Gerüst modelliert. Modell samt Modellation werden mit der gleichen Einbettmasse zu einer Gießform ummantelt. Nach dem Ausschmelzen des Wachses und dem Vorwärmen wird die Hohlform in der Muffel in einer Gussapparatur mit geschmolzener Dentallegierung gefüllt. Da auf einem Einbettmassemodell modelliert und gegossen wird, spricht man auch vom *Modellgussverfahren*.

Der Begriff *Einstückgussverfahren* leitet sich daraus ab, dass das Prothesengerüst samt allen Gussklammern ein gemeinsames Gussstück bilden.

Reversibel thermoplastische Dubliermassen

Zum Dublieren der Meistermodelle werden in der Einstückgusstechnik thermoplastische Gele oder Elastomere verwendet. Sie werden nach entsprechender Vorbereitung in spezielle Dublierküvetten eingefüllt, in denen das Meistermodell aufgesockelt ist (Abb. 4.21).

Grundbestandteil der thermoplastischen Dubliergele ist Agar-Agar, ein aus Algen gewonnenes Naturprodukt mit Zusätzen, die es für die zahntechnischen Zwecke geeignet machen. Dubliergele werden bei ca. 95°C verflüssigt und behalten ihre Solphase, also eine gießfähige Konsistenz, auch dann bei, wenn sie bis auf 45 bis 50°C abgekühlt werden. Kühlt man sie weiter ab, z. B. auf Raumtemperatur oder darunter, gelieren sie zu einer steifelastischen Masse. Thermoplastische Dubliergele können bei werkstoffgerechter Behandlung wieder verwendet werden und verlieren ihre Werkstoffeigenschaften nur sehr langsam. Sie werden im zahntechnischen Labor in eigens dafür konstruierten, geschlossenen Geräten verflüssigt und auf verwendungsfähiger, also gießfähiger Temperatur gehalten. Aufwändiger ausgestattete Geräte arbeiten automatisch. Sie zerkleinern die gebrauchte Masse, schmelzen und kühlen sie unter ständigem Umrühren und

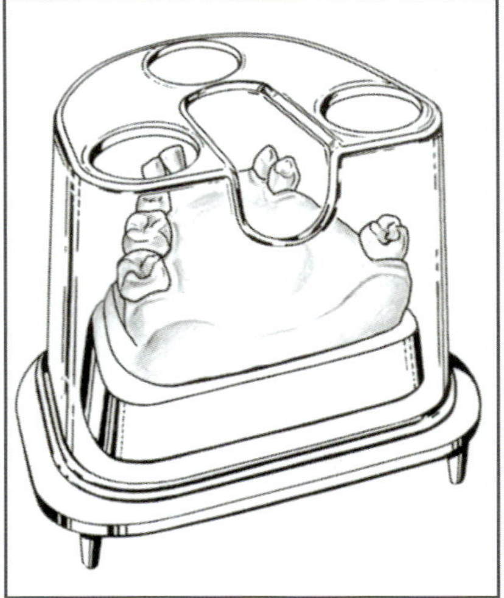

Abb. 4.21
Aufgesockeltes Modell in einer durchsichtigen Dublierküvette mit Eingusslöchern in der Stirnseite

halten sie dann bei konstanter Gebrauchstemperatur.

Gebrauchshinweise zu den Geldubliermassen

- Die Meistermodelle müssen vor dem Dublieren zehn bis 15 Minuten am besten bei konstanter Wasserbadtemperatur von 37 bis 38 °C gewässert werden. Erst wenn keine Luftblasen mehr aufsteigen, ist das Modell vollständig vom Wasser durchdrungen.
- Das Dubliergel sollte beim Einfüllen in die Küvette grundsätzlich nicht über eine Sattelabdeckung fließen, weil dies zum Anschmelzen oder Abheben dieser Wachspartie führen könnte.
- Die gefüllte Dublierform sollte etwa 20 Minuten an der Luft abkühlen, ehe man sie ins kalte Wasserbad oder in eine spezielle Kühlvorrichtung stellt.
- Um bei der Abkühlung des Dubliergels eine Schrumpfung auf das Modell zu erreichen, sollte die Dublierküvette nur zur Hälfte im Wasser stehen und dort 30 Minuten Zeit haben, um durch und durch abzukühlen.

- Die Negativform aus Dubliergel zeigt eine gute Detailwiedergabe, ausreichende Elastizität und ein gutes Rückstellvermögen. Formen aus Dubliergel sind nicht reißfest.
- Das Abformen von Metallteilen mit Geldubliermassen führt zu Ungenauigkeiten, da die Abkühlungskontraktion sich im Bereich der Metallteile anders verhält als beim Gipsmodell.
- Bei gips- und phosphatgebundenen Einbettmassen hat die feuchte Oberfläche des Dubliergels negativen Einfluss auf die Abbindung der oberen Modellschicht. Silikatgebundene Einbettmassen werden dagegen beim Abbinden der Grenzfläche nicht beeinflusst.
- Geldubliermassen altern bei wiederholtem Gebrauch, bleiben dennoch lange gebrauchsfähig. Die Abnahme der Zerreißfestigkeit ist ein typisches Zeichen für die Überalterung. Gebrauchter Werkstoff muss gereinigt, zerkleinert und in geschlossenen Gefäßen aufbewahrt werden.
- Wasserverlust durch Verdunsten führt zu Schrumpfungen der Negativform und verschlechtert die Gebrauchseigenschaften von Dubliergelen.
- Mit Geldubliermassen kann kein perfektes Gipsduplikatmodell gewonnen werden, da das Gel das Abbinden des Gipses an der Modelloberfläche beeinträchtigt.

Beachte den obigen Hinweis auf die gips- und phosphatgebundenen Einbettmassen.

- Geldubliermassen sind preiswert, auch durch die Wiederverwendbarkeit.
- Die Dublierform kann nur einmal mit Einbettmasse ausgegossen werden.

Elastomere Dubliermaterialien

Grundsubstanz dieses Dublierwerkstoffs sind additionsvernetzende Silikone oder Polyether. Der Dubliervorgang ist kaum anders als jener mit reversibel thermoplastischen Dubliergelen. Wichtigste Abweichung ist, dass die Modelle vor dem Dublieren nicht gewässert werden müssen.

Gebrauchshinweise zu den elastomeren Dubliermassen

- Der Basis- und der Reaktorwerkstoff werden exakt in dem Verhältnis angemischt, das vom Hersteller vorgegeben wird. Ein maschinelles Mischen unter Vakuum ist zu bevorzugen. Die Rührzeit und die Verarbeitungsbreite müssen eingehalten werden.
- Der gemischte Werkstoff ist gießfähig und wird in dünnem Strahl in die Küvetten eingefüllt.
- Das Aushärten unter Druck von fünf bis acht bar wird von manchen Herstellern empfohlen, um Bläschenbildung zu vermeiden. Dann muss auch die in die Negativform eingefüllte Einbettmasse unter gleichem Druck aushärten.
- Nach 30 Minuten Abbindezeit kann das Modell entformt werden. Durch Einblasen von Druckluft zwischen Modell und elastische Form kann die Entformung erleichtert werden.
- Durch Entspannung der Silikonoberfläche mit Netzmitteln kann das Fließvermögen der Einbettmasse gesteigert und die Detailwiedergabe verbessert werden. Man sprüht dazu die Negativform mit einem speziellen Entspannungsmittel ein, das Tenside enthält und bläst danach trocken.
- Elastomere Dubliermassen formen auch feinste Strukturen, Metall- und Keramikoberflächen einwandfrei ab, so dass der Einstückmodellguss auch für kombiniert festsitzend-abnehmbaren Zahnersatz eingesetzt werden kann.
- Elastomere Dublierformen sind auch bei längerer Lagerzeit formtreu und können mehrfach mit unterschiedlichen Werkstoffen ausgegossen werden. Eine Beeinflussung des Aushärte- oder Abbindeverhaltens der Modellwerkstoffe durch die Dubliermassen ist bei Silikondubliermassen nicht gegeben.

Polyetherformen dürfen nicht mit silikatgebundenen Einbettmassen ausgegossen werden, da die Oberfläche der Negativform von diesem Modellwerkstoff angelöst wird. Epoxidharze verkleben mit Polyether.

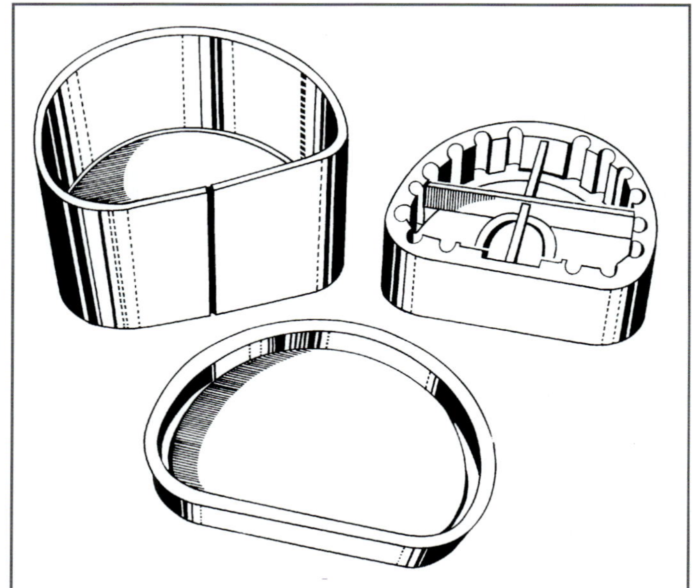

Abb. 4.22 Dublierküvetten für elastomere Dublierwerkstoffe

- Elastomere Dubliermassen sind sehr teuer. Sie sind nur einmal verwendbar. Um damit möglichst sparsam umgehen zu können, sind spezielle Dublierküvetten entwickelt worden (Abb. 4.22). Auch kann man etwa 20 % zerkleinertes Altmaterial oder Silikongranulat ohne Nachteile dem in die Küvette eingefüllten Werkstoff zugeben.
- Automatische Dosier- und Mischsysteme mit Mischkanülen sind vorteilhaft.

Fragen:

1. Was schadet den Dubliergelen bei der Wiederverwendung am meisten?
2. Warum sind Dubliermassebereiter verschlossen?
3. Warum müssen Meistermodelle vor dem Dublieren mit Dubliergel gewässert werden?
4. Warum müssen Meistermodelle vor dem Dublieren mit Silikon- oder Polyethermassen trocken bleiben?
5. Warum werden additionsvernetzende und keine kondensationsvernetzenden Silikone zum Dublieren verwendet?

4.5.9 Die Verarbeitung von Einbettmassen

Für zahntechnische Werkstücke, die im Gussverfahren hergestellt werden, muss jedes Formteil zuerst aus Wachs oder einem vollständig verbrennbaren Kunststoff modelliert werden. Die Modellationen werden mit Gusskanälen versehen und danach mit einer speziellen, feuerfesten Masse, im allgemeinen Sprachgebrauch *Einbettmasse* genannt, ummantelt.

Durch Ausschmelzen und Ausbrennen der Modellform entsteht in der Einbettmasse ein Hohlraum, der durch eine verflüssigte Dentallegierung mittels Zentrifugalkraft oder Druck ausgefüllt wird. Nachdem die erkaltete Einbettmasse vom Gussteil gelöst und das Werkstück gereinigt wurde, hat der Zahntechniker einen Rohguss in der Hand, den er mit geeigneten Maschinen, Werkzeugen und Werkstoffen bis zum Hochglanz weiterbearbeitet. Diese allgemeine Darstellung beschreibt das Wachsausschmelzverfahren, das in der Industrie als *Präzisionsgussverfahren mit verlorenen Modellen* eingesetzt wird.

Als historisches Detail sei eingefügt, dass das hier beschriebene Wachsausschmelzverfahren zur Herstellung einer Gusshohlform schon seit der Bronzezeit bekannt ist. Das zahntechnische Modellgussverfahren unterscheidet sich von der industriellen Verwendung genormter Wachsformen dadurch, dass ein Duplikatmodell aus Einbettmasse in Originalgröße als Modelliergrundlage dient.

Die Problematik des zahntechnischen Präzisionsgusses liegt in der Tatsache, dass jedes Werkstück ein *Unikat* ist, also ein Einzelstück, das stets in Originalgröße aus Wachs oder Kunststoff hergestellt werden muss. Beim Abkühlen der geschmolzenen, vergossenen und erstarrten Legierung findet eine feste Schwindung des Metalls statt. Ihre Größe ist von der Temperaturdifferenz zwischen Solidus- und Raumtemperatur und von der Zusammensetzung der Legierung abhängig. Damit der erkaltete Rohguss die absolut gleichen Abmessungen hat wie die Originalform, muss der Hohlraum in der erhitzten Einbettmasse um diesen Wert expandiert sein. Die erforderliche Expansion der Einbettmasse findet bei fast allen Produkten in zwei Phasen statt. Die erste Phase ist die Abbindeexpansion. Tatsächlich ist das erhärtete Einbettmasseduplikatmodell, auf dem das Prothesengerüst modelliert wird, um den Betrag der Abbindeexpansion größer, als das Meistermodell. Nur silikatgebundene Einbettmassen haben keine Abbindeexpansion.

Diese Abbindeexpansion reicht aber z. B. bei phosphatgebundenen Einbettmassen nicht aus, um die feste Schwindung der Legierung auszugleichen. Die zweite Phase der Ausdehnung der Einbettmasse findet beim Vorwärmen auf die Gießtemperatur der Muffel statt.

Durch diese thermische Expansion wird der Gusshohlraum in der Muffel so vergrößert, dass damit die feste Schwindung der Legierung vollständig ausgeglichen wird. Das bedeutet, dass wir mit dem zahntechnischen Präzisionsguss in der Lage sind, exakt passende Gussstücke herzustellen, obwohl wir das modellierte Objekt aus Wachs- oder Kunststoff nur in Originalgröße herstellen können.

Die Passgenauigkeit des zahntechnischen Gussobjekts, dies gilt auch für das Modellgussverfahren, hängt neben noch zu besprechenden Parametern entscheidend davon ab, mit welcher Sorgfalt der Zahntechniker die Einbettmasse verarbeitet und die Arbeitsabläufe bis zum Guss durchführt.

Da Teilprothesen mit Klammerverankerung fast ausnahmslos aus Nichtedelmetall-Legierungen gegossen werden, scheiden gipsgebundene Einbettmassen wegen der erforderlichen hohen Vorwärmetemperatur der Muffel und der dadurch bedingten Zersetzung des Gipses aus unserer Betrachtung aus.

Zum überwiegenden Teil verwendet man heute für den Modellguss von Prothesengerüsten phosphatgebundene, zu einem geringeren Teil silikatgebundene Einbettmassen, die man auch Bindermassen nennt.

Das Mischungsverhältnis

Einbettmassepulver und Flüssigkeit müssen zur Herstellung des Einbettmasseduplikatmodells in einem bestimmten Verhältnis abgewogen und abgemessen werden. Um die Abbindeexpansion zu steuern, verwendet man bei phosphatgebundenen Einbettmassen spezielle, wasserglashaltige Anmischflüssigkeiten. Diese werden als Konzentrat geliefert und mit destilliertem Wasser in einem bestimmten Verhältnis verdünnt. Die höchste Abbindeexpansion der Einbettmasse wird bei Verwendung des unverdünnten Konzentrats erreicht. Sie beträgt bis zu 1,6 % linear. Im Allgemeinen verwendet man zur Herstellung des Einbettmasseduplikatmodells Konzentrationen von 60 bis 80 %. Die Hersteller machen dazu genaue Angaben.

In Beuteln abgepackte Einbettmasse sollte ein stets gleich bleibendes Füllgewicht haben. Das Nachwiegen von Proben ist zu empfehlen. Wird Einbettmassepulver einem größeren Gefäß entnommen, so muss die Pulvermenge genau abgewogen werden. Schöpfen mit einem Gefäß ist sehr ungenau. Gewichtsabweichungen von 10 % nach oben oder unten sind dabei keine Seltenheit. Die Veränderung des Pulver-Flüssigkeitsverhältnisses führt zu erheblicher Veränderung der Abbindeexpansion. Es ist von Vorteil für die Präzision, wenn Einbettmasse und Anmischkonzentrat bei stets gleich bleibender Temperatur von 15 bis 17 °C in einem Kühlschrank aufbewahrt werden. Dadurch können stets gleiche Expansionswerte erreicht werden. Unterschiedliche Temperatur hat außerdem Einfluss auf die Abbindegeschwindigkeit der Einbettmasse. Die Mischgeräte müssen sauber gehalten werden und sollten nur zum Anmischen eines Werkstoffs verwendet werden. Zum Beispiel stört Gips das Abbinden von phosphatgebundenen Einbettmassen.

> Nur mit der exakten Einhaltung des Mischungsverhältnisses Einbettmassepulver zu Flüssigkeit ist die Voraussetzung für ein gleichbleibend genaues Gussergebnis gegeben.

Das Anmischen

Grundsätzlich sollte Einbettmasse maschinell unter Vakuum angemischt werden. Vielfach wird auch die Rührdauer vom Hersteller angegeben. Sie darf nicht willkürlich variiert werden, da auch das zu veränderten Expansionswerten führen kann.

Das Füllen der Form

Es hat sich als vorteilhaft erwiesen, die Silikonformen vor dem Ausgießen mit angemischter Einbettmasse oder angemischtem Gips mit einem Oberflächenentspannungsmittel zu behandeln. Nach ein- bis zweiminütiger Einwirkung bläst man die Formen wieder trocken. Auch Dubliergelformen sollte man wegen ihrer feuchten Oberfläche vor dem Einfüllen der angemischten Einbettmasse kurz mit einem schwachen Luftstrahl trockenblasen.

Mit Unterstützung durch den Vibrator lässt man die angemischte Einbettmasse vom höchsten Punkt der Negativform aus einfließen. Zunächst genügt es, wenn ein gleichmäßiger, dünner und blasenfreier Film aus Einbettmasse die abgeformten Zähne, die Kieferkämme und das Gaumendach überzieht. Danach füllt man die Form weiter auf, bis alle prothetisch wichtigen Teile bedeckt sind und stellt dann den Vibrator ab. Der Modellsockel wird ohne Vibration aufgefüllt. Der Einbettmasse sollte mindestens 30 Minuten Zeit gegeben werden um abzubinden, bevor man das Modell aus der Dublierform löst. Das Entformen ist problemlos. Phosphatgebundene Einbettmassen sind sehr hart und haben eine sehr glatte Oberfläche.

Vielfach geben die Hersteller an, dass die Einbettmassemodelle nicht mehr getrocknet und gehärtet werden müssen. Wo es noch erforderlich ist, verwendet man so genannte Kalthärter. Verwendet man Härteharze und Härtewachse, so müssen diese auf etwa 150 °C erhitzt werden, damit der dünnflüssige Werkstoff gut in das warme Einbettmassemodell eindringt. Die Oberflächen der getauchten, erkalteten Modelle sind ritz- und kratzfest und haben eine staubfreie Oberfläche. Verwendet man Tauchharze, ist die Oberfläche leicht klebrig, was für das Modellieren von Vorteil ist.

Besonderheiten

1. Silikatgebundene Einbettmassen müssen länger auf dem Vibrator gerüttelt werden als phosphatgebunde. In silikatgebundenen Einbettmassen befindet sich ein sehr großer Quarzanteil in unterschiedlicher Korngröße. Die Teilchen müssen sich durch die Vibration zu einer dichten Masse *packen*. An der Oberfläche der Muffel entsteht ein Überschuss an Bindemittel und Ethylalkohol, der zu einer rissigen Schicht aushärtet. Diese muss am abgebundenen und entformten Einbettmassemodell oder am Muffelboden mit einem Trockenschleifer abgetragen werden. Bindermassen sind nach dem Abbinden weicher als phosphatgebundene Einbettmassen und dementsprechend vorsichtig zu behandeln.

Im Gegensatz zu allen anderen zahntechnischen Einbettmassen haben Bindermassen keine Abbindeexpansion. Durch ihre besondere Zusammensetzung und eine Silikatverbindung als Bindemittel erreichen sie beim Vorwärmen auf 1000 bis 1100 °C eine ausreichende thermische Expansion, um die feste Schwindung der Gusslegierung vollständig auszugleichen.

2. Die Abbindeexpansion der Einbettmasse kann nur dann zu einer verzerrungsfrei vergrößerten Gusshohlform führen, wenn sie sich ungehindert in alle Richtungen auswirken kann. Das ist bei Dubliergelen kein Problem. Dubliersilikone oder -polyether sind vielfach nicht nachgiebig genug, wodurch es zu Verwerfungen des Einbettmassemodells kommen kann. Die Industrie arbeitet deshalb an phosphatgebundenen Einbettmassen mit einer möglichst geringen Abbindeexpansion. Dementsprechend müsste bei diesen Einbettmassen die thermische Expansion erhöht werden.
3. Mit Hilfe einer Spezialküvette und Dubliersilikon kann auch der Splitcastsockel eines Meistermodells formgerecht dubliert werden. Dadurch kann später das Einbettmassemodell lagegerecht anstelle des Meistermodells in den Artikulator eingesetzt werden. Dies ermöglicht aufgewachste Okklusalflächen in korrekter Okklusionsbeziehung.

Gießen von Titan und Titanlegierungen

Um Titan vergießen zu können, bedarf es besonderer Einbettmassen. Sie werden im Vakuum-Rührgerät exakt dosiert mindestens 60 Sekunden gemischt. Die Steuerung der Expansion erfolgt über eine spezielle Anmischflüssigkeit. Bei einer bereits auf dem Markt befindliche Weiterentwicklung, bisher geeignet für den Guss von Kronen und Brücken, wird die Expansion ausschließlich über die Vorwärmtemperatur gesteuert.

Eine Muffel darf für den Guss von Titan die Temperatur von 700 °C möglichst nicht überschreiten, da sonst eine zu starke Reaktion der Metallschmelze mit Sauerstoff und Bestandteilen der Einbettmasse stattfindet. Es bildet sich eine oberflächliche Reaktionsschicht, die so genannte Alpha-Case, aus. Diese ist mit Magnesium, Silizium, Phosphor Sauerstoff und anderen reaktiven Bestandteilen aus der Einbettmasse angereichert. Die je nach dem Volumen des Gussobjekts und der Höhe der Muffeltemperatur bis zu 300 Mikrometer dicke, sehr harte und spröde Schicht muss bei der Nachbearbeitung des Rohgusses mühsam abgetragen werden. Die Herstellerangaben über die beim Vorwärmen einzuhaltende Muffeltemperatur, um die Alpha-Case-Schicht möglichst dünn zu halten, schwanken von handwarm (so genannter Kaltguss) über 100 bis zu 430 °C. In jedem Fall muss die Hohlform in der Muffel so weit vergrößert werden, dass die feste Schwindung des Metalls ausgeglichen wird. Diese ist bei Titan mit 1,5, bis 1,6 % lin. deutlich geringer als diejenige einer CoCrMo-Legierung mit 2,0 bis 2,3 % lin..

Um Titan im Feingussverfahren für zahntechnische Werkstücke mit möglichst geringer Alpha-Case-Schicht passgenau vergießen zu können, war die Entwicklung geeigneter Einbettmassen und entsprechender Gussgeräte notwendig. Fest stand, dass beim Kaltguss die geringste Alpha-Case-Schicht gebildet wird. Bei diesen niedrigen Vorwärmtemperaturen konnte aber die notwendige Expansion der Einbettmasse nicht erreicht werden. Inzwischen sind spezielle Einbettmassen für den Titanguss auf dem Markt, die nach dem Erreichen der Ausbrenntemperatur von etwa 850 bis 1000 °C im Vorwärmofen bis auf die vom Hersteller vorgeschriebene Gießtemperatur abgekühlt werden können, ohne zu stark an Expansion einzubüßen. Wichtig ist, dass der vom Hersteller vorgeschriebene Temperaturverlauf beim Vorwärmen der Muffel exakt eingehalten wird.

Die Einbettmassen sind phosphatgebunden und enthalten Zuschläge von sogenannten Refraktäroxiden, wie Magnesiumoxid, Zirkonoxid, Aluminiumoxid oder Kalziumoxid, bei gleichzeitiger Verringerung des Silikatanteils. Diese Refraktäroxide halten der kurzzeitigen Einwirkung des in die Muffel einschießenden flüssigen Titans stand und

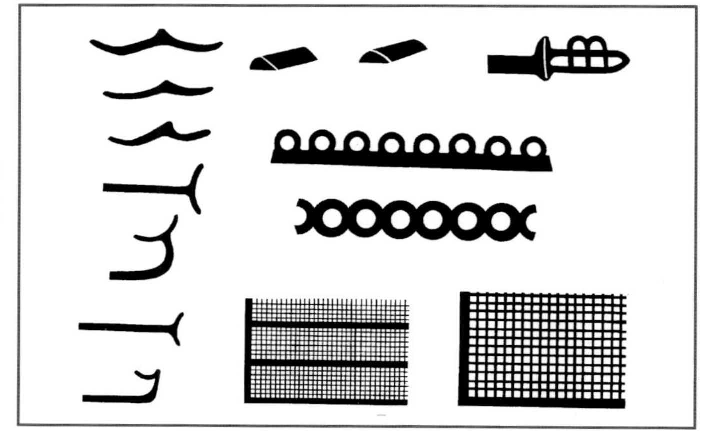

Abb. 4.23
Wachs- und Kunststoffschablonen für Klammern, Bügel und Retentionen

verhindern, dass es zu erhöhten Grenzflächenreaktionen kommt. Die Randschichtaufhärtung des Titans kann so weitgehend vermieden werden. Ganz generell ist der Einsatz eines bewährten Systems – Geräte, Einbettmassen und deren Verarbeitung – von entscheidender Bedeutung für den Erfolg (beachte auch Seite 122, 124 und 127).

Fragen:

1. Welche drei Formen der Schwindung einer Legierung finden nach dem Guss in einer Muffel statt?
2. Warum sind mit einem Becher oder Gefäß dem Vorratsbehälter entnommene Einbettmassemengen, auch wenn es das gleich große Gefäß ist, niemals gewichtsgleich?
3. Was geschieht, wenn gips- und phosphatgebundene Einbettmasse in dem gleichen Mischbecher angerührt werden?
4. Warum passen Einbettmassemodelle aus phosphatgebundener Einbettmasse mit abgeformtem Splitcastsockel nicht einwandfrei in den Sekundärsockel im Artikulator?

4.5.10 Die Modelllation der Prothesengerüste

Die Konstruktion der Gerüste liegt fest. Die Modellation wird mit Wachs- oder Kunststoffschablonen, Wachsplatten, Wachsretentionen, Wachsdrähten unterschiedlicher Stärke und unterschiedlichem Querschnitt auf dem Einbettmassemodell aufgebaut (Abb. 4.23).

Duplikatmodelle, die nicht in Härteflüssigkeit getaucht wurden, benetzt man mit einer Haftflüssigkeit, damit die Wachsteile kleben. Bei Verwendung von Flexetten oder Flexseals muss das Modell immer mit einem Haftliquid eingepinselt werden. Ein Vorwärmen der Einbettmassemodelle auf etwa 40 °C auf einer Wärmeplatte oder in einem speziell dafür konstruierten Gerät erleichtert das Anformen der Wachs- oder Kunststoffteile. Es ist vorteilhaft, wenn man vor Beginn der Modellation die in das Meistermodell eingeritzten Umrisse der großen Verbinder mit einem graphitfreien Stift nachzieht und tiefere Radierungen mit Gusswachs auffüllt.

Die Modelllation eines Unterkiefer-Modellgussgerüsts

Zuerst formt man den Sublingualbügel aus einem Profilwachsdraht an. Bei kleinen Unterkiefern genügt die Stärke 4,0 x 1,7 Millimetern, bei größeren verwendet man das stabilere Profil 4,0 x 2,0 Millimeter. Der Profilquerschnitt ist tropfenförmig, deshalb ist die angegebene Breite von vier Millimetern und die Dicke von zwei Millimetern nur für die größten Abmessungen verbindlich. Die Oberkante des Wachsbügels folgt sehr ge-

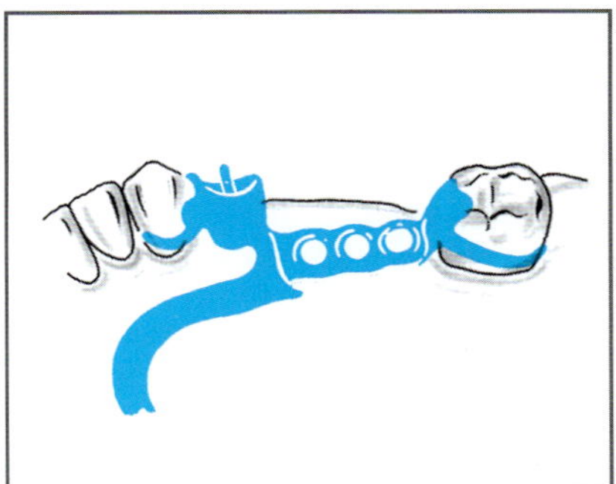

Abb. 4.24
Modelllation eines Unterkieferbügels mit brückengliedförmiger Verbindung zwischen Klammer und Sattelretention

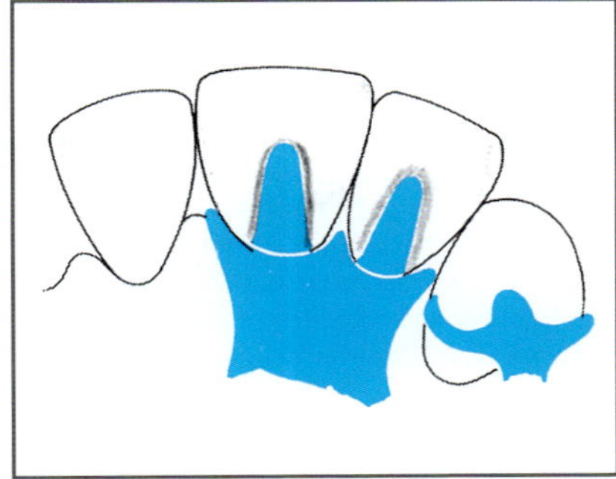

Abb. 4.25
Stabile zentral in Frontzähne verlegte Retentionen und zungenfreundliche Kragenfassung

nau der Anzeichnung. Er wird lingual bis zum zweiten Prothesenzahn geführt. Dort wird ein Abschlussrand aufgetragen. Daran schließt sich, auf dem Kammfirst verlaufend, ein Gitterretentionsprofil zur Befestigung der Kunststoffsättel an (Abb. 4.23).

Man setzt den Vorwall mit den darin befestigten Zähnen an das Einbettmassemodell an. Wo modellierte Wachsteile mit den aufgestellten Zähnen in Kontakt kommen, korrigiert man am Wachs oder, wo die Profile zu dünn werden, an der Basis der Zähne. Nach der Isolation der Zähne mit einem Wachstrennmittel modelliert man vom Klammerzahn zum Abschlussrand des Bügels eine stabile, brückengliedförmige Verbindung (Abb. 4.24).

Müssen Frontzähne ersetzt werden, so schleift man zuerst in die linguale Fläche bis etwa zum Zentrum jedes Zahns eine Rille. Danach werden die Zähne mit Wachstrennmittel bestrichen und der Vorwall vor die Modelle gesetzt. Vom Bügelprofil aus wird Wachs kragenartig an die Basis der Zähne angeschwemmt, ausmodelliert und geglättet. Zuletzt drückt man ein halbrundes Wachsprofil von ca. 2,0 x 1,0 Millimeter in jede eingeschliffene Rille und verwachst diese Retentionsdrähte stabil mit der Kragenfassung (Abb. 4.25).

Die Modellation der Klammern

Es gibt zwei wichtige Gründe, warum man die Klammern ganz zum Schluss modelliert:

1. Man kann den Vorwall nicht mehr an das Modell setzen, wenn die Klammern modelliert sind. Im Vorwall fixierte Zähne müssten für den Durchtritt der Klammern ausgeschliffen werden. Das macht man besser und genauer, wenn das Gerüst fertig ist.
2. Klammern müssen unbedingt ihre Form behalten. Bei den Wachsformlingen besteht die Gefahr, dass man sie *verdrückt*, wenn sie in einer zu frühen Modellationsphase an das Modell angelegt worden sind.

Deshalb beginnt man mit dem lingualen Klammerarm, der an den Zahn angelegt wird. Die schmalen Stufen am Einbettmassemodell, die sich durch die Modellvorbereitung an den Klammerzähnen abzeichnen, sind die marginale Begrenzung der Klammerarme. Der bukkale und linguale Klammerarm werden in der Klammerschulter verwachst, soweit es sich nicht um eine Klammerform handelt, die geteilt ist oder ringförmig um den Zahn läuft. Gleichzeitig trägt man mit Gusswachs die Auflage an und stellt in Form des Klammerschwanzes eine stabile Verbindung zwischen Klammer und Prothesengerüst her.

> An den Klammerprofilen darf keinerlei Veränderung durch Auf- oder Abtragen oder Quetschungen geschehen. Die Klammerspitze muss exakt am festgelegten Punkt im Unterschnitt enden. Die Kante der Klammerflexette muss sehr genau auf der *Hilfsstufe* am zu umklammernden Zahn aufliegen, damit ihr Verlauf präzise der konstruktiven Vorgabe entspricht.

Nachdem alle Gerüstteile, die Verankerungen und Abstützungen aufgebaut und ausmodelliert wurden, wird die Okklusion überprüft und korrigiert. Auch Retentionen in den distalen Kieferbereichen können manchmal die Okklusion stören. Die Meistermodelle im Artikulator stehen jederzeit zum Vergleich zur Verfügung. Bei dublierten Splitcastsockeln ist durch das Einsetzen der Einbettmassemodelle in den Artikulator eine wesentlich genauere Okklusionskontrolle möglich.

> Je glatter, sorgfältiger, sauberer eine Wachsmodellation eines Teilprothesengerüsts ausgeführt wurde, umso weniger Nacharbeit ist am gegossenen Gerüst erforderlich.

Die Modelllation eines Teilprothesengerüsts im Oberkiefer

In vielen Punkten gibt es keinen Unterschied zwischen der Modelllation eines Teilprothesengerüsts im Oberkiefer und derjenigen im Unterkiefer. Nur beim großen Verbinder, der in der Regel als Erstes angelegt wird, verwendet man Plattenwachs, das in der angezeichneten Form ausgeschnitten wird. Die Plattenstärke ist von mehreren Faktoren abhängig:

1. Von der Kieferform. Bei einem flachen Oberkiefergaumendach hat ein Transversalbügel gleicher Breite und gleicher Stärke eine höhere Steifigkeit als bei einem hohen Gaumendach.
2. Breite Transversalbügel können schwächer modelliert werden als schmale.
3. Ist das Transversalband in sich auch sagittal durch die Form des Gaumendachs gewölbt, hat eine dünne Plattenstärke eine hohe Steifigkeit.
4. Rahmenplatten können im Allgemeinen dünner modelliert werden als Transversalbügel oder als hufeisenförmige Platten, da sich Rahmenteile gegenseitig versteifen.

> Gegossene Vollplatten, die aus 0,35 Millimeter starkem Wachs modelliert werden, haben eine hohe Steifigkeit. Je mehr sie zu Bändern oder Bügeln reduziert werden, umso stabiler muss der große Verbinder modelliert werden.

Man verwendet im Oberkiefer im Allgemeinen genarbte Wachsplatten. Das hat Vorteile,

- weil der Zahntechniker die Oberfläche des großen Verbinders nicht mehr vollständig überarbeiten und polieren muss, also bei der Herstellung Arbeitszeit spart.
- weil man kleine Gussfehler, die unschön wirken können, nicht mehr sieht.
- weil auch angeführt wird, dass die Zunge des Patienten eher das Gefühl der natürlichen Topographie hat als bei glatten, auspolierten Platten.

Die Nachteile genarbter Wachsplatten sind:

- Um die Narbung nicht zu beschleifen, wird vielfach der Übergang am Rand des großen Verbinders zu wenig angeschrägt.
- Die Gusskanäle müssen am Rand des Bügels oder der Platte angesetzt werden, was gusstechnisch nicht immer von Vorteil ist.
- Der Patient hat bei einem Transversalband, welches genarbt ist, das Gefühl, dass es dicker ist als ein gleichbreiter, gleichstarker, auspolierter großer Verbinder.

Es ist wichtig, dass die Wachsplatte beim Anformen an das Gaumendach nicht gestreckt, also stellenweise ausgedünnt wird. Auch dürfen keine Falten aufgeworfen werden.

Man kann bei hohen Gaumen das Transversalband in zwei Schichten aufbauen,

- indem man zuerst eine glatte, 0,3 Millimeter starke Wachsplatte aufzieht und ausschneidet
- und dann eine 0,35 Millimeter genarbte Platte darüber legt.

> Dünne Wachsplatten lassen sich leichter anformen als dickere.

- Man kann auch die Wachsplatte in der Mitte des Gaumens teilen, also zuerst die eine Kieferseite anformen und ausschneiden, danach die andere. Zuletzt verwachst man die Naht, an der die Plattenteile zusammenstoßen. Die Narbung kann man durch punktförmiges Andrücken des löffelförmigen Endes des LeCron-Instruments täuschend nachahmen.

Als zweiten Schritt der Gerüstmodellation im Oberkiefer legt man die Retentionsgitter auf die Kieferkämme und verwachst sie mit der abgeschnittenen Kante des Transversalbands. An die Nahtstelle legt man Abschlusswachsdraht und versäubert sorgfältig.

Um die genarbte Wachsplatte unbeschädigt bis zur Abschlusskante führen zu können, kann man am Abschlussrand zunächst Wachsdraht an das Retentionsgitter anlegen, also die Kante zur Sattelabdeckung ausfüllen und danach erst das genarbte Wachs auflegen. Es wird scharfkantig zu einem Abschlussrand ausgeschnitten.

Nachdem die Klammern in der schon für den Unterkiefer beschriebenen Weise angelegt wurden, wird das Gerüst zusammengewachst, die Okklusion überprüft und korrigiert sowie die Modellation sorgfältig geglättet.

Auf einen zu beobachtenden Fehler soll noch hingewiesen werden:

> Die Gitterretentionen enden im Oberkiefer häufig zu weit bukkal.

Das kann man vermeiden, wenn man mit aufgestellten Zähnen im Vorwall arbeitet oder in das Sattelunterlegewachs vor dem Dublieren die Mitte des Kieferkamms eingeritzt hat. Diese Linie ist dann auf dem Einbettmassemodell sichtbar.

Auch wenn die Gitterretentionen nicht beim Aufstellen der Zähne stören, dürfen sie nicht nach bukkal durchschimmern. Das Gitterwachs sollte auch nicht in einer Linie enden, da das eine Bruchgefahr für den Prothesensattel darstellt.

Ersetzte Frontzähne werden in gleicher Weise mit Retentionen versehen wie schon im Unterkiefer beschrieben. Auch die Kragenfassung wird entsprechend ausmodelliert, damit der Zunge des Patienten das Gefühl eigener Zähne vermittelt wird. Diese Art des Frontzahnersatzes mit aufgeschliffenen Zähnen, stabilen Stiftretentionen und Kragenfassungen ist für eine spätere Unterfütterung geeignet.

Modelllation von Teilprothesengerüsten für den Titanguss

Für die Modelllation von Modellgussgerüsten, welche aus Titan hergestellt werden sollen, gelten folgende Besonderheiten:

- Das Einbettmassemodell aus einer speziellen Einbettmasse für den Titanguss soll an der dünnsten Stelle etwa 15 Millimeter stark sein. Nachdem die Einbettmasse in der Doublierform innerhalb von 40 Minuten ausgehärtet ist, wird das Duplikatmodell entnommen und danach 40 Minuten bei exakt 70 °C im Umluft-Trockenschrank getrocknet. Bei abweichenden, vor allem bei höheren Temperaturen, wird die Modelloberfläche mehlig. Die Härtung des Einbettmassemodells erfolgt durch kurzfristiges Eintauchen in eine spezielle Härterflüssigkeit.
- Da Titan, wie schon ausgeführt, nicht gleich hohe mechanische Werte wie eine CoCrMo-Legierung hat, werden für die Modellation der Prothesengerüste folgende Richtwerte empfohlen:
  Vollplatte im Oberkiefer 0,8 Millimeter Wachsplattenstärke. Für rationierte und skelettierte Basen sowie für Transversalbänder im Oberkiefer 0,8 bis 1,0 Millimeter Wachsplattenstärke. Lingualbügel sollen aus Wachsprofilen von 4,3 Milli-

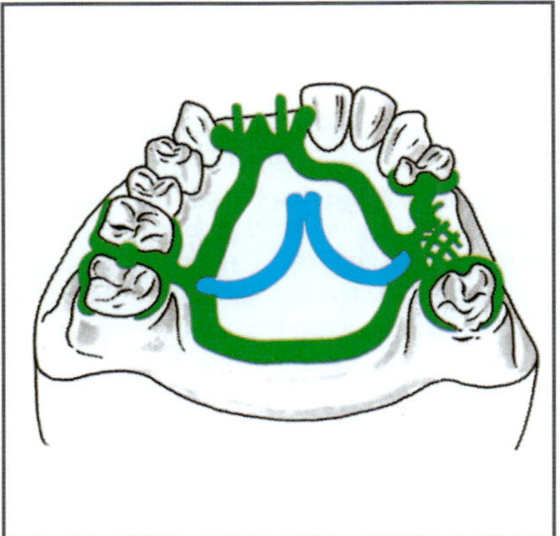

Abb. 4.26
An die Modellation im Oberkiefer angesetzte Gusskanäle. Der linke Kanal ist falsch, der rechte richtig angewachst

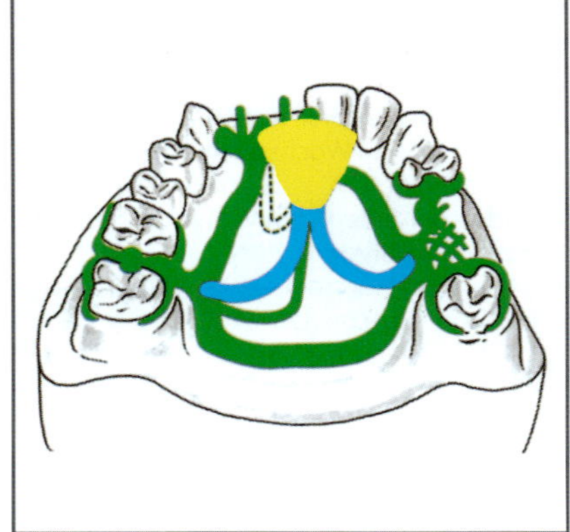

Abb. 4.27
An eine Klammer angesetzter Nachsaugkanal sowie angedeuteter Gusskanal

meter Breite und 2,3 Millimeter Dicke modelliert werden, dabei sind Verstärkungen je nach Länge und Form des Bügels notwendig. Dementsprechend müssen stärkere Klammerprofile verwendet, oder die für CoCrMo-Legierungen vorgegebenen, ausreichend verstärkt werden.

Fragen:

1. Warum sollte man zum Anzeichnen des großen Verbinders auf dem Einbettmassemodell nur einen graphitfreien Stift verwenden?
2. Warum kann der Patient mit der Zunge geringfügige Unterschiede in der Plattenstärke oder Oberflächenstruktur *ertasten und erkennen*?

4.5.11 Das Ansetzen der Gusskanäle

Für die Verbindung zwischen Gusstrichter und Gussobjekt sind drei Möglichkeiten bekannt:

1. Der Gusstrichter wird über dem Modell angebracht.
2. Der Gusstrichter wird hinter dem dorsalen Ende des Modells angebracht.
3. Der Gusstrichter wird schon in den Sockel des Einbettmassemodells geformt. Seine Spitze durchbricht das Modell im Zentrum.

Wir gehen in unserer Darstellung von der überwiegend gebrauchten Methode aus, den Gusstrichter über dem Modell anzubringen. Das Gießen durch das Einbettmassemodell (dritte Möglichkeit) ist nur im Unterkiefer problemlos für die Präzision durchzuführen, da der Formling für den Eingusstrichter durch Einstechen einer Hülse oder eines korkenzieherartigen Drahts in die Negativform befestigt wird. Das kann zu Deformationen der Dubliermasse führen und z. B. im Oberkiefer die Auflagefläche des großen Verbinders verletzen.

Im Allgemeinen genügen für jede Gerüstform einer Teilprothese zwei Gusskanäle in einer Stärke von 3,5 Millimetern. Sie werden am dicksten Teil der Modellation angesetzt. Das sind im Unterkiefer die Übergänge des Sublingualbügels in die Retentionen. Im Oberkiefer werden die Gusskanäle bei genarbten Wachsplatten am distalen Rand, bei glatten Wachsplatten im Bereich des Abschlussrands der transversalen Verbindung zu den Sätteln angesetzt.

Niemals darf ein Gusskanal senkrecht auf der Modellation befestigt werden, wie es im linken Bildteil von Abbildung 4.26 zu sehen ist. Der richtig angesetzte Gusskanal ist rechts im Bild dargestellt. Die Strömungsrichtung der einschießenden, flüssigen Legierung muss immer vom dickeren in den dünneren Gerüstteil verlaufen.

Die Gusskanäle führt man stetig ansteigend über der Mitte der Modellation zusammen. Der Gusstrichter soll über dem Zentrum des Muffelumfangs liegen. Dieser muss mit der Mitte des Modells nicht identisch sein. Die Spitze des Gusstrichters liegt etwa acht bis zehn Millimeter über dem höchsten Punkt der Modelllation. Gusskanäle und Gusstrichter werden sorgfältig miteinander verwachst, so dass strömungstechnisch in der Zusammenführung und an den Ansatzstellen günstige, d. h., runde Kanten entstehen (Abb. 4.26).

Durchläuft die Schmelze einen dünnen Teil, z. B. einen kleinen Verbinder, an dem eine Klammer anmodelliert ist, die insgesamt dicker ist als dieser, dann muss ein Nachsaugkanal an der Klammer angebracht werden (Abb. 4.27). Dieser bleibt im Zentrum der Muffel, ausgehend von den verwachsten Gusskanälen, und steigt wieder zur Ansatzstelle an der Modellation an. Ähnlich verhält es sich bei einem frontalen Gerüstteil, den man separat mit einem Nachsaugekanal versorgen muss. Es ist ausreichend, wenn Nachsaugekanäle eine Stärke von 2,5 Millimetern haben.

Nur in Ausnahmefällen, wie z. B. bei einer voluminösen Kragenfassung frontal, setzt man einen dritten Gusskanal an (beachte Abb. 4.27).

Anbringen von Gusskanälen für den Titanguss

Da die Titanschmelze (Schmelzpunkt des Titans 1668 °C) sehr schnell in die relativ kalte Muffel einschießen muss (die Herstellerangaben zu den Muffeltemperaturen variieren von handwarm bis zu 430 °C), setzt man an Prothesengerüste, welche aus Titan Grad 1 gegossen werden sollen, die Hauptgusskanäle mit einem Durchmesser von fünf Millimetern und die Hilfskanäle mit einer Stärke von drei Millimetern an.

Die Anlage der Gusskanäle richtet sich nach der Konstruktion des Gerüsts, die Stärke der Kanäle aber auch nach der Qualität des Titans. Titan Grad 4 (siehe Zusammensetzung von Titan in Kapitel 4.5.14) und speziell für den Titanguss entwickelte Titanlegierungen haben bessere mechanische Werte, fließen aber schlechter aus als das üblicherweise in der dentalen Technologie verwendete Titan Grad 1. Deshalb verwendet man bei diesen Werkstoffen bei allen Gusskanälen eine Stärke von fünf Millimetern. Die Kanäle werden im Zentrum der Muffel in Höhe der Okklusionsebene zusammengeführt. Zuletzt wird ein spezieller Gusstrichter aus Kunststoff aufgesetzt.

Die Erstarrungsschwindung

Durch das *richtige* Platzieren des Gussobjekts in der Muffel und das *richtige* Ansetzen der Guss- und Nachsaugkanäle sollen Sauglunker im Gussobjekt vermieden werden. Sie sind nicht mit Porositäten zu verwechseln, die auf eingeschlossene Gase in der Schmelze zurückzuführen sind.

Erstarrt eine Legierung, so vermindert sich ihr Volumen weit mehr als bei der festen Schwindung. Die Erstarrungskontraktion beträgt etwa fünf bis sechs Volumenprozent. Da die Erstarrung der eingeflossenen Legierung stets an den Außenwänden des Gusshohlraums beginnt, bilden sich ohne eine Anordnung der Guss- und Nachsaugkanäle, die ein *Nachsaugen* von Schmelze zulassen, im Gussobjekt Lunker.

Das Reservoir flüssiger Schmelze in Form der Gusstrichterbasis sowie der Guss- und Nachsaugkanäle muss immer im Hitzezentrum der Muffel liegen.
Da voluminöse Gussteile später erstarren als dünne, muss der Fluss der Schmelze stets aus dem Hitzezentrum vom dicken zum dünnen Teil verlaufen.
Die Gefahr der Lunkerbildung wird größer, je größer die Temperaturdifferenz zwischen vorgewärmter Muffel und Gusstemperatur der Legierung ist.

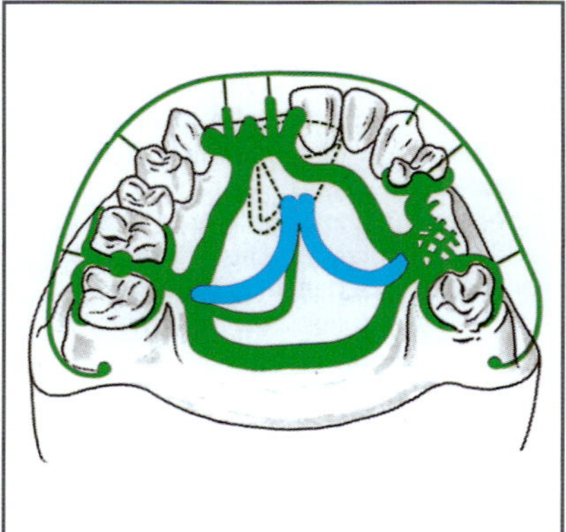

Abb. 4.28
Oberkiefergerüstmodellation mit angesetzten Guss- und Nachsaugkanälen, Druckausgleichs- und Entlüftungskanälen

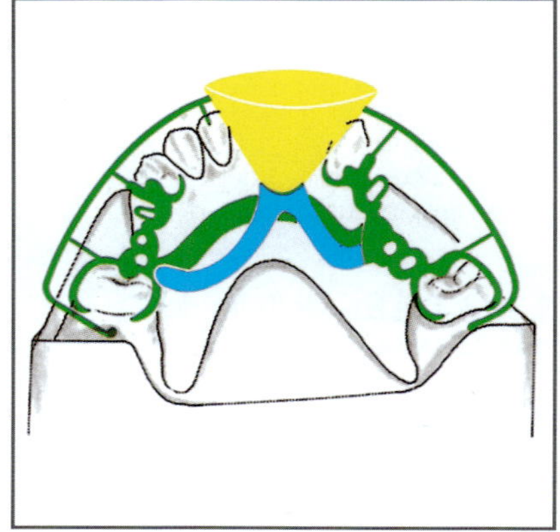

Abb. 4.29
Unterkiefergerüstmodellation mit angesetzten Guss- und Nachsaugkanälen, Druckausgleichs- und Entlüftungskanälen

Die Druckausgleichskanäle

Es hat sich als vorteilhaft erwiesen, an die Gerüstmodellation zum Schluss Druckausgleichs- und Entlüftungskanäle anzufügen. Man bringt in ca. zehn Millimetern Abstand zu den höchsten Punkten der Modellation einen 1,2 Millimeter starken ringförmig angeordneten Wachsdraht an. Alle Spitzen der Modellation werden durch 0,8 Millimeter starke Entlüftungskanäle mit dem Druckausgleichskanal verbunden (Abb. 4.28 und 4.29).

Durch diese Anordnung von Hilfskanälen wird der Gusshohlraum wesentlich schneller gefüllt als ohne diese. Außerdem wird der Druck der einschießenden Schmelze im gesamten Gusshohlraum durch den Druckausgleichskanal angeglichen, so dass die Formfüllung gleichmäßiger verläuft. Auch in die Schmelze aufgenommene Gase werden abgeleitet und bilden keine Porositäten, die vor allem an den höchsten Stellen der Modellation in Erscheinung treten. Speziell im Schulterbereich der Klammem könnte es sonst durch Porositäten zu Schwächungen des Gussteils kommen.

Die modellierten Gerüste sind nun bereit zum Einbetten.

Fragen:

1. Warum kann es zu Fehlern kommen, wenn der Gusstrichterformer in der Dublierform so befestigt wird, dass durch das Modell gegossen werden kann?
2. Wodurch entstehen beim Dentalguss Porositäten?
3. Welchen Einfluss haben Lunker auf die Qualität eines Gusses?
4. Wie beeinflusst das mehr oder weniger hohe Überschreiten der Gießtemperatur die Lunkerbildung?

4.5.12 Die Herstellung der Gussmuffeln

Im Allgemeinen wird empfohlen auf die Oberfläche aller modellierten Wachs- oder Kunststoffteile vor dem Überbetten mit Einbettmasse ein Entspannungsmittel aufzupinseln oder aufzusprühen. Man lässt das Netzmittel ein bis zwei Minuten einwirken und bläst die Modellation danach trocken. Einige Hersteller von Einbettmassen empfehlen, auf diese Vorbehandlung zu verzichten. Ihre Einbettmassen enthalten entsprechende Zusatzstoffe.

Letztlich wird zur Vermeidung von an der Oberfläche der Modellation anhaftenden Luftblasen auch die Druckeinbettung angewandt. Die mit Einbettmasse aufgefüllte Muf-

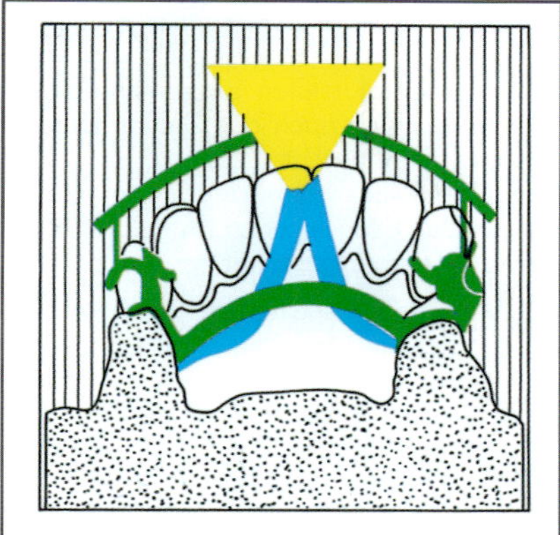

Abb. 4.30
Aufbettung von Einbettmasse zur Herstellung einer Muffel mit Hilfe einer Kreppmanschette

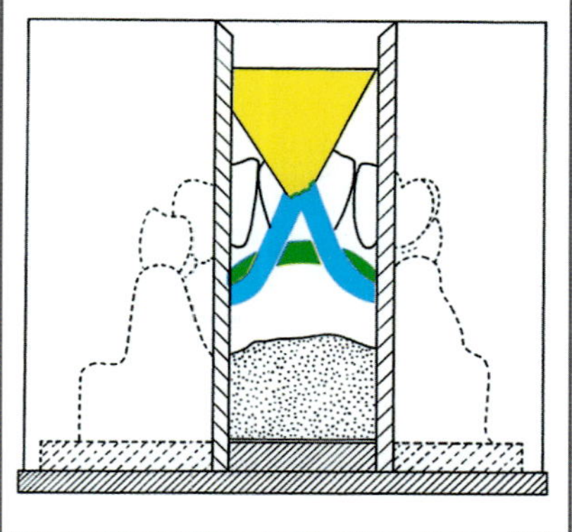

Abb. 4.31
Sockel- und Einbettsystem mit flexibler Manschette

fel wird in ein Druckgefäß gestellt und mit sechs bis acht bar Druck beaufschlagt. Dadurch werden Luft- oder Gaseinschlüsse in der Einbettmasse zusammengedrückt.

Ziel jeder dieser Maßnahmen ist eine gute Benetzung der Wachs- oder Kunststoffoberfläche mit Einbettmasse, um damit ein glattes, fehlerfreies Gussobjekt zu erhalten.

Eine weitere Möglichkeit zur Erzielung einer besonders glatten Gussoberfläche ist das Einpinseln oder Besprühen der modellierten Gerüste mit Feineinbettmasse. Wenn mit Bindereinbettmassen gearbeitet wird, müssen alle Kunststoffhilfsteile (Flexseals, Flexetten) mit Feineinbettmasse überzogen werden, da sonst der Ethylalkohol, der in der Anmischflüssigkeit enthalten ist, die Oberfläche derselben anlösen würde. Feineinbettmassen enthalten keine die Kunststoffhilfsteile anlösenden Substanzen.

Es gibt verschiedene Einbettsysteme, um die Gussmuffel zu formen. Phosphatgebundene Einbettmassen müssen nicht mit einem feuerfesten Metallmantel umschlossen werden. Deshalb verwendet man leicht konische Kunststoffformen oder Kreppmanschetten. Letzteres ist besonders vorteilhaft, da

- das Einbettmassemodell nicht umbettet, sondern nur aufgebettet wird (Abb. 4.30),
- bei diesem Verfahren erheblich Einbettmasse gespart wird,
- über eine gleichmäßige Stärke des Modellsockels ein stets gleiches Hitzezentrum in der Muffel geschaffen werden kann,
- die kleinen Muffeln weniger Energie zum Aufheizen verbrauchen.

Bei einigen Dubliersystemen mit Formteilen umschließt ein flexibler Kunststoffring den Sockel des Einbettmassemodells so dicht, dass die Einbettmasse eingegossen werden kann, ohne dass die Teile zuvor durch Wachs verbunden und abgedichtet werden müssen (Abb. 4.31).

Bei Verwendung von silikatgebundenen Einbettmassen muss die Gussmuffel von einem zunderfreien Stahlring ummantelt bleiben. Dieser wird vor dem Einfüllen der Einbettmasse mit einem in Wachs getauchten Papier ausgekleidet. Dieses überragt den Muffelmantel, da die oberste Einbettmasseschicht wie beim Einbettmassemodell am Trockenschleifer abgetragen werden muss.

Soweit im Schleudergussverfahren gearbeitet wird, muss an Manschette oder Modellboden gekennzeichnet werden, wo sich die Frontzähne des Einbettmassemodells befinden.

Grundsätzlich muss die Einbettmasse zum Einbetten der Modellation in gleicher Weise wie für das Einbettmassemodell exakt dosiert und unter Vakuum maschinell angemischt werden.

Die angemischte Masse wird mit Unterstützung des Vibrators in die Muffelform gefüllt, bis die Modelllation bedeckt ist. Es muss darauf geachtet werden, dass keine Hohlräume verbleiben. Sie bilden sich gern unter Klammern, dem Sublingualbügel oder in den Gitterretentionen. Die Überbettung mit Einbettmasse wird ohne Vibration vervollständigt. Danach sollte sie mindestens eine halbe Stunde Zeit haben, um abzubinden, auch bei einer Druckeinbettung.

Frage:
Warum kann man in Wachs oder Harz getauchte Einbettmassemodelle nicht aufbetten, sondern muss sie umbetten?

4.5.13 Der Vorwärmprozess

Das Vorwärmen der Muffeln gliedert sich in mehrere Phasen:

1. Das Trocknen und Austreiben des Wachses,
2. das Halten der Temperatur auf zwei Stufen, um der Einbettmasse Zeit für die thermische Expansion zu geben und
3. das Erreichen und Halten auf Endtemperatur (Gießtemperatur) vor dem Guss.

Der Vorwärmprozess trägt ganz entscheidend dazu bei, dass die Oberfläche und die Passung der gegossenen Werkstücke einwandfrei sind.

Vielfach werden in zahntechnischen Laboratorien programmgesteuerte Vorwärmöfen verwendet. Das Programmteil kann im Ofen integriert oder als externe Steuerung angeschlossen sein. Der Temperaturverlauf ist frei programmierbar. Das bezieht sich auf

- den Beginn des Vorwärmprozesses, vor allem dann, wenn über Nacht vorgewärmt und am folgenden Morgen gegossen wird,
- die Temperaturstufen bis zur Endtemperatur, die sich nach der Gießtemperatur der Legierung richtet,
- das Ende des Vorwärmprogramms, bei dem der Ofen je nach Muffelgröße auf Endtemperatur gehalten werden muss.

Das Austreiben des Wachses
Erste Aufheizstufe

Es ist heute nicht mehr üblich, die Muffel erst in einen Trockenschrank zu stellen, um das Wachs auszutreiben. Die zum Bau der Vorwärmöfen verwendeten Materialien sind verbessert worden, so dass die aggressiven Dämpfe, die in der ersten Vorwärmstufe aus der Einbettmasse entweichen, keinen Schaden an den Heizwicklungen und am Ofengehäuse anrichten können.

Man stellt die Muffeln mit dem Gusstrichter nach unten in den kalten Vorwärmofen und startet das Programm. Die gleichmäßige Erwärmung der Muffeln ist abhängig von

- der Anordnung der Heizwicklungen, die zwei- bis vierseitig eingebaut sein können,
- der Luftumwälzung im Muffelraum, die bei modernen Öfen mit einem Umluftgebläse gefördert wird und
- der Beschickung und der Aufstellung der Muffeln im Muffelraum. Die Kapazität des Muffelraums darf nicht überschritten werden. Die Muffeln sollen sich nicht berühren.

Moderne Vorwärmöfen werden so gesteuert, dass sie in der ersten Stufe mit 2 bis 3 °C pro Minute auf 270 °C aufgeheizt werden. Entscheidend ist, dass die Temperatur bei dieser ersten Vorwärmstufe sehr langsam ansteigt. Bei 2 °C pro Minute werden 270 °C in etwas mehr als zwei Stunden erreicht, bei 7 °C, wie auch empfohlen, schon in 40 Minuten.

Frage:
Welche Aufheizgeschwindigkeit ist sinnvoller?

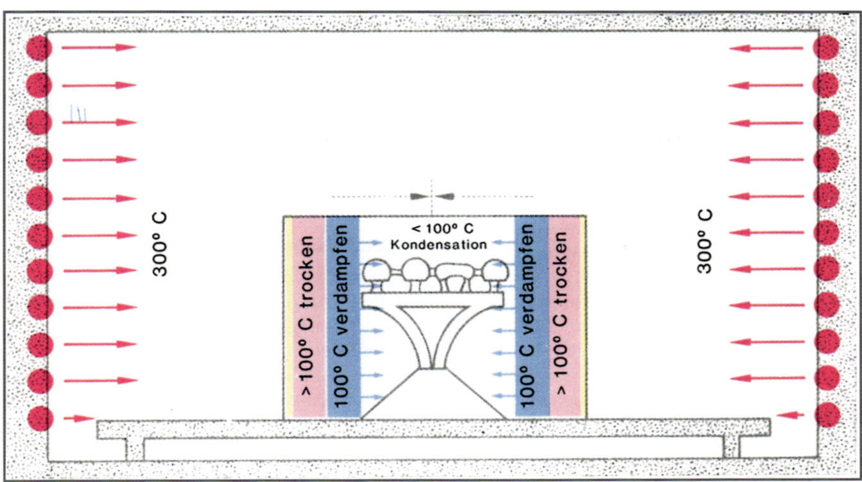

Abb. 4.32
Grafische Darstellung des Aufheizens einer Muffel mit Darstellung der Transportzone und des Wachsaustreibens

Der Wärmetransport

Die Strahlungswärme im Vorwärmofen beginnt die Muffeln zu erhitzen. Im äußeren Muffelmantel wird die zugeführte Temperatur von Masseteilchen höherer Temperatur, also von Einbettmasse und Flüssigkeit, an weiter innen liegende niedrigerer Temperatur weitergeleitet. Es wird Energie transportiert. Die Geschwindigkeit, mit der dieser Transport stattfindet, hängt im Wesentlichen von der Wärmeleitfähigkeit des zu erwärmenden Materials ab. Ein Problem beim Vorwärmen besteht darin, dass Cristobalit die Wärme rund 900-mal schlechter leitet als Metall. Man bezeichnet es als sehr schlechten Wärmeleiter. Der Wärmetransport geht sehr langsam vonstatten. Feuchte Einbettmasse leitet die Wärme besser als trockene. In der Muffel, die zunächst auf maximal 270 °C vorgeheizt werden soll, entwickeln sich mehrere Zonen.

Zuerst trocknet die Einbettmasse der Muffelwand aus. Die Temperatur steigt auf diejenige des Ofenraums. Das sind bei 2 °C Temperaturanstieg pro Minute in einer Stunde 120 °C. Diese Einbettmasseschicht beginnt wegen des Cristobalitanteils bereits thermisch zu expandieren.

An einer Grenze zwischen trockener und feuchter Einbettmasse, die vom Wassergehalt der Einbettmasse und der Dauer der Rufheizung bestimmt wird, kann die Temperatur nicht höher als 100 °C steigen. Man nennt diese Einbettmasseschicht die Transportzone. An der Grenze zur trockenen, über 100 °C erhitzten Schicht, verdampft das Wasser (Abb. 4.32). Diese Reaktion ist umso heftiger, je heißer die trockene Schicht ist. Verdampfendes Wasser vergrößert sein Volumen bei normalem Druck auf das 1700-fache. Unter erheblichem Druck sucht sich der Wasserdampf einen Weg durch das Materialgefüge, also auch in Richtung Muffelzentrum. Dadurch wird Wachs erweicht und *ausgetrieben*. Je höher der Druck ist, d. h. je schneller und mit je höherer Temperatur die Muffel aufgeheizt wird, umso größere Kräfte treten auf, die zum Reißen, zur Deformation und zum Absprengen der Einbettmasse führen. Raue Güsse, Einbettmasseeinschlüsse im Guss und Gussfahnen sind die sichtbaren Auswirkungen von zu schnellem Aufheizen.

Das bezieht sich allerdings nur auf die bisher in üblicher Weise gebrauchten Einbettmassen. Speziell entwickelte Speed-Einbettmassen können sofort bei Endtemperatur aufgeheizt werden, worauf nachfolgend noch eingegangen wird

Wenn Cristobalit über 100 °C erhitzt wird, beginnt, wie schon gesagt, die thermische Expansion. Das heißt, dass auch dadurch in benachbarten Einbettmassezonen Spannungen im Gefüge auftreten können.

Werden ausgetrocknete Muffeln vorgewärmt, wird das Wachs nicht vom Wasserdampf ausgetrieben, sondern dringt verflüssigt in die trockene Einbettmasse ein. Hier verkohlt es, da zur Verbrennung nicht genügend Sauerstoff vorhanden ist. Kohlenstoffempfindliche Legierungen können dadurch geschädigt werden. Deshalb sollte man Muffeln vor dem Austrocknen schützen, z. B. durch luftdichtes Verpacken in einen Plastikbeutel. Andernfalls müssen ausgetrocknete Muffeln gewässert werden, bevor man sie in den Vorwärmofen stellt.

Die Temperatur von 270 °C sollte eine Stunde gehalten werden. Erst dann ist die Umwandlung von β-Cristobalit in α-Cristobalit, die mit einer Expansion der Einbettmasse verbunden ist, in der gesamten Muffel abgeschlossen.

Die zweite Aufheizstufe

Die Einbettmassen enthalten nicht nur Cristobalit, sondern auch Quarz. β-Quarz wandelt sich bei einer Temperatur von 575 °C in α-Quarz um und expandiert dabei. Um auch diesen Expansionssprung in der gesamten Muffel abzuschließen, muss die Temperatur von 575 °C ca. 40 Minuten gehalten werden.

Die dritte Aufheizstufe

Bis zur Endtemperatur von 1000 bis 1100 °C, je nach Angabe des Herstellers der Einbettmasse und der Schmelztemperatur der Legierung, wird der Vorwärmofen mit steilerem Temperaturanstieg aufgeheizt, soweit eine solche Programmierung im Steuerteil möglich ist. Dabei findet noch eine geringfügige thermische Expansion statt. Bis die Muffel vollständig durchgeheizt ist, muss die Endtemperatur aber 30 bis 60 Minuten gehalten werden.

> Die Passung eines Gusses ist abhängig von der erreichten Gesamtexpansion. Die Abbindeexpansion kann durch die Konzentration der Anmischflüssigkeit gesteuert werden. Die thermische Expansion ist temperaturabhängig.

Speed-Einbettmassen

Für das thermische Verhalten von *Speed-Einbettmassen* gilt grundsätzlich nichts anders als bisher besprochen. Deshalb sollen die wichtigsten Fakten noch einmal kurz zusammengefasst werden. In allen Einbettmassen treten beim Vorwärmen der Gießform Spannungen auf. Deshalb gilt die grundsätzliche Empfehlung, Gussmuffeln langsam aufzuheizen. Die Spannungen werden bedingt durch

- die Phasenumwandlungen von Quarz und Cristobalit bei den entsprechenden Temperaturen,
- die ungleichmäßige Temperaturverteilung in der Muffel. Beim Vorwärmen wandert die Wärme von außen nach innen,
- das Verdampfen des noch vorhandenen interkristallinen Wassers, wobei ein Überdruck entsteht. Wasserdampf kann ein ca. 1700-mal größeres Volumen erreichen als Wasser.

> Um reproduzierbare Ergebnisse bei Präzisiongüssen zu erhalten, sollten diese grundsätzlichen Erkenntnisse auch weiterhin beachtet werden und nicht in Vergessenheit geraten.

Seit einigen Jahren sind sogenannte *Speed-Einbettmassen* auf dem Markt, die sehr viel schneller als die üblichen Einbettmassen auf Gießtemperatur gebracht werden können. Sie sind wohl mehr aus der Forderung der zahntechnischen Laboratorien auf Beschleunigung der Arbeitsabläufe wegen Termindrucks, als aus dem Angebot der Hersteller entstanden. Damit *Speed-Einbettmassen* beim Vorwärmen nicht reißen, waren folgende Werkstoffänderungen notwendig:

1. Die Stabilität der abgebundenen Einbettmasse wird durch eine besondere, höher konzentrierte Kieselsol-Anmischflüssigkeit verbessert. Derartige Anmischflüssigkeiten sind sehr temperaturempfindlich, vor allem auf Kälte. Weiterentwicklungen sollen allerdings weniger kälteempfindlich sein.
2. Es wurden weniger stark expandierende, feuerfeste Stoffe, wie Magnesiumoxid, Aluminiumoxid, und Zirkonoxid zugegeben. Gleichzeitig wurde der stärker expandierende Cristobalitanteil verringert.
3. Einbettmassen mit diesen neuen feuerfesten Bestandteilen benötigen für ein ausreichendes Fließverhalten im angemischten Zustand weniger Anmischflüssigkeit.
4. Die Körnung dieser Einbettmassen wurde so verändert, dass die abgebundene Einbettmasse poröser wird, was einen Abbau der vorwärmungsbedingten Spannungen bewirkt.
5. Bei speziellen Anwendungsbereichen sollen doppelte Flieseinlagen im Muffelring verwendet werden.
6. Die Einbettmasse muss am Muffelboden stark angeschliffen werden.

Ganz wichtig für das materialgerechte Verhalten von *Speed-Einbettmassen* ist ein striktes Einhalten der Verarbeitungsvorschriften, was manchen Zahntechnikern zunehmend schwerer fällt. Bei Nichtbeachtung sind Gussprobleme und -fehler vorprogrammiert

Zusammenfassung

Die erforderliche, stets gleiche, auf den Legierungstyp abgestimmte Gesamtexpansion wird erreicht:

- durch die Aufbewahrung der Einbettmasse und der Anmischflüssigkeit bei gleich bleibender Temperatur,
- durch die stets gleiche Konzentration der Anmischflüssigkeit,
- durch exaktes Abwiegen und Abmessen von Einbettmassepulver und Anmischflüssigkeit.
- durch immer zeitgleiches maschinelles Mischen der Einbettmasse unter Vakuum,
- durch Einhalten der Abbindezeit für die Einbettmasse,
- durch zeit- und temperaturgerechte Vorwärmung der Muffel bei Beachtung der Haltezeiten,
- durch Einhalten der legierungsspezifischen Vorwärmendtemperatur für mindestens 30 Minuten, bevor gegossen wird.

Eine technische Vereinfachung bei modernen Vorwärmöfen ist das Eingeben des Zeit- und Vorwärmprogramms mittels einer Chipkarte. Ideal wäre es, wenn jede Charge Einbettmasse und jeder Einbettmassetyp vom Hersteller mit einer vorprogrammierten Chipkarte geliefert würde. Da Einbettmassechargen unterschiedlich ausfallen können, sind Probegüsse zu empfehlen, um die Gesamtexpansion zu prüfen und abzustimmen.

Fragen:

1. Welche aggressiven Dämpfe treten beim ersten Vorwärmen der Muffeln auf?
2. Warum kann sich die Einbettmasse an der Transportzone nicht höher als 100 °C erwärmen?
3. Warum muss beim Schleuderguss die Muffel so in die Schleuder eingesetzt werden, dass die Frontzahnpartie des Modells entgegen der Drehrichtung ausgerichtet ist?

4.5.14 Die Gießwerkstoffe

Das meistverwendete Material für die gegossenen Gerüste von Teilprothesen sind die CoCrMo-Legierungen. Seltener wurden daneben schon immer Goldlegierungen eingesetzt und in den letzten Jahren ist unlegiertes Titan, so genanntes Reintitan, hinzugekommen.

An einen Gusswerkstoff, der zu Gerüsten für Modellgussprothesen dienen soll, sind eine Reihe von Anforderungen zu stellen. Diese sind: biologische Verträglichkeit bzw. Korrosionsbeständigkeit, gute Vergießbarkeit und dem Verwendungszweck entsprechende mechanische Werte wie z. B. Elastizitätsmodul oder Dehngrenze. Die nachfolgende Tabelle 4.1 informiert über die Eigenschaften der oben genannten Werkstoffe.

Tabelle 4.1
Eigenschaften von Gerüstwerkstoffen für Modellgussprothesen, (w = Goldlegierung nach dem Guss, a = vergütet).

	Schmelz-intervall bzw. Schmelz-temperatur (°C)	Feste Schwin-dung nach dem Guss (% lin.)	Dichte (g/cm³)	Härte (HV)	E-Modul (Mpa)	0,2 % Dehn-grenze (N/mm³)
CoCrMo-Legierung	1200 - 1400	2,0 - 2,3	8 - 9	330 - 430	180 - 250	550 - 800
Gold-legierung Typ IV (extrahart)	870 - 1000	1,6 - 1,8	15 - 16	120 (w) - 300 (a)	90 - 100	300 (w) - 700 (a)
Titan (unlegiert)	1668	1,5 - 1,6	4,5	160*	110	250
Titan-legierung	ca. 1650	1,5 - 1,6	4,52	325	115	900

* = Titangüsse können nach dem Ausbetten an der Oberfläche durch Ausbildung einer so genannten α-case-Schicht stark aufgehärtet sein und den in der Tabelle angegebenen Härtewert deutlich überschreiten.

CoCrMo-Legierungen

Diese sind inzwischen seit 50 Jahren bekannt. Das erste brauchbare Gussmetall auf dieser Basis wurde, wie schon beschrieben, von Erdle und Prange in den USA entwickelt. Sein Produktname *Vitallium* ist weltweit bekannt. Die ursprüngliche Legierung enthielt neben den Hauptbestandteilen Kobalt und Chrom auch Wolfram, welches später durch Molybdän ersetzt wurde. Damit wurde die Fließfähigkeit der geschmolzenen Legierung verbessert.

Die Bestandteile der üblichen CoCrMo-Legierungen sind etwa 60 m% Kobalt, etwa 30 m% Chrom, etwa 5 m% Molybdän und in Zugaben von jeweils unter einen m% Kohlenstoff, Silizium, Mangan, Stickstoff, manchmal auch von Titan. Die Zusammensetzung und die Eigenschaften einiger CoCrMo-Legierungen können der Tabelle 4.2 entnommen werden. Die Legierungen zeichnen sich durch sehr gute Mundbeständigkeit und Biokompatibilität bzw. Korrosionsresistenz, sowie durch große Härte, Elastizität und Bruchdehnung aus. Die Korrosionsresistenz wird über Passivierung durch eine extrem dünne Schicht aus Chromoxid erzeugt.

Es ist anzumerken, dass alle CoCrMo-Legierungen von anerkannten Herstellern allen biologischen und werkstofftechnischen Anforderungen, die sich bei der Modellgussprothese stellen, gerecht werden.

Tabelle 4.2
Zusammensetzung und Eigenschaften verschiedener CoCrMo-Legierungen (nach Päßler, Angabe der Legierungsbestandteile in m %).

	Co	Cr	Mo	C	Si	Mn	N	Zugfestigkeit N/mm^2	Härte HV 10	Bruchdehnung %	0,2 % Dehngrenze N/mm^2	E-Modul MPa
emanium 00	64,5	32,0	5,0	0,45	0,50	0,30	0,21	900	390	4,0	710	210
emanium m 380	64,5	29,0	4,5	0,60	0,50	0,30	0,00	790	420	4,0	542	161
eraenium	59,1	32,0	6,5	0,30	1,20	0,70	0,18	820	390	7,0	600	185
tallium	61,4	31,0	5,5	0,50	0,70	0,70	0,15	870	380	3,0	670	201

Goldlegierungen

Bei den Edelmetalllegierungen, die ja ursprünglich dem Klammersystem nach Ney zugrunde lagen, handelt es sich um harte Goldlegierungen (Typ IV nach DIN). Ihre Zusammensetzung ist in zwei typischen Beispielen in Tabelle 4.3 wiedergegeben. Der hohe Anteil an Edelmetallen gewährleistet die hohe Biokompatibilität. Die für gegossene Prothesengerüste erforderlichen mechanischen Eigenschaften erhalten sie durch den Zusatz von Palladium, Kupfer und auch durch geringe Zugaben von Zink. Zusätzlich können diese Legierungen nach dem Guss ausgehärtet (vergütet) werden. Bezüglich der Festigkeit sind sie den CoCrMo-Legierungen unterlegen, wie die Tabelle 4.1 ausweist.

Tabelle 4.3
Typische Zusammensetzung von zwei handelsüblichen hochgoldhaltigen Modellgusslegierung (Angaben in m%, x = Anteil von kleiner/gleich 1 m%).

Au	Pt	Pd	Ag	Cu	Zn	Ir
71,0	4,0	–	12,3	12,1	x	x
70,0	4,0	2,5	13,4	8,5	1,5	x

Titan und Titanlegierungen

In der Zahntechnik wird im Allgemeinen unlegiertes Titan des Reingrads 1verarbeitet. Nicht ganz korrekt wird von Reintitan gesprochen. Wie die Tabelle 4.4 zeigt, ist chemisch reines Titan wegen seiner hohen chemischen Affinität zu einigen anderen Elementen nicht darstellbar. Nach DIN 17850 wird unlegiertes Titan in vier Reinheitsgraden als Gussmaterial geliefert. Beachte hierzu Tabelle 4.4. Die immer im Titan enthaltenen *Verunreinigungen* beeinflussen seine mechanischen Eigenschaften. So steigt mit dem Anteil von Eisen und Sauerstoff die Festigkeit des Werkstoffs bei gleichzeitiger Verminderung seiner Duktilität. Unter allen dentalen metallischen Werkstoffen hat Titan die höchste Biokompatibilität und Korrosionsresistenz. Vergleichbar mit der Passivierung bei den CoCrMo-Legierungen zeigt das Titan eine Schutzschicht aus Titanoxid.

Tabelle 4.4
Zusammensetzung von *Reintitan* nach DIN 17850 (Angaben in m %). Es existieren vier Reinheitsstufen. Völlig reines Titan ist technisch nicht herstellbar.

Reinheitsgrad	Ti	Fe	O	N	C	H
Ti 1	99,607	0,15	0,12	0,05	0,06	0,013
Ti 2	99,477	0,20	0,20	0,05	0,06	0,013
Ti 3	99.377	0,25	0.25	0,05	0,06	0,013
Ti 4	99,227	0,30	0,35	0,05	0,06	0,013

Zu beachten ist, dass Titan etwa die Steifigkeit einer harten Goldlegierung besitzt, was eine entsprechend stärkere Modellation der Wachsgerüste im Vergleich zu Gerüsten aus CoCrMo-Legierungen verlangt. Damit soll zum Ausdruck gebracht werden, dass Modellgussgerüste mit gegossenen Klammern aus Titan oder aus Goldlegierungen eher Nachteile bringen und nur dann sinnvoll sind, wenn eine fachärztlich nachgewiesene Allergie gegen einen der Inhaltsstoffe der CoCrMo-Legierung vorliegt, was jedoch nur sehr selten vorkommt.

Neben Titan werden für Modellgussgerüste auch Titanlegierungen eingesetzt. Wegen der hohen Dehngrenze sind sie dafür, speziell was die Klammern anbelangt, besser geeignet als reines Titan. Allerdings muss bei der Dimensionierung der Gerüste, der im Vergleich zu CoCrMo-Legierungen nur etwa halb so hohe Elastizitätsmodul beachtet werden. Eine handelsübliche Titanlegierung mit hoher Mundbeständigkeit (Passivierung) besteht aus 87 m% Titan, 7 m% Niob und 6 m% Aluminium.

4.5.15 Der Dentalguss

Das Gießen von CoCrMo-Legierungen

CoCrMo-Legierungen sind zum Vergießen hervorragend geeignet. Ihre Liquidustemperatur liegt bei etwa 1350 °C. Das bedeutet, dass die Temperatur der Schmelze zum Gießen auf 1500 °C erhöht werden muss. Die Gießtemperatur soll etwa 150 °C über Liquidustemperatur liegen. Die Schmelzen von CoCrMo-Legierungen sind dünnflüssig, weshalb das Formfüllvermögen auch bei der großen Temperaturdifferenz zwischen Gießtemperatur und derjenigen der vorgewärmten Muffel so gut ist, dass grazile Strukturen oder sehr dünn modellierte Gaumenplatten vollständig ausfließen.

CoCrMo-Legierungen müssen zügig erschmolzen werden, da sie beim Erwärmen stark oxidieren. Im zahntechnischen Labor werden drei Schmelzverfahren angewandt:

1. Die Flammenschmelzung mit einem Propan-Sauerstoff- oder einem Azetylen-Sauerstoff-Gasgemisch.
2. Die Hochfrequenz-Induktionsschmelzung.
3. Die Lichtbogenschmelzung.

Die Legierungen dürfen nur in Keramiktiegeln geschmolzen werden. Sie verändern ihre mechanischen Eigenschaften, besonders die Zugfestigkeit und die Härte drastisch, wenn sie Kohlenstoff aufnehmen. Am Beispiel von Remanium 700 und Remanium Gm 380 ist dies im Kapitel 4.5.14 deutlich gemacht worden. Beachte hierzu Tabelle 4.2.

Die Flammenschmelzung

Eine Propan-Sauerstoff-Gasflamme liefert Temperaturen bis 2850 °C, eine Azetylen-Sauerstoff-Gasflamme bis 3150 °C. Propan (C_3H_8) und Azetylen (C_2H_4) sind Kohlenwasserstoffgase, deren Flamme dann einen Rest

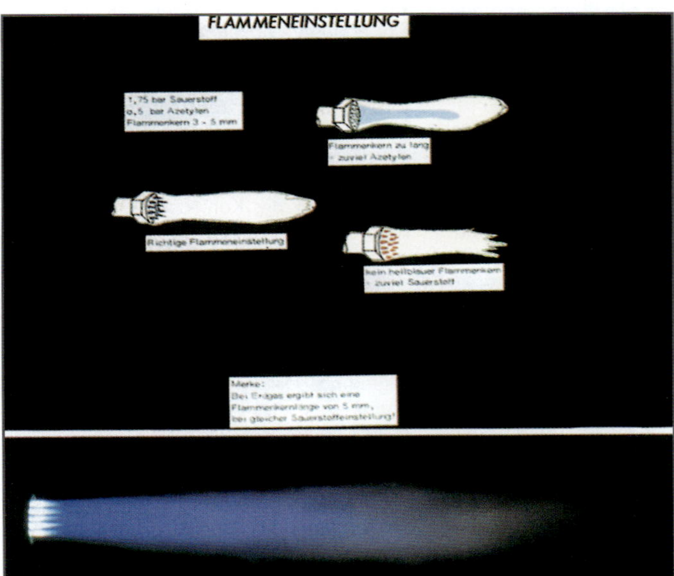

Abb. 4.33 Richtige und falsche Flammenbilder (Fa. BEGO)

Vorbildliche Einstellung einer Azetylen-Sauerstoffflamme (Fa. BEGO)

Kohlenstoff enthält, wenn bei der Verbrennung nicht genügend Sauerstoff zugeführt wird. Schmilzt man eine CoCrMo-Legierung mit einer Flamme, die mit Überschuss an Brenngas eingestellt ist, kommt es zu einer Aufkohlung der Legierung. Sie versprödet. Andererseits kommt es bei Sauerstoffüberschuss der Flamme zu einem Abbrand des Kohlenstoffs in der Legierung, sie wird weicher. Auf die Flammenschmelzung sollte daher heute zugunsten der nachfolgend geschilderten, elektrischen Schmelzverfahren nach Möglichkeit verzichtet werden. Über das richtige und falsche Flammenbild informiert Abbildung 4.33 auf Seite 125.

Flammenschmelzung und Horizontalschleuder gehören verfahrenstechnisch zusammen. Die Legierung wird in einem Keramiktiegel mit kleinen, kreisenden Bewegungen des Brenners erschmolzen. Je nach Legierungszusammensetzung bildet sich eine mehr oder weniger starke Oxidhaut. Die Gusswürfel schmelzen zu einer Kugel oder sacken nur zusammen, ohne sich zu vereinen. Die Oxidhaut darf mit der Flamme nicht aufgerissen werden. Die Liquidustemperatur der Gusslegierung muss, wie schon ausgeführt, etwa 150 °C überschritten werden, was man nur mit Erfahrung und auch dann nur mit mehr oder weniger großen Temperaturschwankungen erreichen kann. Danach löst man die Schleuder aus.

Beim Schleuderguss muss man beim Einsetzen der Muffel in das Gerät die Drehrichtung beachten. Die Schmelze wird durch Zentrifugalkraft in die Muffelhohlräume gedrückt. Als Faustregel gilt: Die Frontzähne des Einbettmassemodells in der Muffel sollten entgegen der Drehrichtung angeordnet sein.

> Die korrekte Flammeneinstellung sowie der Abstand der Flamme zum Schmelzgut und das Gießen bei der richtigen Temperatur der Schmelze erfordern viel Geschick und Erfahrung.

Die Hochfrequenz-Induktionsschmelzung

Als Hochfrequenz bezeichnet man elektromagnetische Schwingungen zwischen 10 kHz und 300 MHz. Das entspricht Wellenlängen von 30 km bis 1 Meter. Die Erwärmung erfolgt im elektrisch leitenden Werkstoff, also der CoCrMo-Legierung. Im Metall wird durch Induktion Sekundärstrom erzeugt, welcher die Legierung sehr schnell erhitzt und zum Schmelzen bringt. Je höher die Energiezufuhr ist, umso schneller wird die Legierung erschmolzen. Die Energiezufuhr kann durch Stufenschaltung oder Eingabetasten für die Sollintensität gesteuert werden. Meist sind die Geräte mit einer optischen Temperaturerfassung ausgestattet. Diese löst beim Erreichen der Gießtemperatur automatisch den Gießvorgang aus.

HF-Induktions-Schmelz- und Gießgeräte haben den Nachteil, dass die Liquidustemperatur und damit auch die Gießtemperatur sehr schnell überschritten werden. Es kann zur Überhitzung der Legierung kommen. Überhitzte Legierungen haben schlechtere mechanische Eigenschaften. Schon eine Überschreitung der Gießtemperatur um etwa 200 °C kann die Dehnbarkeit und die Dauerbiegefestigkeit des Gusses um 10 % vermindern. Außerdem neigen überhitzte Legierungen zur Porenbildung, was einen Guss unbrauchbar machen kann.

Für induktiv arbeitende Gießgeräte werden spezielle CoCrMo-Legierungen angeboten, da beim Schmelzprozess ein gewisser Abbrand des Kohlenstoffs in der Legierung stattfindet und sie deshalb im gegossenen Zustand zu weich sind.

Hochfrequenz-Gussmaschinen arbeiten sowohl nach dem Schleuderguss-, als auch nach dem Vakuum-Druckguss-Verfahren. Bei letzterem wird die Kammer, in der die Legierung geschmolzen und in welche die Muffel eingesetzt wird, evakuiert. Im Moment des Gussvorgangs wird die Vakuumpumpe abgeschaltet und der Gießkessel mit etwa 3,3 bar Druck beaufschlagt. Dieser drückt die Schmelze in den evakuierten Formhohlraum ein.

Die Lichtbogenschmelzung

Mit einem Lichtbogen zwischen zwei oder drei Elektroden lassen sich Temperaturen bis zu 10 000 °C erreichen. Man nutzt dies auch zum Schmelzen des Metalls in dentalen Gussschleudern. Durch das Zuführen von Schutzgas, man verwendet meist Argon, kann die Oxidation der Schmelze verhindert werden. Schutzgas lässt sich auch bei der Hochfrequenz-Induktionsschmelzung anwenden.

Das Gießen von Reintitan und Titanlegierungen

Wie Titan weisen die Titanlegierungen eine hohe Affinität zu den in den üblichen phosphatgebundenen Einbettmassen vorhandenen Quarzmodifikationen auf, was zur Aufnahme von Fremdelementen wie O und Si in die Randschicht der Gussobjekte führt (α-case). Daher sind heute Einbettmassen für Titan und Titanlegierungen auf der Basis so genannter Refraktäroxide wie Magnesiumoxid und Zirkonoxid aufgebaut. Diese reagieren mit der Schmelze nur gering, wodurch die Dicke der α-case-Schicht auf 20 bis 30 Mikrometer reduziert wird (beachte hierzu S. 109).

Titan und Titanlegierungen dürfen nicht in einem keramischen Tiegel geschmolzen werden, da die Schmelze mit dem Werkstoff des Tiegels reagiert. Wie schon beschrieben, würde das gegossene Werkstück völlig veränderte mechanische Eigenschaften gegenüber dem Ausgangswerkstoff besitzen (Aufhärtung und Versprödung). Dieses Problem wurde mit speziellen Gießanlagen gelöst. Geschmolzen wird in einem wassergekühlten Kupfertiegel mit dem Lichtbogen, wobei sich eine Randschale aus erstarrtem Titan bildet, in welcher sich die Titanschmelze befindet. Die Anlagen haben eine Schmelz- und eine Gießkammer, die vor dem Beginn des Schmelzvorgangs evakuiert werden. Dabei steht die Gussmuffel bereits in der Gießkammer. Nachdem diese mit Reinst-Argon bei einem Druck von 0,8 bar geflutet wurde, beginnt der Schmelzprozess. Das verflüssigte Titan wird durch den Überdruck des Argons in die Muffel gedrückt (Abb. 4.34). Der Gießprozess läuft beim Schleuderguss etwas anders ab, jedoch ist unabdingbare Voraussetzung, dass der Schmelzvorgang unter Reinst-Argon nach Evakuierung der Schmelzkammer erfolgt. Dies ist in der hohen Affi-

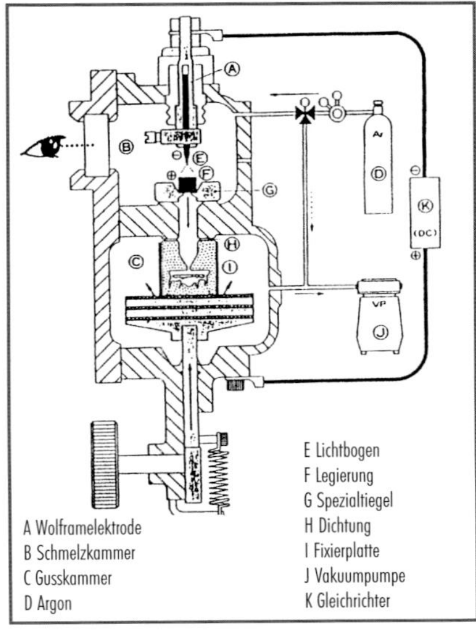

Abb. 4.34
Rematitan®-Gießanlage und Schema der Druckgussschmelzanlage für Titan (Fa. Dentaurum)

nität der Titanschmelze vor allem zum Sauerstoff begründet.

> Die Gebrauchsanweisungen für die Gießanlage und die Gefahrenhinweise des Geräteherstellers müssen unbedingt beachtet werden.

Menge der für den Guss notwendigen Legierung

Beim Schleuderguss muss immer mit einem Überschuss an Gusswerkstoff gearbeitet werden, um die notwendige Zentrifugalkraft zu erreichen. Dieser Faktor gewinnt mit abnehmender Dichte des Gusswerkstoffs an Bedeutung, ist also z. B. beim Gießen von Titan mehr zu beachten, als beim Guss einer hochgoldhaltigen Legierung. Die Rohgewichte von Gerüsten für klammerverankerte Oberkieferteilprothesen aus einer CoCr-Mo-Legierung liegen zwischen neun und 14 Gramm. Gusskegel mit Guss- und Nachsaugkanälen wiegen etwa 20 bis 30 Gramm. Man braucht somit für den Guss eines Prothesengerüsts für den Oberkiefer etwa 30 bis 45 Gramm CoCrMo-Legierung und für den Unterkiefer zwischen 25 und 30 Gramm. Gusswürfel wiegen fünf bis sechs Gramm.

> Einmal vergossenes Material darf wegen der starken Oxidation der CoCrMo-Legierungen und dem Abbrand wichtiger Legierungsbestandteile beim Schmelzen nicht wiederverwendet werden.

Reines Titan wiegt mit einer Dichte von 4,5 g/cm^3 nur etwa halb so viel wie eine CoCr-Mo-Legierung (Dichte ca. 8,5 g/cm^3). Man kann daher aus den oben angegebenen Gussgewichten die entsprechenden für Titan errechnen, allerdings muss man wegen der geringeren Dichte des Titans beim Schleuderguss eine größere Metallmenge einsetzen. Es muss auch berücksichtigt werden, dass für den Titanguss besonders starke Gusskanäle notwendig sind. Titan wird in runden Scheiben (Ingots) mit 22, 31 und 36 Gramm geliefert.

> Da gegossenes Titan, zumindest an der Oberfläche, mit Sauerstoff und Bestandteilen der Einbettmasse verunreinigt ist, darf es nicht erneut vergossen werden.

Fragen:

1. Warum sind CoCrMo-Legierungen und Titan bzw. Titanlegierungen sehr mundbeständig und biokompatibel?
2. Warum muss beim Schleuderguss die Muffel in einer bestimmten Richtung in das Gussgerät eingesetzt werden?
3. Warum dürfen vergossene CoCrMo-Legierungen oder vergossenes Titan nicht erneut verwendet werden?
4. Welche Unterschiede bestehen bezüglich der Mundbeständigkeit und der Biokompatibilität zwischen einer CoCrMo-Legierung und unlegiertem Titan?
5. Welche physikalischen Unterschiede bestehen zwischen den beiden unter 4. genannten Metallen?

4.5.16 *Ausbetten, Reinigen, Ausarbeiten und Polieren der Rohgüsse*

Muffeln müssen nach dem Guss langsam abkühlen. Man stellt sie am besten auf eine feuerfeste Unterlage, z. B. auf Schamotte oder in ein mit Sand gefülltes Gefäß. Erst wenn man sie mit der Hand anfassen kann, ist die Zeit zum Ausbetten des Rohgusses gekommen.

Eine empfehlenswerte, noch langsamere Abkühlung des Gusses kann man erreichen, wenn die Muffel nach dem Guss in den abkühlenden Vorwärmofen zurückgestellt wird. Dadurch werden Restspannungen im Werkstück abgebaut und die Passung auf dem Meistermodell verbessert.

> Heiße Muffeln dürfen niemals in Wasser abgeschreckt werden. Das führt immer zu Spannungen im Guss, die sich beim Bearbeiten lösen und zu Verziehungen des Gerüsts führen.

Einbettmassen bestehen zum größten Teil aus Quarz und seinen Modifikationen. Da

Quarzstaub gesundheitsschädlich ist, sollte man in einer Kammer mit Absaugvorrichtung ausbetten. Steht diese nicht zur Verfügung, taucht man die erkaltete Muffel in Wasser und bindet so den Staub, der beim Ausbetten entsteht.

In jedem Fall ist beim Ausbetten der Muffeln das Tragen einer Staubmaske zu empfehlen.

Mit einem kleinen Hammer oder einem Ausbettmeißel löst man zuerst den dicken Einbettmassemantel vom Guss und durch leichte Schläge auf den Gusskegel, die mehr einer Vibration entsprechen, die gröbsten Einbettmasseschichten.

Sandstrahlen

Mit Sand, dessen Hauptbestandteil Quarz ist, darf im zahntechnischen Labor nicht gearbeitet werden. Ablagerungen feinster SiO_2-Stäube in den Alveolen der Lunge führen zu der gefürchteten Staublunge. Die Folgen der irreversiblen Ablagerung der unlöslichen Quarzpartikel im Bindegewebe der Lunge sind unheilbar. Aber Begriffe wie Sandstrahler, sandstrahlen u. s. w. haben sich aus einer frühen Zeit der Zahntechnik eingeprägt, als man noch bedenkenlos diesen Stoff benutzte. Zum Abstrahlen wird Korund, das ist Aluminiumoxid (Al_2O_3) oder Edelkorund, das ist Al_2O_3 mit einer Reinheit von 99,3 %, in verschiedenen Korngrößen von 50, 110, 250 und 500 μm oder Mischungen verschiedener Körnungen verwendet. Auch das Einatmen von Korundstaub ist gesundheitsschädigend. Die Industrie liefert diesen Werkstoff als scharfkantige Splitter oder als *gebrochenes* Material. Bei Letzterem sind die Kanten durch Nachbearbeitung abgestumpft. Der scharfkantige Werkstoff verletzt die Gussoberfläche stärker als der abgestumpfte. Zwar soll das Strahlmittel den Guss schnell von Einbettmasseresten und Oxiden befreien, aber die Oberflächen sollen nicht aufgeraut, scharfe Kanten nicht abgerundet werden.

Zum Abstrahlen werden vier bis sechs bar Luftdruck bei einer Entfernung des Gussguts von der Strahldüse von acht bis zehn Zentimetern angewendet. In einer sich drehenden Trommel kann dieser Reinigungsprozess auch automatisch ablaufen.

Da es beim Abstrahlen immer staubt, auch wenn eine gute Absauganlage an das Gerät angeschlossen ist, sind Nass-Strahler entwickelt worden, die das Strahlgut mit Wasserdruck auf den Guss schleudern. Sie arbeiten langsamer als die druckluftbetriebenen Strahlgeräte. Die gereinigte Gussoberfläche ist jedoch sehr glatt und kaum vom Strahlgut verletzt. Zudem besteht eine deutlich geringere Gefährdung des Zahntechnikers durch Feinstäube.

Bei einem weiteren Reinigungsverfahren kann man die Einbettmasse mit einem sehr harten Wasserstrahl vom Guss ablösen, nicht aber die Oxide, die bei vergossenen CoCr-Mo-Legierungen sehr hart sind.

Wenn mit Sandstrahlgeräten gearbeitet wird, muss immer die Absauganlage eingeschaltet und eine Staubmaske getragen werden.

Oberflächenbearbeitung

Zuerst werden die Druckausgleichs-, Entlüftungs-, Guss- und Nachsaugkanäle mit einer Trennscheibe abgetrennt. Ein Antrieb mit einer ortsfesten Welle ist zu bevorzugen. Eine Absauganlage sollte an das Gerät angeschlossen sein. Es kommt nicht nur darauf an, dass der Staub abgesaugt wird. Er muss gefiltert werden, ehe die Luft in den Raum zurückgeblasen wird. Gefährlich für den Zahntechniker sind die Feinststäube mit Teilchengrößen, die kleiner als fünf μm sind. Sie sind lungengängig.

Deshalb hat jede Absaugung nur Sinn, wenn der Staub in Feinstfiltern abgeschieden und die Anlage regelmäßig gewartet wird.

Mit einer Schleifscheibe oder einer Hartmetallfräse werden die Ansätze der Guss- und Nachsaugkanäle abgetragen und formgerecht geglättet. Sollten Gussfehler durch Blasen in der Einbettmasse oder Gussfahnen vorhanden sein, werden auch diese abgetragen. Auch die Kanten des großen Verbin-

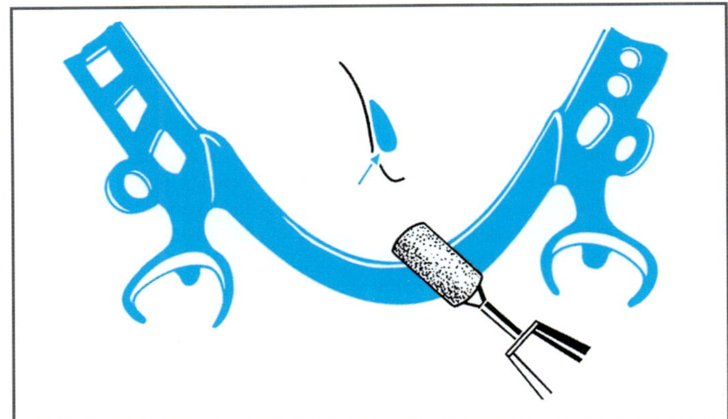

Abb. 4.35
Abrunden der zum Mundboden gerichteten Sublingnalbügelkante

ders im Oberkiefer werden geglättet, etwas abgeschrägt und gerundet.

> Falls diese Tätigkeit nicht an der ortsfesten Welle ausgeführt wird, ist unbedingt hinter einer Prallscheibe mit Schutzbrille und eingeschalteter Absaugvorrichtung zu arbeiten. An den Klammern darf nicht geschliffen werden.

Die Zungenseite des Unterkieferbügels wird flächig mit einem montierten Stein überarbeitet. Dieser kann aus Siliziumkarbid (SiC) oder Aluminiumoxid (Al_2O_3) bestehen. Montierte Steine werden in verschiedenen Härtegraden geliefert. Man erkennt sie an den Farben grün, braun, rosa und weiß, was in der Reihenfolge von weich bis hart reicht.

Die Kieferkammseite des Sublingualbügels wird geglättet und vor allem die zum Mundbogen gerichtete Kante weich gerundet (Abb. 4.35). Alle bearbeiteten Flächen sollten schon in diesem Stadium sehr glatt und formgerecht gestaltet sein. Es steht dafür ein großes Sortiment von Hartmetallfräsen, Hartmetallbohrern, gesinterten Diamanten, montierten und unmontierten Steinen und Schleifscheiben zur Verfügung.

Eine sehr wichtige Kontrolle

Nachdem die Prothesengerüste fertig überarbeitet wurden, ohne letzte Feinheiten auszuführen, wendet man sich den Innenseiten der Halte- und Stützelemente zu. Es muss vorausgesetzt werden, dass nach der sorgfältigen Vorarbeit beim Vermessen, Dublieren, Einbetten, Vorwärmen und Gießen die Gerüste auf den Meistermodellen passen. Trotzdem können in scharfen Kanten und Winkeln der Klammerinnenseiten Fehlstellen vorhanden sein. Deshalb werden alle Teile, die der Zahnhartsubstanz aufliegen, mit einer guten Lupe abgesucht und Fehlstellen mit feinen Hartmetallbohrern beseitigt. Auch die Gaumenseite der großen und kleinen Verbinder wird kontrolliert und gegebenenfalls korrigiert.

> An den Halte- und Stützelementen werden nur mögliche Gussfehler korrigiert, sonst darf daran nichts verändert werden.

Glätten der Gussoberfläche

Wenn alle Teile, außer den Halte- und Stützelementen, sorgfältig in Form geschliffen und geglättet wurden, strahlt man die Gerüste noch einmal mit einer Mischung aus 50 % Glasperlen und 50 % Edelkorund einer Körnung von 50 bis 100 μm ab. Danach reinigt man die Prothesen mit dem Dampfstrahlgerät und bereitet sie zum elektrolytischen Glänzen vor.

Das Ausarbeiten von Titangerüsten

Die Alpha-Case-Schicht, die sich vor allem durch Reaktion der Schmelze mit der Einbettmasse auf dem Gussstück gebildet hat, kann bei den heute verwendeten Einbettmassen und der aktuellen Technologie des Titangusses, beim Abstrahlen des Rohgusses mit entfernt werden. Man verwendet als Strahlmittel Aluminiumoxid mit einer Körnung von 250 μm bei einem Luftdruck von zwei bis drei bar. Für das Abstrahlen von Kronen und Brücken aus Titan benutzt man Strahlmittel der Körnung 125 μm. Bei Inlaygüssen genügt im Allgemeinen das Abstrahlen mit Glasperlen.

Beim Beschleifen von Titan reagieren heiße Titanpartikel mit Sauerstoff und verglühen. Dadurch besteht Verbrennungsgefahr auf der Haut und eventuell auch Brandgefahr im Papierbeutel der Absaugevorrichtung. Deshalb darf man Gussstücke aus Titan bei der Bearbeitung nicht überhitzen. Es soll stets mit geringem Anpressdruck bei niedriger Drehzahl gearbeitet werden, wobei die Kühlung mit Wasser empfehlenswert ist.

> Auch beim Ausarbeiten von Titan muss eine Schutzbrille getragen werden.

Titan ist ein zäher und nach Entfernung der α-Case weicher Werkstoff, weshalb besondere Werkzeuge und Bearbeitungstechniken notwendig sind. Die Werkzeuge dürfen nur für die Bearbeitung von Titan verwendet werden, Diamantwerkzeuge sind ungeeignet, da sie verschmieren. Der Fachhandel bietet erprobte Instrumentensätze zur Ausarbeitung von Werkstücken aus Titan an. Diese enthalten unterschiedliche Trennscheiben und Hartmetallfräsen, zum Glätten Aloxin-Schleifer, Schmirgelleinen und Gummipolierer und für die Hochglanzpolitur Polierbürsten und Polierpasten. Für das Aufschrauben und Befestigen der Werkzeuge gibt es geeignete Mandrells. Mit diesem Instrumentarium lässt sich Titan mit einiger Übung gut bis zum Hochglanz polieren.

> In Fluss-Säure wird Titan schnell zersetzt. Hochkonzentrierte Fluoridpräparate führen selbst bei kurzzeitiger Anwendung zu Korrosion und Aufrauung des Titans. Patienten mit Zahnersatz aus Titan muss daher von der Anwendung fluoridhaltiger Gele abgeraten werden. Die übliche Benutzung fluoridhaltiger Zahnpasten hat hingegen keinen nachteiligen Einfluss auf Restaurationen aus Titan (Lenz).

Elektrolytisches Glänzen

Auch beim galvanischen Glänzprozess wird Material abgetragen. Zuerst werden alle erhabenen Teile des Gerüsts eingeebnet, also auch die Grate der Schleifrillen oder Strahlnarben. Der Strom fließt im Elektrolyten, der schwefel- oder phosphorsauer sein kann, von der Anode, an die das Gerüst angeklemmt wird, zur Kathode. Gerüstteile, die näher an der Kathode liegen als andere, werden stärker abgetragen. Das sind häufig die Klammern. Diese dürfen aber beim elektrolytischen Glänzen nicht geschwächt werden. Deshalb schützt man sie mit einem Speziallack, der sich nach dem galvanischen Prozess als Haut abziehen lässt.

Die Stromstärke muss am Gleichrichter so eingestellt werden, dass am Ende des Programms alle Gerüstteile glänzen. Zwischenkontrollen sind notwendig. Am Ende des Glänzprozesses wird das Gerüst sorgfältig mit fließendem Wasser abgespült und trocken geblasen. Es fühlt sich glatt und weichgerundet an.

Obwohl die Gussoberfläche im Glänzbad geglättet wird, verbleiben Narben, die nur durch mechanisches Polieren zu beseitigen sind.

> Bei der Arbeit am Glänzgerät sollte der Zahntechniker eine Schutzbrille und Schutzhandschuhe tragen.

Das Aufpassen der Gerüste

Es soll noch einmal eindringlich darauf hingewiesen werden, dass die Klammern an einer Teilprothese Präzisionsinstrumente sind. Sie sollten den Klammerzahn spaltfrei umfassen. Die Abstützung soll inlayförmig in der Auflagemulde des Klammerzahns liegen. Die Länge des Klammerarms, sein Profil sowie die Tiefe des Unterschnitts bestimmen mit dem Elastizitätsmodul der verwendeten Legierung die Abzugskraft. Sie ist für den Halt der Prothese und gleichermaßen für die Erhaltung des umklammerten Zahns von elementarer Bedeutung.

> Klammern dürfen deshalb niemals mit Steinen ausgeschliffen, flächig bearbeitet oder durch ein spanabhebendes Werkzeug in Form gebracht werden.

Alle Innenflächen der Klammern und Auflagen werden, bevor ein Gerüst auf das Modell gesetzt wird, mit Diamant-Polierpaste und kleinen Filzen oder Holzstäbchen geglättet. Danach bricht man verbliebene scharfe Kanten mit einer Gummipolierspitze.

Erst jetzt setzt man das Gerüst mit Fingerspitzengefühl auf das Zweitmodell. Nur wenn irgendein Fehler im Herstellungsprozess gemacht wurde, wird das Gerüst nicht auf Anhieb passen. Die Klammerunterarme schnappen über den Äquator und verletzen leicht das Modell. Das muss so sein.

> Grundsätzlich darf an den Klammern nicht gebogen werden.

Gibt es Schrammen bzw. Reibespuren am Klammerzahn im Bereich der starren Klammerteile, was auf unsauberes Ausblocken zurückzuführen ist, muss vorsichtig nachgearbeitet werden. Auflagen und Krallen schleift man auf dem Zweitmodell inlayartig an. Wenn alle Teile der Prothese auch kritischer Kontrolle standhalten und einwandfrei dem Modell anliegen, überträgt man das Gerüst auf das Meistermodell. Dort muss es wie auf dem Zweitmodell passen. Wäre ein Fehler in der Duplikation für das Zweitmodell unterlaufen, hätte sich das schon beim ersten Aufpassen des Gerüsts zeigen müssen.

Okklusionskontrolle

Die Meistermodelle können nun im Artikulator befestigt werden, um Okklusion und Artikulation mit aufgesetzten Gerüsten zu überprüfen. Es muss eingeschliffen werden, bis Gerüst und Restgebiss gleichmäßig mit dem Gegenkiefer okkludieren. Soweit ein antagonistischer Arbeitshöcker auf einer Auflage Okklusionskontakt haben muss, sollte dieser auch tatsächlich vorhanden sein.

Politur

Je sorgfältiger alle Gerüstteile mit Gummi- oder Silikonpolierern geglättet wurden, umso geringer ist der Aufwand mit Bürste oder Schwabbel am Poliermotor. Dort arbeitet man grundsätzlich mit eingeschalteter Absaugvorrichtung. Zweireihige Holzkernbürsten sind für die Vorpolitur mit Vorpolierpaste zu bevorzugen, da man damit fast alle Winkel und Ecken der Gerüste erreichen kann. Ein Gerüst muss bei der Arbeit am Poliermotor gut mit den Fingern unterstützt werden, damit es sich nicht unter dem Druck der Bürste verbiegt. Die Klammerspitzen deckt man mit der Fingerkuppe ab. Hier kann sich die Bürste, erst recht die Hochglanzschwabbel, leicht verfangen und das Gerüst aus den Händen reißen. Auch die Gaumenseite des großen Verbinders wird mit einer kurzen, harten Bürste bearbeitet. Mit dem Handstückmotor, einem mit Watte umwickelten Bohrer oder kleinen montierten Filzen werden auch die Innenseiten der Klammern und Auflagen unter Zugabe von Hochglanzpaste auspoliert. Der Patient muss eine Chance haben, seine Prothesen auch innerhalb den Klammern leicht und gründlich reinigen zu können.

> Nur das sauber auspolierte, hochglänzende Modellgussgerüst setzt keine Plaque an, ist für den Patienten leicht zu reinigen und bleibt auf Jahre blank und ansehnlich.

Reinigung

Das polierte Gerüst legt man am besten in ein geeignetes Ultraschallbad. Danach bürstet man es gründlich in heißem Wasser ab,

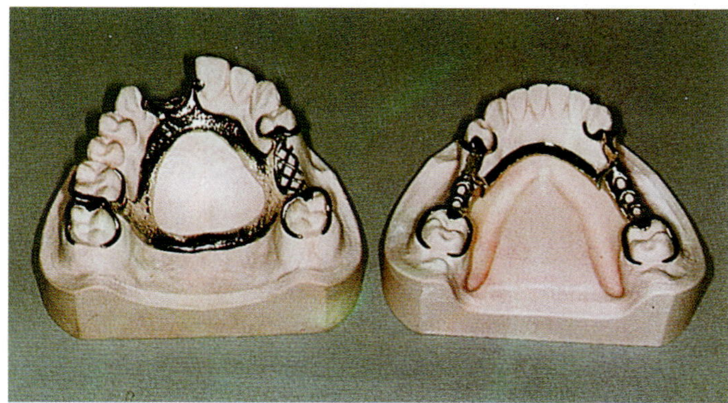

Abb. 4.36
Die fertigen Prothesengerüste auf den Meistermodellen

dem ein Netzmittel zugegeben wird und reibt es mit einem sauberen Tuch trocken. Wenn eine letzte kritische Kontrolle der Teilprothesengerüste auf den Meistermodellen keine Mängel mehr aufzeigt, kann die Zahnaufstellung beginnen (Abb. 4.36).

Fragen:
1. Welche Krankheit wird durch Quarzstaub verursacht?
2. Warum sind lungengängige Stäube so gefährlich?
3. Warum wird so eindringlich darauf hingewiesen, dass an den Halte- und Stützelementen nichts geschliffen, gebogen oder sonstwie formverändernd gearbeitet werden darf?
4. Warum werden beim elektrolytischen Glänzen die erhabenen und die der Kathode am nächsten liegenden Teile des Gerüsts zuerst abgetragen?

4.5.17 Gerüstanprobe mit Wachswällen

Es gibt verschiedene Wege der Weiterführung der Prothesenherstellung gemäß dem Auftrag des Zahnarztes. So kann er eine Gerüstanprobe mit Wachswällen geordert haben. In diesem Fall müssen zuerst die zahnlosen Kieferabschnitte und die angrenzenden Zähne des Meistermodells isoliert werden, um das Verkleben des Wachses mit dem Gips zu verhindern. Danach legt man Platten aus rosa Modellierwachs auf die Kieferkämme und beschneidet sie entlang der angezeichneten Sattelgrenze. Da diese Wachsplatten dicker sind als Sattelunterlegewachs und sich deshalb das Gerüst nicht in Endposition bringen lässt, erwärmt man das Gerüst über der Bunsenbrennerflamme. So können sich die Retentionen in das Wachs einsenken. Auf die zahnlosen Kieferabschnitte werden danach Wachswälle wie bei der Herstellung einer Registrierschablone aufgesetzt und ausgeformt. Eine Einstellung der Bisshöhe kann im Artikulator erfolgen, wenn die Meistermodelle von Anfang an einartikuliert waren.

Die Praxis geht oft andere Wege. So werden vielfach die Modellgussgerüste auf nicht einartikulierten Modellen angefertigt. Die Nachteile dieses Verfahrens sind aus der bisherigen Ablaufbeschreibung unschwer zu erkennen.

Fragen:
1. Wo treten Schwierigkeiten auf, wenn das Labor keine Bissregistrierung zur Anfertigung der Modellgussgerüste vom Zahnarzt bekommt?
2. Welche Nachteile hat es, wenn eine Zahnaufstellung vor der Anfertigung der Gerüste nicht erfolgen konnte?

4.5.18 Die Zahnaufstellung

Die Vorarbeit zur Zahnaufstellung mit Auflegen der Wachssättel auf das Meistermodell u.s.w. wurde im vorherigen Abschnitt beschrieben.

Danach passt man die Vorwälle, die aus der ersten Zahnaufstellung, wie sie im Kapitelteil 4.5.3 beschrieben wurde, vorhanden sind, an das Modell. Mit einem scharfen Skalpell wird dort ausgeschnitten, wo Klammern oder Teile der Wachsbasis stören. Erst wenn die Vorwälle perfekt am Modell anliegen, kann man weiterarbeiten.

Die Klammerschulter wird mit Kontaktfarbe oder einem sehr weichen Markierstift eingerieben. Es soll so deutlich werden, wo die ersten Prothesenzähne ausgeschliffen werden müssen. Dabei darf die Zahnform nicht zerstört werden. Es soll möglichst nur die Klammerform in die angrenzende Zahnfläche eingearbeitet werden. In den Spalt zwischen dem Wachssattel und Prothesengerüst und den im Vorwall fixierten Zähnen lässt man flüssiges Wachs einfließen, um die Zähne zu fixieren. Es ist vorteilhaft, die Unterseite der Zähne und die Retentionen zuvor mit Klebewachs zu bedecken, damit sich bei der Anprobe im Mund des Patienten kein Sattelteil oder Zahn lösen kann.

Bei größerem Abstand der Zähne zum Prothesengerüst ist es besser, wenn man einen entsprechend dicken, erweichten Wachsstreifen einlegt, um die Abkühlungskontraktion des Wachses zu verkleinern.

Waren nicht alle Zähne in der Vorbereitungsphase aufgestellt und im Vorwall fixiert, muss die Zahnaufstellung vervollständigt werden. Danach werden alle Sattelteile sorgfältig ausmodelliert. Das künstliche Zahnfleisch soll dem Vorbild der Natur entsprechen.

Bei Frontzahnersatz ist die Befestigung der Zähne mit hellgelbem Wachs sehr zu empfehlen. Rosa Wachs ist transparent und deckt die Metallretentionen zu wenig ab. Dadurch kann das Grau des Metallgerüsts die Farbe der Frontzähne beeinflussen.

Trotz präziser Vorarbeit und lagegenauer Verankerung der Zähne mit Wachs am Gerüst bleibt es nicht aus, dass die Okklusion der aufgestellten Zähne im Artikulator korrigiert werden muss.

Die Gerüste müssen sich problemlos vom Modell abheben lassen. Alle Wachsränder werden geglättet und gerundet und die Prothesen sorgfältig gereinigt. Sie sind nun fertig zur Zahnanprobe beim Patienten.

Fragen:

1. Warum ist es sicherer, Zähne und Sattelretentionen mit Klebewachs zu überziehen, bevor man flüssiges Modellierwachs in den Vorwall einfließen lässt?
2. Warum wird die Empfehlung gegeben, Frontzähne mit hellgelbem Wachs am Gerüst zu befestigen?

4.6 Die Anprobe und Eingliederung der Teilprothesen

Bis zur Auslieferung der Teilprothesen mit aufgestellten Zähnen an den Zahnarzt wurde bisher detailliert die Herstellung von Teilprothesengerüsten mit Klammerverankerung beschrieben.

4.6.1 Die Wachsanprobe

Bei der so genannten Wachsanprobe im Mund des Patienten sollte es keine Probleme mit der Passung der Teilprothesengerüste geben. Die Wachsanprobe dient vor allem der Überprüfung von Okklusion, Zahnfarbe und -stellung. Falls erforderlich, werden vom Zahnarzt Korrekturen vorgenommen oder dem Zahntechniker angewiesen.

4.6.2 Die Fertigstellung der Teilprothesen

Wenn die anprobierten Teilprothesen aus der zahnärztlichen Praxis ins zahntechnische Labor zurückkommen, werden mögliche, von Zahnarzt oder Patient gewünschte Änderungen ausgeführt. Danach werden die Zähne mit Kunststoff am Prothesengerüst befestigt und das künstliche Zahnfleisch oder Zahnverlängerungen angesetzt. Der Zahntechniker spricht von der Fertigstellung oder Komplettierung der Prothesen.

Es ist vorteilhaft, diese Arbeit auf den Zweitmodellen auszuführen. So können die Meistermodelle völlig unbeschädigt und

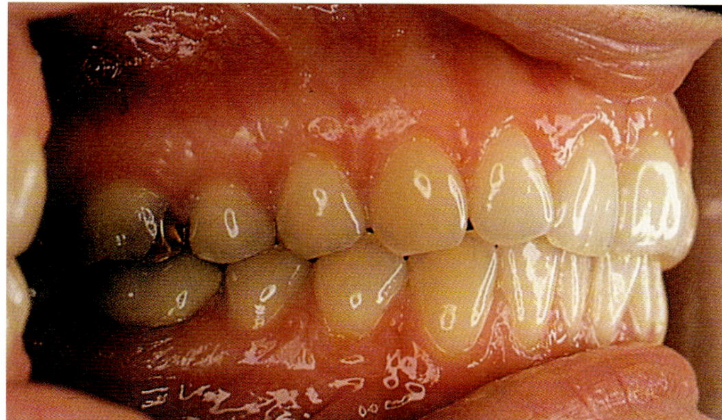

Abb. 4.37
Natürliches Zahnfleisch und natürliche Zähne

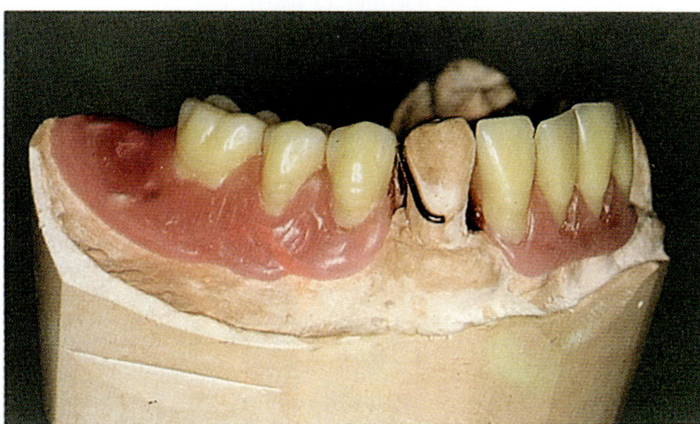

Abb. 4.38
Die Nachbildung des natürlichen Zahnfleisches in Wachs

sauber für die Ablieferung an den Zahnarzt erhalten werden.

Die Prothesengerüste mit der Zahnaufstellung in Wachs werden auf die Kontrollmodelle übertragen und festgewachst. Danach modelliert man alle Zahnfleischanteile und Zahnverlängerungen, die in Kunststoff ersetzt werden, sorgfältig nach und legt vor allem die Sattelbegrenzungen definitiv fest.

Die Abbildung 4.37 zeigt natürliches Zahnfleisch und natürliche Zähne. Sie dient zum Vergleich mit Abbildung 4.38, die die Modellation des künstlichen Zahnfleisches an einer Teilprothese zeigt.

Der Rand des Prothesensattels muss ausreichend, d. h. mindestens 1,5 bis 2 Millimeter stark gestaltet werden. Zu den sattelbegrenzenden Zähnen des Restgebisses läuft der Prothesensattel flach und ohne Stufe aus.

Neue Vorwälle

Als eine der letzten Arbeiten vor dem Auftragen des Kunststoffs werden im vestibulären Bereich der Prothesenzähne neue Vorwälle hergestellt. Mit einem Vorwall, ganz gleichgültig ob aus Gips oder Hartsilikon, erhält man eine Form, die sehr genau ist und Nacharbeiten am Kunststoff weitgehend überflüssig macht.

Gipsvorwälle sind absolut starr und lassen sich sehr präzise an das Modell ansetzen und festwachsen. Bei Hartsilikonen können sich durch die Elastizität geringfügige Fehler einschleichen. Außerdem können sie mit Klebewachs nicht sehr fest am Modell fixiert werden. Nach dem Aushärten sollten die Vorwälle etwas beschnitten werden, vor allem inzisal und okklusal, damit man Überblick hat. Trotzdem muss jeder Zahn sicher und genau im Vorwall zu fixieren sein.

Ausbrühen und Isolieren

Das Wachs muss vollständig von den Modellen und den Zähnen abgebrüht werden. Wachsreste verhindern die spätere Isolation zwischen Gips und Kunststoff und die feste Verbindung der Prothesenzähne mit der Basis. Auch die Gipsvorwälle brüht man ab und isoliert diese und die Modelle mit einem Isoliermittel, z. B. auf Alginat-Basis.

Wenn die Isolation eingetrocknet ist, blockt man alle unterschnittenen Gebiete an den sattelnahen Zähnen mit rosa Wachs aus. Ebenso deckt man die Papillen der sattelnahen Zähne mit Wachs ab. Die Prothesen sollen sich nach der Aushärtung des Kunststoffs leicht von den Modellen ablösen lassen. Das Wachs darf den exakten Sitz der Gerüste nicht behindern, andererseits nicht so dick aufgetragen werden, dass zwischen Prothesensattel und Restgebiss Schmutznischen entstehen.

Anrauen der Zähne

Die Kunststoffe, aus denen Prothesenzähne hergestellt werden, sind hoch vernetzt. Nur ein basaler Kern besteht aus unvernetztem PMMA, damit eine chemische Verbindung zum Basiskunststoff zustande kommen kann. Auch wenn die Zähne gründlich abgebrüht wurden, muss man ihre Basis mit einem groben Schleifstein oder einer Fräse anrauen. Nur so sind sie sicher im Basiskunststoff zu verankern.

Sind die Zähne fertig vorbereitet, werden sie in den Vorwall gesetzt und mit Klebewachs oder einem Tröpfchen Cyanoacrylatkleber fixiert.

Die Oberflächenkonditionierung der Retention am Metallgerüst

Bevor man die Zähne am Metallgerüst befestigt, sollten die Retentionen mindestens angeraut worden sein. Das kann durch Anschleifen oder im Mikrokorundstrahler erfolgen. Die Politur der großen und kleinen Verbinder sowie der Klammern sollte dabei nicht verletzt werden.

Es kann ein Problem zurückbleiben, das bis vor wenigen Jahren noch ungelöst war: Kunststoffe schrumpfen bei der Polymerisation. Es bilden sich am Abschlussrand und an allen Stellen, an denen Kunststoff und Metall aneinandergrenzen, Spalten. Dünne Kunststoffschichten heben sich etwas vom Metall ab. An polierten Metallteilen ist das Abheben stärker als an angerauten zu beobachten. Die Spaltbildung vergrößert sich im Lauf der Tragezeit durch Wasseraufnahme und Quellung des Kunststoffs, sowie durch unterschiedliche Ausdehnungskoeffizienten der Gerüst- und Basiswerkstoffe. Bakterien und Speichel dringen in den Spalt ein, in dem sich ein idealer Nährboden für die unterschiedlichsten Mikroorganismen ausbildet. Der Spalt verfärbt sich dunkel. Um diese Mängel zu vermeiden, sind Verfahren zur Oberflächenkonditionierung des Prothesengerüsts entwickelt worden, die eine spaltfreie Bindung des Kunststoffs an das Metallgerüst möglich machen.

Das Silikatisieren und Silanisieren des Prothesengerüsts

Durch das Silicoater- oder das Rocatec-Verfahren wird eine Siliziumoxidschicht auf die Metalloberfläche gebracht. Diese ist etwa 0,1 μm dick. Der chemische Mittler zwischen Siliziumoxid und Prothesenkunststoff ist ein Silan. Dies ist ein Film, welcher durch Adhäsion und chemische Bindung fest an der Siliziumoxidschicht haftet. Silan besitzt freie, reaktionsfähige Doppelbindungen, die eine chemische Bindung zum Prothesenkunststoff ermöglichen. Es kommt so ein fester, spaltfreier Verbund zwischen Kunststoff und Metall zustande. Langzeitstudien haben bewiesen, dass die Randspaltbildung bei Anwendung derartiger Verfahren verhindert werden kann.

Auftragen eines Adhäsivs

Die Konditionierung der Metalloberfläche nach dem Abstrahlen kann auch mit einem

Adhäsiv erfolgen, das speziell zu diesem Zweck entwickelt wurde. Man könnte bei diesem Verfahren auch von einer Klebeschicht auf dem Metall sprechen. Über einen Bonder wird die Bindung zum Basiskunststoff hergestellt. Dieser ist chemisch verwandt mit den Methacrylaten.

Um keine Farbveränderung des Basis- und eventuell des zahnfarbenen Kunststoffs durch das grauschwarze Metall der Retentionen zu bekommen, bringt man auf das aufgepinselte Silan oder den Bonder zuerst eine Opakerschicht auf, die durch Wärme oder Licht auspolymerisiert wird. Überall dort, wo die Zähne mit zahnfarbenem Material am Gerüst befestigt werden, wählt man den passenden, der Zahnfarbe entsprechenden Opaker. Rosafarbigen Opaker trägt man dort auf, wo rosa Kunststoff verwendet wird.

Arbeitet man ohne Oberflächenkonditionierung des Metallgerüsts, muss langfristig mit einer Randspaltbildung und deren unangenehmen Folgen gerechnet werden.

Kunststoffverarbeitung

Die fertig vorbereiteten Gerüste werden ebenso wie die Vorwälle auf den Zweitmodellen mit Klebewachs fixiert. Das ganze hier beschriebene Verfahren ist auf die Verwendung von Autopolymerisaten ausgerichtet. Es kommt eine bestimmte Gruppe von Produkten zum Einsatz, die verfärbungssicher sind. Pulver und Flüssigkeit werden exakt nach Herstellerangabe in gießfähiger Konsistenz vermischt.

Soweit es sich nicht um ein Spezialprodukt mit verzögerter Anquellphase handelt, wird immer nur ein Prothesensattel in Kunststoff gegossen, welcher im Drucktopf bei ca. 40 °C Wassertemperatur ausgehärtet wird. Der Kunststoff muss blasenfrei in den Vorwall eingegossen werden.

In jedem Fall muss zahnfarbenes Material dort vorgelegt werden, wo Klammern in einen Prothesenzahn eingeschliffen oder Verlängerungen und Formveränderungen von Zähnen vorgesehen wurden.

Das Autopolymerisat wird in der passenden Zahnfarbe angemischt und in die Aussparungen für Klammern, für Zahnverbreiterungen oder Ergänzung von Okklusalflächen sowie farbig abgestuft für Zahnhalsverlängerungen aufgetragen. Erst danach wird der rosa Kunststoff in die Vorwälle eingegossen.

Die Polymersisationsdauer der Kunststoffe beträgt im Drucktopf etwa 20 Minuten. Diese Zeit darf nicht unterschritten werden, um das Material vollständig auszupolymerisieren. Dadurch kann der Restmonomergehalt so niedrig wie möglich gehalten werden.

Ausarbeiten und Polieren der Kunststoffteile an den Teilprothesen

Nach vestibulär wird durch den Vorwall aus Silikon oder Gips die Modellation des künstlichen Zahnfleisches bis ins letzte Detail wiedergegeben. Ausgehärtet hat der Kunststoff eine dichte, der Modellation entsprechende Oberfläche. Bei Gipsvorwällen ist es eine Frage der sorgfältigen Isolation mit Alginat, ob sich diese ohne Rückstände vom Kunststoff trennen lassen. Qualitativ stehen sich beide Methoden in nichts nach.

Wurde sorgfältig in Wachs modelliert, muss am Kunststoff vestibulär fast nichts nachgearbeitet werden. Es ist einleuchtend, dass Wachs viel leichter zu formen und zu glätten ist, als der harte Kunststoff. Man hebt die Prothesen vorsichtig, an den Kunststoffsätteln beginnend, von den Modellen ab. Soweit alle Unterschnitte gut mit Wachs ausgeblockt waren, ist das Ablösen der Prothesen von den Modellen nicht schwierig.

Mit einer Hartmetallfräse für Kunststoffbearbeitung werden die Sattelränder geglättet, wobei unbedingt darauf zu achten ist, dass man im rechten Winkel zur Satteloberfläche schleift. Der Rand darf nicht dünn oder gar scharfkantig auslaufen. Formgebende Korrekturen im Bereich der Prothesenzähne führt man mit einem Fissurenbohrer aus. Mit einem scharfen Dreikantschaber kann man Interdentalbereiche sehr gut glätten. Alle Teile werden zum Schluss mit einer Gummipolierspitze überarbeitet und vorpoliert, die Sattelränder gerundet.

Bei der Bearbeitung der lingualen oder palatinalen Sattelanteile, die nach dem Auf-

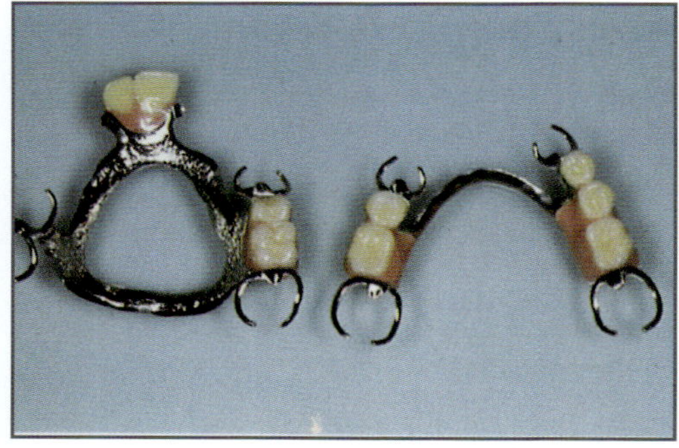

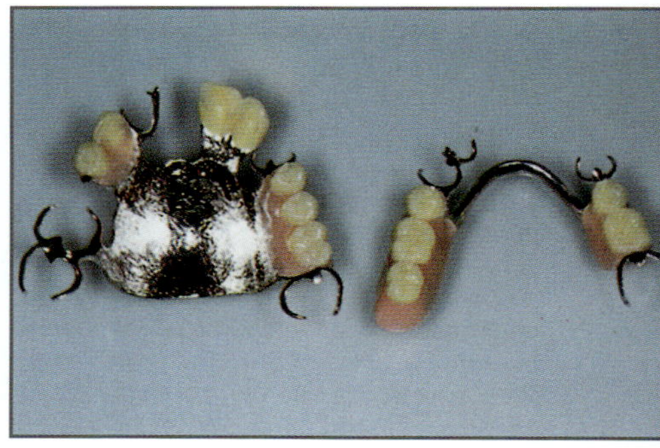

Abb. 4.39
Zum Eingliedern fertiggestellte, polierte, gereinigte Teilprothese mit Klammerverankerung und Modellgussbasen

füllen mit Autopolyminerat nicht formgerecht sein können, darf man beim Schleifen das polierte Gerüst nicht verletzen. Der Zunge muss möglichst viel Raum gegeben werden. Es sind glatte Übergänge zu schaffen und natürliche Formen nachzubilden. Die mit zahnfarbenem Kunststoff aufgebauten palatinalen Flächen der Frontzähne werden dem natürlichen Vorbild entsprechend gestaltet, wobei letzte Feinheiten nach der Korrektur der Okklusion herausgearbeitet werden.

Zum Separieren und Glätten im Interdentalraum der Prothesenzähne verwendet man Sandpapier- oder sehr dünne Stahlscheiben. Wenn Situationsmodelle vorhanden sind, auf denen die natürlichen Frontzähne noch stehen, muss deren Charakteristik mit sehr viel Sorgfalt übernommen werden.

> Das Freilegen der sattelnahen Papillen ist für die Oralhygiene und die Prophylaxe eine der wichtigsten Maßnahmen, die der Zahntechniker an Teilprothesen ausführen muss. Auch diese Regionen müssen sehr gut auspoliert werden, um Plaqueansatz zu vermeiden.

Die Übertragung der fertig ausgearbeiteten, noch nicht polierten Prothesen auf das Meistermodell dürfte kein Problem sein.

Von großer Wichtigkeit ist die Schlusskontrolle der statischen und dynamischen Okklusion im Artikulator. Mindestens die Höcker-Fossa- und Höcker-Randleistenkontakte sollten bei allen ersetzten Zähnen gleichmäßig vorhanden sein.

Um zu vermeiden, dass der Patient mit den Fingernägeln unter die Klammern greift, wenn er die Prothesen aus dem Mund nehmen will, sind keilförmige Einschnitte am Zahnhals der ersten ersetzten Zähne anzuraten. Sie erleichtern dem Patienten das Ausgliedern der Prothesen, ohne die Passung der Klammern zu gefährden.

Mit feuchtem Bimssteinmehl, mit Kunststoffpolierpasten, mit Bürsten und Schwabbeln werden die Kunststoffanteile der Prothesen bei langsam laufendem Poliermotor geglättet und poliert. Zum Schluss müssen alle Teile, das Metall und der Kunststoff, hochglänzend poliert sein (Abb. 4.39). Die Prothesenzähne sollen ihre natürliche Oberflächenstruktur behalten. Um die Interdentalräume auszupolieren, verwendet man kleine Bürsten im Handstückmotor.

Ein Nachwort

Gesundes, natürliches Zahnfleisch hat eine Stippelung ähnlich einer Orangenhaut, einen straffen Zahnfleischsaum und läuft interdental in eine gewölbte Papille aus (beachte hierzu Abb. 4.37). Wenn der Zahntechniker den Gingivalsulcus, freiliegende Interdentalräume und die Stippelung des Zahnfleisches naturgetreu nachahmt, ist das eine anerkennenswerte Leistung. Aber für die Oralhygiene ist dies ungünstig. An Kunststoff lagert sich Plaque bevorzugt an. Jede Spalte,

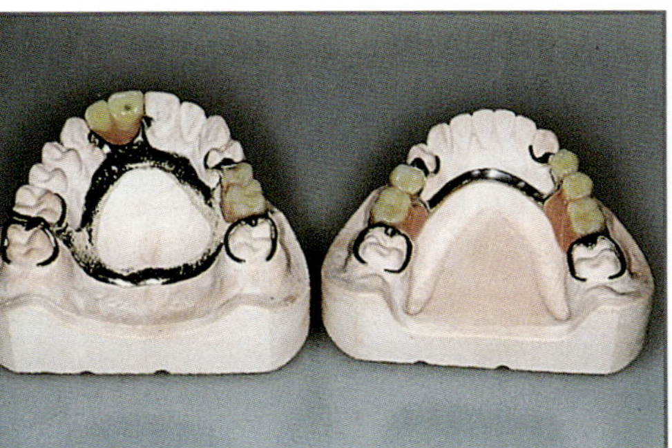

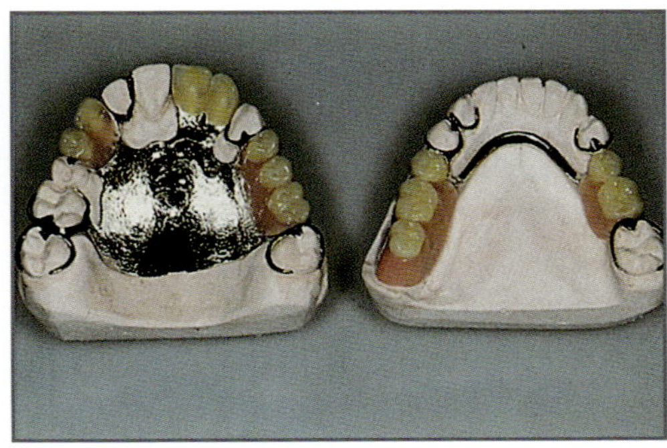

Abb. 4.40
Fertiggestellte Teilprothesen zur Lieferung an den Zahnarzt und zur Eingliederung beim Patienten

Rille oder Unebenheit verstärkt die Plaqueablagerung. Entzündungen der Schleimhaut, die häufig als Allergie oder Restmonomerschädigung verkannt werden, sind meist die Folge einer bakteriellen Besiedelung der Kunststoffanteile an einer Prothese, auch der Basisanteile. Der Zahntechniker muss bei der Gestaltung künstlichen Zahnfleisches und dessen Politur vor allem an die gute Reinigungsmöglichkeit durch den Patienten denken.

> Nur glatte, erstklassig polierte Kunststoffteile an einer Prothese können vom Patienten frei von Belägen gehalten werden.

Nach der Politur kann man die Prothesen im Ultraschallgerät säubern. Die Reinigungslösung sollte ein Desinfektionsmittel enthalten, damit hygienisch einwandfreie Prothesen in die Zahnarztpraxis gelangen.

Der zahntechnische Arbeitsablauf ist beendet. Die Teilprothesen sind fertig zum Versand an den Zahnarzt und zur Eingliederung (Abb. 4.40). Die Modelle und die Prothesen sollten so sauber aussehen und verpackt werden, wie man es sich selbst als Patient wünschen würde. Fabrikneue Plastiktüten sind in zahntechnischen Labors üblich und erfüllen den Zweck einer hygienisch einwandfreien Verpackung.

Fragen:

1. Warum muss man Isoliermittel auf Alginatbasis in ein kleines Gefäß abfüllen, daraus mit einem Pinsel die Flüssigkeit entnehmen und den Rest nach Gebrauch wegschütten?
2. Warum werden Zähne aus hochvernetzten Kunststoffen durch das Monomer des Basiswerkstoffs nicht angelöst?
3. Welche Folgen für den Patienten hat es, wenn die Mindestpolymerisationszeit im Drucktopf unterschritten wird?
4. Warum poliert man Kunststoffe bei langsam laufendem Poliermotor?
5. Welche Kontakte in der Okklusion sind schädlich für die umklammerten Zähne und die zahnlosen Kieferabschnitte?
6. Was verursacht Entzündungen der Schleimhaut bei einer bakterienbesiedelten Prothese?
7. Warum werden fabrikatorische Kunststoffzähne aus hochvernetztem PMMA hergestellt?

4.6.3 Die Eingliederung der Teilprothesen

Es soll noch einmal wiederholt werden: Die fertiggestellten Teilprothesen werden problemlos in den Mund des Patienten einzugliedern sein, wenn

1. vom Zahnarzt eine präzise Abformung ausgeführt wurde,
2. die Kieferrelationsbestimmung durch den Zahnarzt fehlerfrei war,
3. die Abformung werkstoffgerecht behandelt und mit einem geeigneten, nach Vorschrift angemischtem Modellwerkstoff ausgeführt wurde,
4. durch ein Zweitmodell die Herstellung der Teilprothese überprüft wurde,
5. der Wille zur Präzision bei Zahnarzt und Zahntechniker gleichermaßen vorhanden war.

Im Normalfall kann also der Zahnarzt die fertiggestellten Prothesen ohne Schwierigkeit beim Patienten eingliedern. Es kann dennoch erforderlich sein, dass er geringfügige Korrekturen der Okklusion vornehmen muss.

Die Arbeit der Zahntechnikerin und des Zahntechnikers macht Freude, ist befriedigend und wird vom Zahnarzt und vom Patienten anerkannt, wenn so vorgegangen wurde, wie es in diesem umfangreichen Kapitel beschrieben wurde.

4.6.4 Prothesenpflege

Der Zahnarzt oder seine ausgebildete Helferin wird den Patienten in die richtige Prothesenpflege einweisen. Chemische Mittel sind dazu nicht notwendig. Mit einer Prothesenreinigungsbürste und Zahnpaste ist eine gründliche Säuberung, möglichst nach jedem Essen, einwandfrei und ohne große Mühe durchzuführen.

4.6.5 Die Motivation des Patienten

Ein Zahnprothese, auch wenn sie noch so sorgfältig ausgeführt wurde, bleibt ein Ersatz für verlorengegangene Zähne. Der Patient wird sich daran gewöhnen müssen. Er muss sie akzeptieren, wissen, dass er damit leben muss. Der Zahnarzt kann ihn psychologisch stützen und die Gewöhnung an den Fremdkörper erleichtern. Jeder Patient braucht diese Hilfe.

4.6.6 Nachsorge

Die regelmäßige Kontrolle des mit Teilprothesen versorgten Patienten durch den Zahnarzt ist von größter Wichtigkeit. Eine dauerhafte Therapie ist ohne ärztliche Unterstützung nicht denkbar und möglich. Auch wenn der Patient völlig beschwerdefrei zu sein scheint, ist eine zweimalige Nachsorge im Jahr für die Erhaltung des Restgebisses und der Funktionstüchtigkeit der Prothese unerlässlich.

Kapitel 5
Die Übergangsprothese aus Kunststoff

Der Inhalt auf einen Blick

5.1 Definition

Die Übergangsprothese, auch als provisorische Prothese oder Interimsprothese bezeichnet, soll ihren Zweck im Zuge der Gesamtbehandlung des Patienten nur so lange erfüllen, bis ein endgültiger Zahnersatz geplant, angefertigt und eingegliedert werden kann. Auch die Sofort- oder Immediatprothese, von dem lateinischen Begriff immediatus = unmittelbar abgeleitet, dient *unmittelbar* nach Zahnextraktion dem gleichen Zweck. Auch die Immediatprothese ist eine Übergangsprothese. Die Dauer des Tragens hängt von verschiedenen Faktoren ab, die im Nachfolgenden dargestellt werden.

Übergangsprothesen bestehen fast immer aus den Prothesenzähnen und einer Kunststoffbasis. Als Halte- und Stützelemente werden in der Regel gebogene Klammern verwendet. Im Unterkiefer kann die Prothesenbasis anterior durch einen gebogenen Sublingualbügel ersetzt werden. Übergangsprothesen können auf Dauer die statischen, funktionellen, oralhygienischen und prophylaktischen Anforderungen, die an abnehmbaren Zahnersatz zu stellen sind, nicht erfüllen. Da sie bei längerem Gebrauch Schäden am Restgebiss und am Zahnhalteapparat verursachen können, sollte die Tragedauer auf die unbedingt notwendige Zeit begrenzt werden.

In geeigneten Fällen ist es möglich, eine definitive Prothese als Immediatersatz einzugliedern und nach dem Ausheilen der Extraktionswunden durch Unterfütterung an die geänderten Kieferverhältnisse anzupassen.

5.2 Der Einsatz von Übergangsprothesen

Sofortprothesen oder Immediatprothesen werden direkt nach der Zahnextraktion eingegliedert. Man fertigt sie vor der Entfernung der Zähne an und gliedert sie unmittelbar danach ein. Eine Immediatprothese kann auch aus einer vom Patienten getragenen Teilprothese entstehen, wenn weitere Zähne extrahiert werden müssen und die um diese Zähne erweiterte Prothese nur noch für eine Übergangszeit, z. B. bis zur Heilung der Extraktionswunden, getragen werden soll. Dagegen kann die Erweiterung eines oder mehrerer Zähne an einem partiellen Zahnersatz auch eine Übergangslösung für längere Zeit sein, so dass die Prothese in der erweiterten Form so lange getragen werden kann, bis eine Neuanfertigung angezeigt ist. Man bezeichnet sie auch als Interimsprothese, abgeleitet von dem lateinischen Begriff interim = inzwischen. Jede Übergangsprothese überbrückt eine Zeitspanne, die im gesamten Behandlungsablauf bis zur Eingliederung des endgültigen Zahnersatzes notwendig ist.

Gründe für die Eingliederung von Übergangsprothesen

Übergangsprothesen, in diese Bezeichnung schließen wir die Sofortprothese ein, werden aus folgenden Gründen eingegliedert:

Ästhetik

Frontzahnlücken entstellen ein Gesicht und bedeuten für den Patienten eine psychische Belastung (Abb. 5.1). Diese kann mit einer sofort nach der Zahnextraktion eingegliederten Übergangsprothese erheblich gemildert werden. Anders ausgedrückt: Zahnverlust, vor allem im Frontzahngebiet, wird von vielen Patienten als seelisch stark belastender Eingriff empfunden. Übergangsprothesen helfen, den Schock der Extraktion leichter zu überwinden.

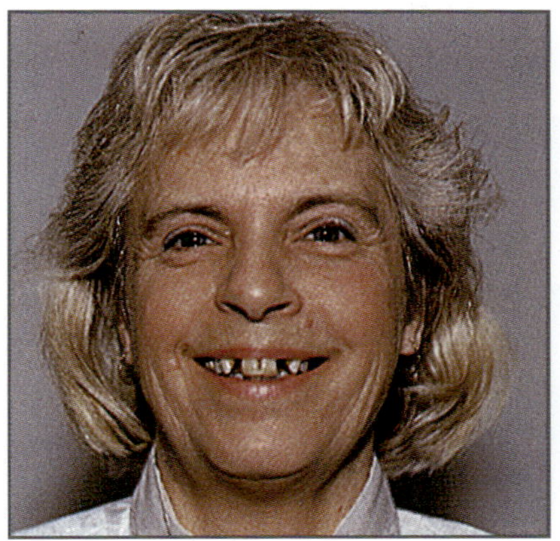
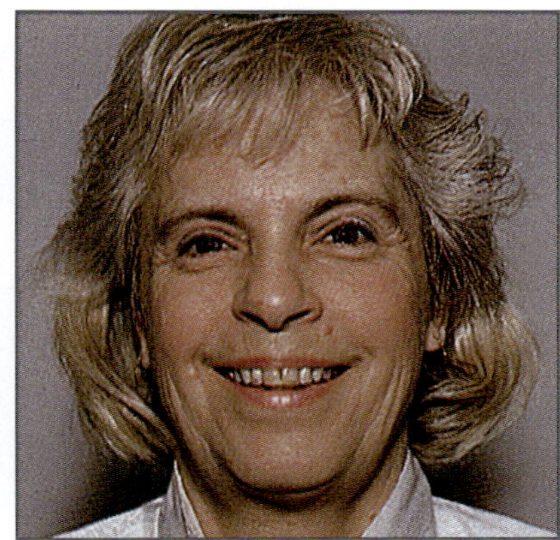

Abb. 5.1
Patientin mit das Gesicht entstellenden Zahnlücken und nach Eingliederung einer Übergangsprothese

Phonetik
Mit etwas Gewöhnung an die Sofortprothese kann der Patient besser sprechen als mit Zahnlücken. Übergangsprothesen sollten immer dünn und *unauffällig* für die Zunge angefertig werden.

Wundheilung
Die Wundheilung schreitet nach der Zahnextraktion unter einer Sofortprothese schneller und problemloser voran, da die Immediatprothese als Wundverband verstanden werden kann.

Soll sie diese heilungsfördernde Funktion erfüllen können, muss die Sofortprothese

1. fachgerecht hergestellt sein und
2. der Patient vom Zahnarzt zu sehr guter Mund- und Prothesenpflege angehalten werden.

Okklusion
Die Stabilisierung der Okklusion ist wichtig. Das Herauswachsen von Antagonisten in entstandene Zahnlücken muss vermieden werden. Ebenso verhindern Übergangsprothesen die Kippung von Zähnen, wenn der Nachbarzahn verloren gegangen ist. Die Folge können Störungen der Okklusion sein. Gleichzeitig dienen Übergangsprothesen, welche Seitenzähne ersetzen, der Abstützung der Kiefergelenke.

5.3 Übersicht über die Herstellung einer Sofortprothese

In Kapitel 4 wurden für die definitive Teilprothese die Befunderhebung, die Abformung, die Modellherstellung, die Anfertigung der Registrierschablonen, die Kieferrelationsbestimmung und die Auftragserteilung an das zahntechnische Labor ausführlich beschrieben. Vergleichbar verfährt der Zahnarzt auch bei der Übergangsprothese.

Für den Zahntechniker wurde in diesem Kapitel auf die Modellherstellung, das Anfertigen von Registrierschablonen, auf das Einsetzen der Modelle in einen Artikulator, die Zahnauswahl und die Zahnaufstellung eingegangen. Auf eine Wiederholung der Beschreibung dieser Tätigkeiten für den Herstellungsgang einer Übergangsprothese kann deshalb verzichtet werden.

Nachfolgend vermittelt eine Übersicht den Arbeitsablauf bei der Herstellung einer Sofortprothese.

Zahnarzt	Zahntechniker
Befunderhebung – Planung Abformung	
	Modellherstellung ggf. Anfertigung von Registrierschablonen
Kieferrelationsbestimmung Bestimmung der Zahnfarbe Auftragserteilung an das zahntechnische Labor	
	Einsetzen der Modelle in einen Artikulator Zahnauswahl zu extrahierende Zähne am Modell entfernen Klammervermessung Herstellung der Prothese samt gebogener Klammern mit Kunststoffbasis ohne Modellgussgerüst
Zähne extrahieren Sofortprothese eingliedern Nachkontrolle	

5.3.1 Zu extrahierende Zähne am Modell entfernen

Die Auswahl der dem natürlichen Vorbild entsprechenden Zahnform in der vom Zahnarzt angegebenen Farbe ist für den ästhetischen und funktionellen Erfolg einer Übergangsprothese sehr wichtig. Durch individuelles Beschleifen der fabrikatorischen Zähne sollte das ästhetische Bild individualisiert werden. Für Übergangsprothesen werden immer Kunststoffzähne verwendet. Soweit nicht durch Zahnwanderung Veränderungen der Zahnstellung eingetreten sind, oder Patient und Zahnarzt Stellungsanomalien korrigiert haben möchten, wird das natürliche Vorbild in Form, Farbe und Zahnstellung so genau wie möglich nachgebildet.

Bei Sofortprothesen hat der Zahnarzt die Zähne angegeben, die extrahiert werden müssen. Zur Reproduktion der bisherigen Zahnstellung sollte auf jeden Fall ein unbeschädigtes Zweitmodell vorhanden sein. Die bezeichneten Zähne werden mit einem feinen Gipssägeblatt aus dem Modell gesägt (Abb. 5.2). Die Approximalflächen der angrenzenden Zähne dürfen dabei nicht verletzt werden. Dort schneidet man Reste des abgesägten Zahns mit einem scharfen Messerchen ab. Horizontal folgt der Sägeschnitt dem Zahnfleischsaum. Hoch stehende Papillenbereiche werden etwas abgetragen. Im Übrigen aber wird der Kiefer nur entsprechend dem Verlauf des Zahnfleischsaums geglättet.

Die Prothese darf keinen Druck auf die Gewebe ausüben. Sie ist ein Wundverband, der die Heilung fördern soll, nicht aber traumatisierend wirken darf.

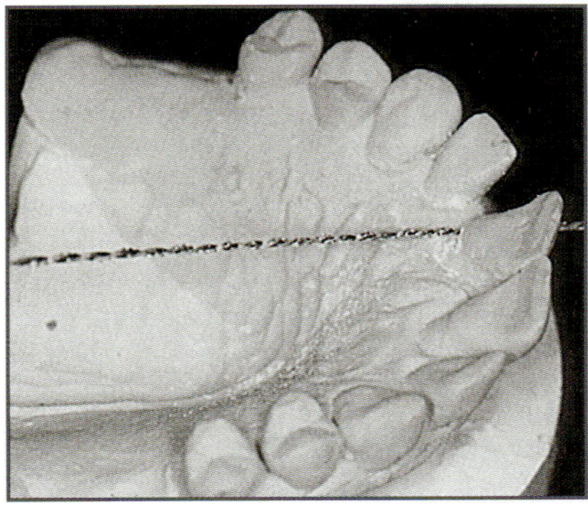

Abb. 5.2
Heraussägen der zu extrahierenden Zähne aus dem Modell

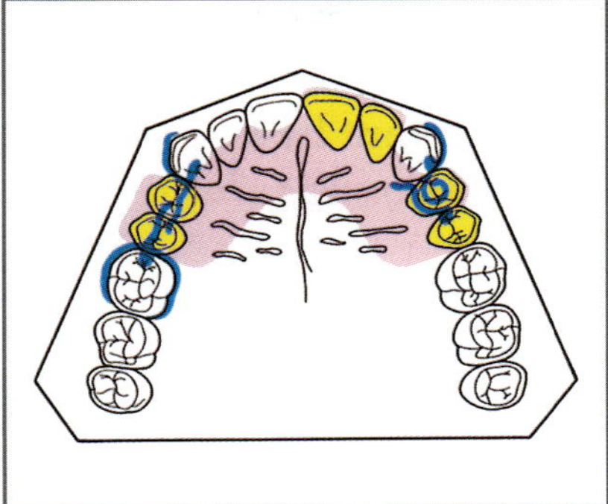

Abb. 5.3
Eingezeichnete Konstruktion einer Übergangsprothese

Fragen:

1. Warum werden für Immediatprothesen immer Kunststoffzähne verwendet?
2. Wie stellt sich eine Extraktionswunde auf dem Modell dar?

5.3.2 Die Konstruktion der Übergangsprothese

Sie soll vom Lagerungsprinzip her dem Funktionswert der definitiven Prothese entsprechen, also nach Möglichkeit auf dem Restgebiss abgestützt sein. Nur im stark reduzierten, nicht belastbaren Lückengebiss kann eine nur gingival getragene Übergangsprothese eingegliedert werden.

Zur Herstellung der Klammern muss jedes Modell für eine Übergangsprothese mit Hilfe des Parallelometers vermessen werden. Nach Festlegung der Einschubrichtung zeichnet man den prothetischen Äquator an. Danach kann man die Klammerverlaufslinien und die Auflagen festlegen. Oral bestimmt der prothetische Äquator an allen Zähnen des Restgebisses die Plattenbegrenzung, soweit kein Klammerwiderlager gebogen wird. Wie weit die Prothesenbasis im Oberkiefer nach dorsal ausgedehnt wird, ist abhängig von der Anzahl der zu ersetzenden Zähne und den Wünschen des Zahnarztes. Jede Übergangsprothese sollte so grazil es die Werkstoffe erlauben ausgeführt werden (Abb. 5.3).

Im Oberkiefer radiert man den dorsalen Plattenrand als runde, 0,5 Millimeter tiefe Rinne in das Modell ein. Das gilt nicht für die letzten fünf Millimeter vor dem Zahnfleischsaum und für den Bereich der Raphe mediana. Vielmehr kann es notwendig sein, dass diese mit einer 0,5 Millimeter starken Zinnfolie entlastet werden muss. Hierüber entscheidet der Zahnarzt. Aus einer erweichten rosa Wachsplatte, die man dem Modell anformt und exakt an den angezeichneten Grenzen abschneidet, wird die Grundform der Prothesenbasis gebildet. Das gilt auch für den Unterkiefer. Die Wachsplatte darf dabei nicht gestreckt und ausgedünnt werden. Die Ränder schwemmt man mit heißem Wachs an das Modell an, damit sie sich bei den nachfolgenden Arbeitsgängen nicht abhebt.

Fragen:

1. Warum bestimmt der prothetische Äquator bei Übergangsprothesen aus Kunststoff die orale Grenze des Plattenverlaufs?
2. Warum müssen Übergangsprothesen so klein und so dünn wie möglich gehalten werden?

5.4 Die gebogene Klammer als Verankerungselement bei Übergangsprothesen

Der gebogenen Klammer sowie dem Material, aus dem sie hergestellt und wie sie geformt wird, sollen detaillierte Ausführungen gewidmet werden, bevor wir dem Herstellungsgang einer Übergangsprothese, wie er eingangs skizziert wurde, wieder folgen.

Lange bevor die gegossene Klammer in der Zahnmedizin eingeführt wurde, waren gebogene Halte- und Stützelemente zur Verankerung von Teilprothesen die Regel. Haupteinsatzgebiete für die gebogene Klammer sind heute Übergangsprothesen, die Wiederherstellung von Prothesen, in seltenen Fällen bei der Anfertigung von Modellgussgerüsten die verlöteten Golddrahtklammern und die vielen Spezialklammern in der Kieferorthopädie.

Man unterscheidet nach ihrer Funktion zwei Arten von gebogenen Klammern:

Halteklammern
Sie werden als Halteelemente für rein gingival getragenen Zahnersatz eingesetzt. Anwendbar sind sie auch z. B. als sattelnahes Halteelement bei sattelferner Abstützung einer Teilprothese.

Halte- und Stützklammern
Sie übernehmen die gleichen Funktionen wie die gegossenen Klammern. Eine Bewertung beider Klammerformen wird nachfolgend vorgenommen.

5.4.1 Materialien für gebogene Klammern

Sie werden generell aus Draht verschiedener Stärken gefertigt. Gezogenes Material für die Herstellung von gebogenen Klammern besteht aus unterschiedlichen Dentallegierungen:

Hochgoldhaltige Legierungen
Sie enthalten etwa 75 m% Gold- und Platinmetallanteile und sind vergütbar.

Goldreduzierte Legierungen
Sie enthalten etwa 52 m% Gold- und Platinmetallanteile. Auch sie sind vergütbar. Daraus werden z. B. kieferorthopädische Geräte nach der Crozat-Technik gebogen.

Chrom-Nickel-Stahl (V2A)
Dieses Material wird am häufigsten für gebogene Klammern verwendet. Die Legierungsbestandteile sind 17 bis 18 m% Chrom, 72 bis 74 m% Eisen, welches einen Anteil von 0,06 bis 0,08 % Kohlenstoff enthält, sowie 7 bis 10 m% Nickel.

Kobalt-Chrom-Nickel-Legierung
Dieses Material ist *warmfest* und ist deshalb besonders gut für Klammern geeignet, die an Metallgerüste angelötet, bzw. durch Laserschweißung befestigt werden. Es ähnelt in Farbe und Biegeverhalten dem V2A-Stahl. Legierungsbestandteile sind 45 bis 46 m% Kobalt, 27 bis 29 m% Chrom, 24 bis 25 m% Nickel, sowie Zusätze von Eisen, Mangan, Silizium und Kohlenstoff von jeweils weniger als 2 m%.

Dentalstähle und die angeführten Edelmetallsegierungen sind im Gegensatz zu dieser speziellen Kobalt-Chrom-Nickel-Legierung nicht *warmfest*. Wird z. B. ein harter oder federharter V2A-Draht geglüht, so sinkt seine Elastizitätsgrenze stark ab. Der Draht wird *weichgeglüht*.

5.4.2 Materialeigenschaften von Klammerdrähten

Drähte aus goldhaltigen Legierungen werden verarbeitungsfähig angeliefert. Ihre Elastizitätsgrenze wird durch Verformung (Kaltvergütung) und/oder durch Warmvergütung erhöht. Vergütbare Legierungen werden nach abgeschlossener Formgebung durch Wärmebehandlung *gehärtet*.

V2A-Drähte sind bei gleicher Lieferform mit unterschiedlichen Materialeigenschaften ausgestattet. Je nach Verwendungszweck kann der Zahntechniker zwischen einem weichen (w), einem harten (h) oder einem federharten (fh) Draht wählen. Für gebogene Klammern aus V2A-Stahl werden ausschließlich federharte (fh)-Drähte verwendet.

Draht ist gezogenes Material mit unterschiedlichen Stärken und Querschnitten. Durch jede Kaltverformung, d. h. jeden Gang durch das Zieheisen bei der Drahtherstellung, steigen die Härte und die Elastizitätsgrenze an. Die Härtegrade w, h und fh werden durch Nachbehandlung (glühen) anwendungsgerecht eingestellt. An dieser Stelle sollen einige physikalische Begriffe mit Bezug zur gebogenen Klammer und zum Klammermaterial angesprochen werden.

Härte nennt man den Widerstand eines Stoffs, den er dem Eindringen eines anderen, härteren entgegensetzt. Prüfmethoden sind die Ritz-Härte nach Mohs, die Eindringhärteprüfung mit einer Kugel nach Brinell, die Eindringhärteprüfung mit einer Diamant-Pyramide nach Vickers und eine ähnliche Methode nach Rockwell. Nur Härteangaben nach der gleichen Prüfmethode sind vergleichbar.

Bei Dentallegierungen werden oft zwei Härtegrade angegeben. Sie beziehen sich auf das gleiche Material im weichgeglühten (w) und vergüteten (v) Zustand. Zum Beispiel hat Goldklammerdraht aus 82 % Gold- und Platinanteilen eine Vickershärte (HV) weichgeglüht (w) von 180 und ausgehärtet (v) von 285.

Elastizität

Wird ein fester Körper mit einer bestimmten Kraft belastet und weicht er durch Biegung oder Streckung dieser Kraft aus, behält aber die Fähigkeit, nach Entlastung von der einwirkenden Kraft in die Ausgangsform zurückzufedern, so spricht man von Elastizität. Ab einer bestimmten Biegung oder Streckung ist eine einwirkende Kraft größer als der innere Widerstand des Materials. Mit der größeren Kraft wird die Elastizitätsgrenze des Materials überschritten. Es kann nicht mehr in seine Ausgangslage zurückfedern, d. h., es wurde bei der Auslenkung plastisch verformt.

Wenn ein Klammerdraht gebogen, d. h. plastisch verformt wird, muss immer die Elastizitätsgrenze des Drahtmaterials überschritten werden.

Bei dentalen Legierungen kann man davon ausgehen, dass Härte und Elastizität in einem direkten Verhältnis zueinander stehen.

Biegefestigkeit

Wirkt eine Kraft senkrecht zu seiner Längsachse auf einen festen Körper, so setzt dieser je nach Material und Dicke einen bestimmten Widerstand entgegen. Ein Brückengerüst z. B. sollte aus einem Material mit hoher Biegefestigkeit bei niedriger Elastizitätsgrenze bestehen. Bei einem Klammerdraht muss es genau umgekehrt sein.

Zugfestigkeit

Wird ein fester Körper, z. B. ein Metallstab, in der Richtung seiner Längsachse auf Zug belastet, so setzt er je nach Material und Dicke einen mehr oder minder großen Widerstand entgegen. Die einwirkende Kraft nennt man Zugspannung. Beim Ziehen von Drähten oder Walzen von Blechen, also einer Kaltverformung, steigt die Zugfestigkeit an. Dafür nimmt die Dehnbarkeit ab.

Bruchdehnung

Diese gibt die Längenänderung einer stabförmigen Probe an, bei der es in der Zugprüfmaschine zum Bruch der Probe kommt. Angegeben wird das Verhältnis von Ausgangslänge zur Verlängerung der Probe in Prozent.

Dehnung

Bei Zug an einen festen Körper ändert sich dessen Länge. Bis zur Elastizitätsgrenze federt jeder Körper nach Aufhebung der Zugspannung in die Ausgangslänge zurück. Das nennt man elastische Dehnung. Beim Überschreiten der Elastizitätsgrenze durch höhere Zugspannung wird der Körper bleibend verlängert. Man nennt das bleibende Dehnung. Den Übergang von der elastischen in die bleibende Dehnung bezeichnet man als Dehngrenze.

Als 0,2 % Dehngrenze bezeichnet man die Zugspannung in N/mm², welche erforderlich ist, um den Prüfkörper um 0,2 % dauerhaft zu verformen.

Ein weicher V2A-Draht hat eine geringe Zugfestigkeit, aber eine hohe Dehnbarkeit. Ein federharter V2A-Draht hat dagegen eine hohe Zugfestigkeit, aber eine geringe Dehnbarkeit. Zum Beispiel hat Chrom-Nickel-Stahl weich (w) eine Zugfestigkeit von 60 bis 75 N/mm^2 und eine Bruchdehnung von 40 bis 60 %. Chrom-Nickel-Stahl federhart (fh) hat eine Zugfestigkeit von 170 bis 190 N/mm^2 und eine Bruchdehnung von 3 bis 5 %.

5.4.3 Lieferformen von Drähten und Hilfsteilen

Zum Biegen von Klammern jeglicher Art, auch in der Kieferorthopädie und der Kieferchirurgie, werden fast ausschließlich Drähte mit rundem Querschnitt verwendet. Die wichtigsten Lieferformen sind Rollen mit Längen von zwei bis neun Metern. Maßeinheit und bestimmend für die Länge des Drahts auf der Normal- oder Laborrolle ist der Durchmesser des Drahts (Abb. 5.4). Er liegt zwischen 0,10 und 2 Millimetern. Von 0,10 bis 0,40 Millimetern steigt die angebotene Drahtstärke um jeweils 0,05 Millimeter, von 0,50 bis 1,50 Millimeter steigt sie um 0,10 Millimeter an.

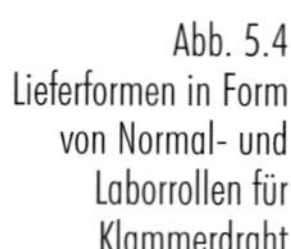

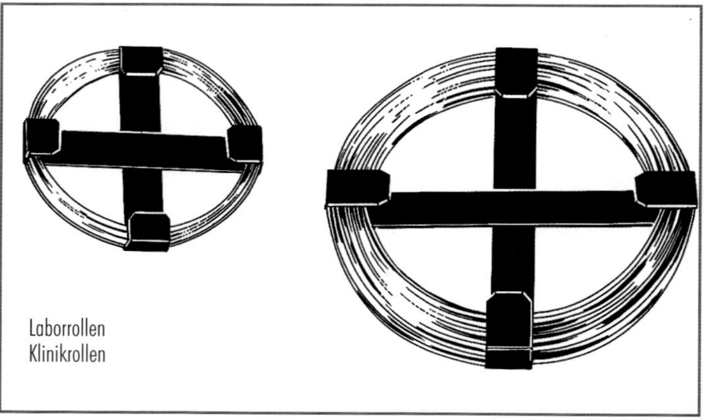

Abb. 5.4
Lieferformen in Form von Normal- und Laborrollen für Klammerdraht

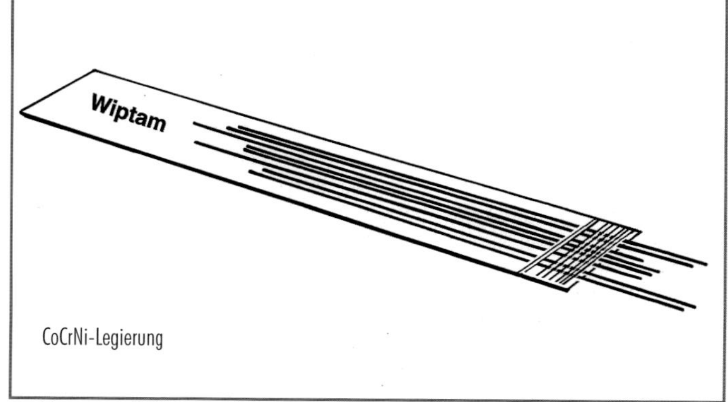

Abb. 5.5
Spezialdrähte werden in 20 cm langen Stangen geliefert

Alle Drähte werden weich (w), hart (h) und federhart (fh) geliefert.

Weniger gebräuchlich sind Drähte mit ovalem oder halbrundem Querschnitt. Eine Sonderform ist der Bügeldraht mit ovalem Querschnitt und Abmessungen von 2,5 x 1,4 Millimetern oder 3,0 x 2,0 Millimetern, jeweils gemessen am größten Durchmesser des Querschnitts.

Warmfeste Drähte aus der oben erwähnten Kobalt-Chrom-Nickel-Legierung, Edelmetalldrähte und spezielle Drähte für die Kieferorthopädie werden als 20 cm lange Stangen geliefert (Abb. 5.5, auf Seite 148).

Bei der Darstellung und Besprechung der verschiedensten Klammerformen wird es sich zeigen, dass Klammerdraht nicht ausreicht, um die unterschiedlichsten Halte- und Stützelemente herzustellen. Dafür stehen viele Formen von Klammerkreuzen mit unterschiedlichen Abmessungen zur Verfügung (Abb. 5.6). Bei der Anfertigung von Übergangsprothesen sind Klammerkreuze ebenso unentbehrlich wie für Wiederherstellungsarbeiten oder Erweiterungen an getragenem Zahnersatz. Klammerkreuze stehen sowohl in vergütbaren Goldlegierungen als auch aus V2A-Stahl zur Verfügung.

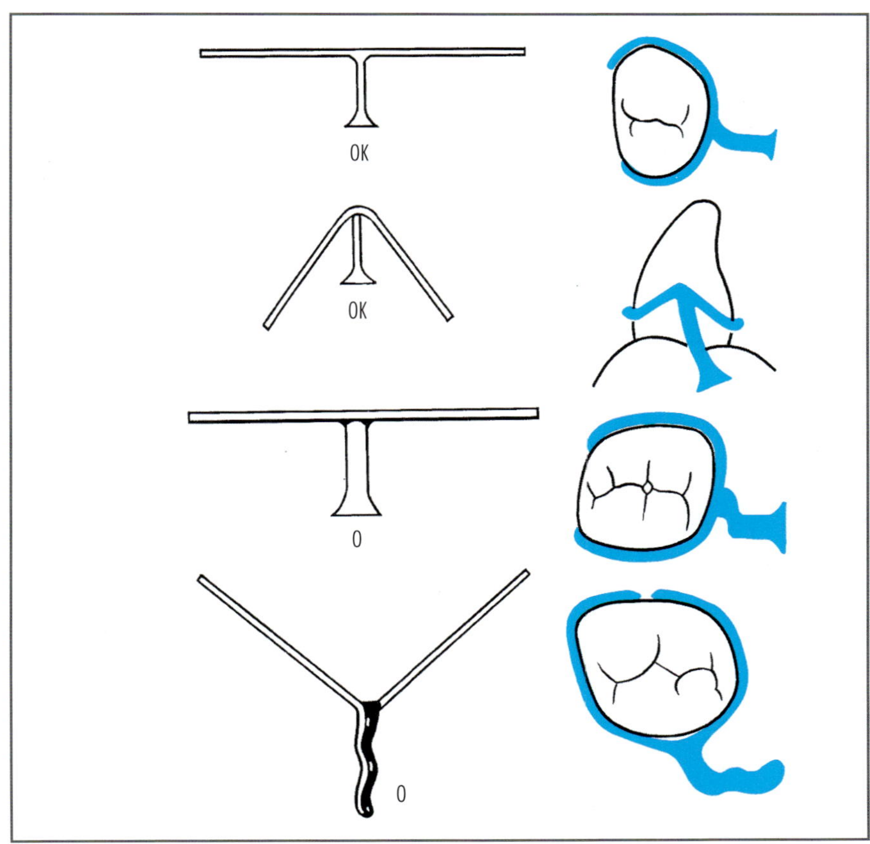

Abb. 5.6
Auf dieser und den nächsten beiden Seiten: Unterschiedliche Formen von Klammerkreuzen mit Anwendungsbeispielen

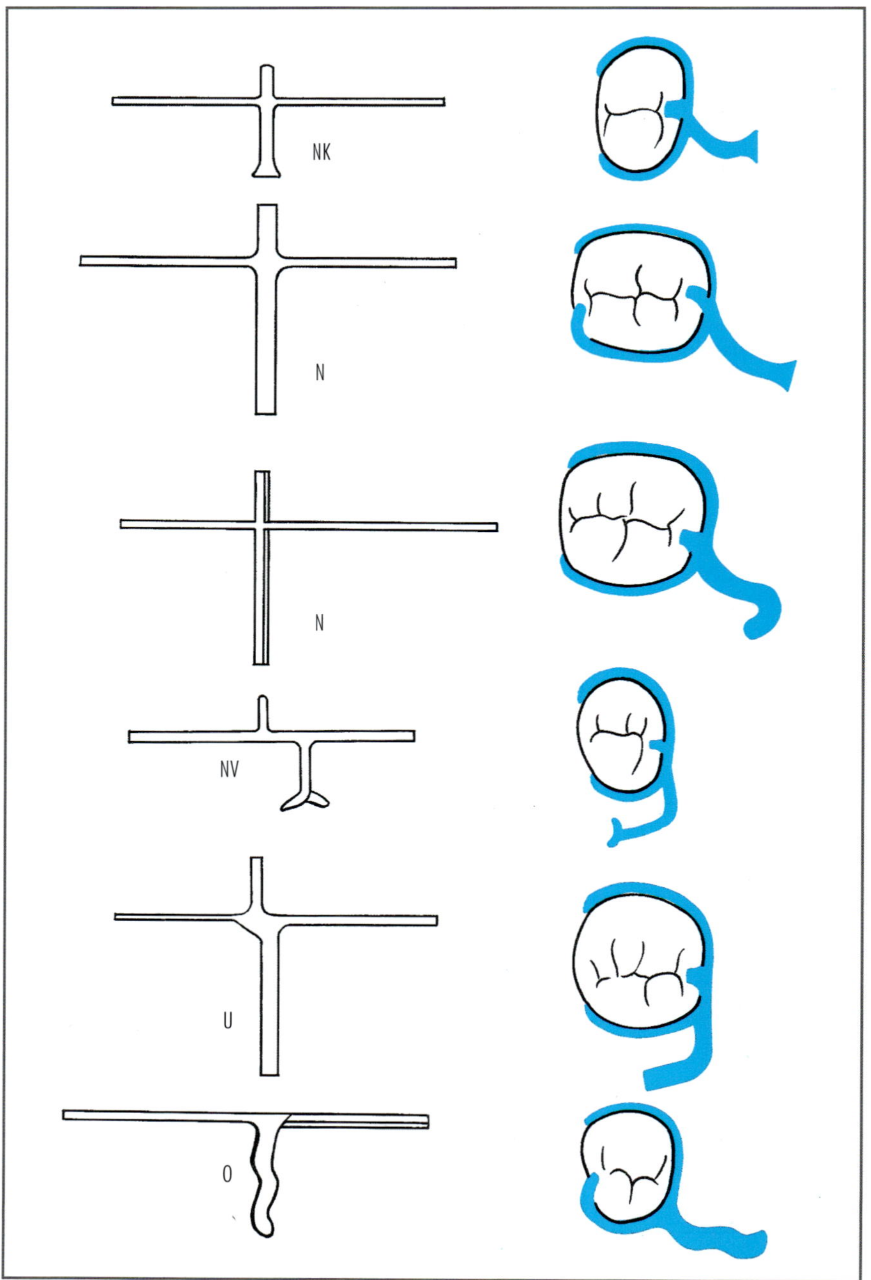
NK
N
N
NV
U
O

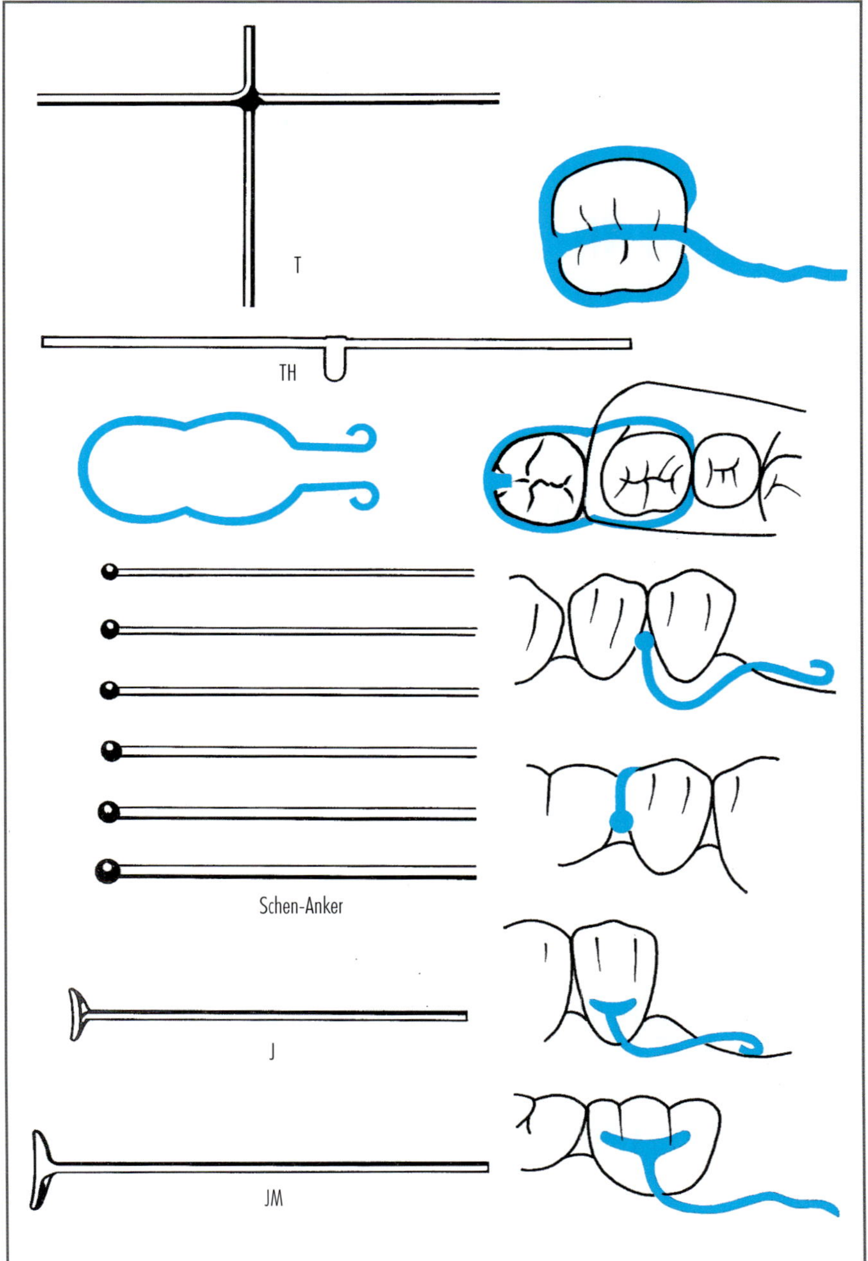
T
TH
Schen-Anker
J
JM

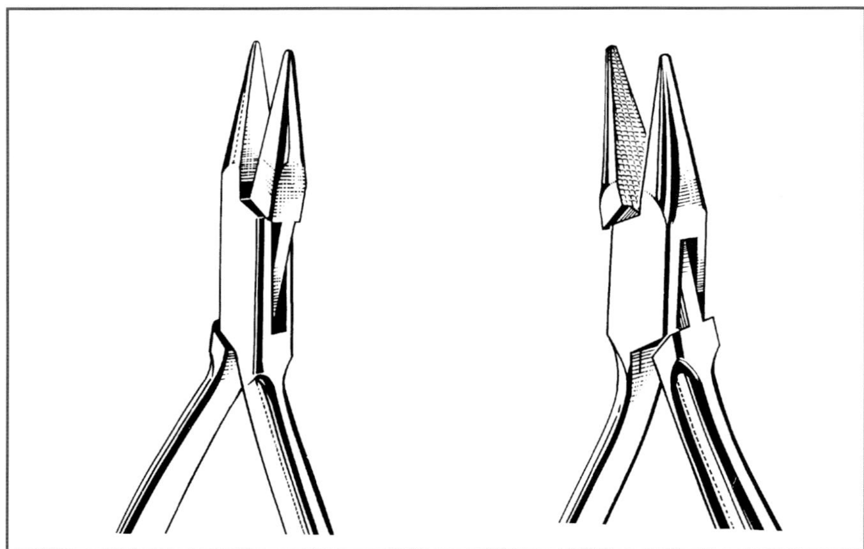

Abb. 5.7
Haltezangen mit ungeriffeltem und geriffeltem Maul

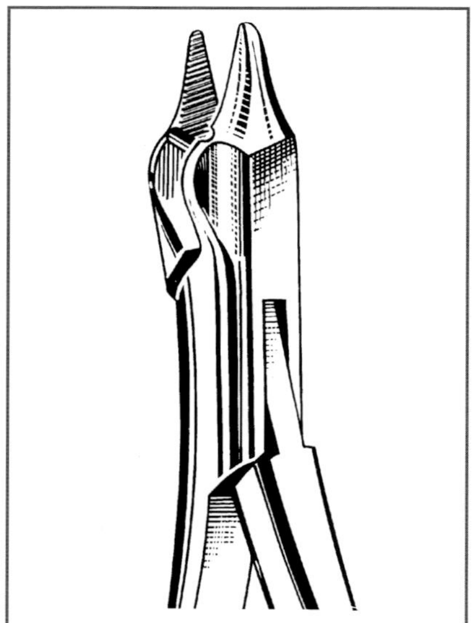

Abb. 5.8
Kramponzange, sehr stabile, vielseitig verwendbare Haltezange

5.4.4 Werkzeuge zum Biegen von Klammern

Klammern werden mit Zangen gebogen. Man unterscheidet Halte- und Biegezangen.

Haltezangen

Die Spitzzangen in unterschiedlichsten Größen und Formen, mit geriffeltem oder ungeriffeltem Maul, zählen zu den Haltezangen (Abb. 5.7). Die so genannten Kramponzangen sind besonders stabile, kräftige Vertreter dieser Gruppe (Abb. 5.8). Ein glattes Zangenmaul hinterlässt weniger Greifspuren am Draht als ein geriffeltes. Sehr kurze Biegungen, z. B. das Abwinkeln einer Auflage am Klammerkreuz, ist ohne eine kräftige Spitz- oder Kramponzange nicht möglich. Um dabei nicht abzurutschen, bevorzugt man eine Zange mit geriffeltem Maul oder noch besser mit Hartmetalleinsätzen.

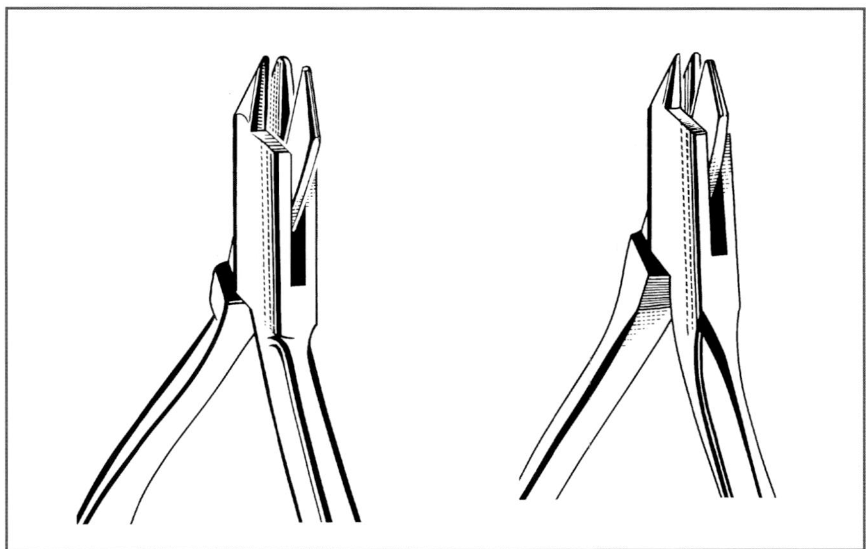

Abb. 5.9
Aderer-Zangen

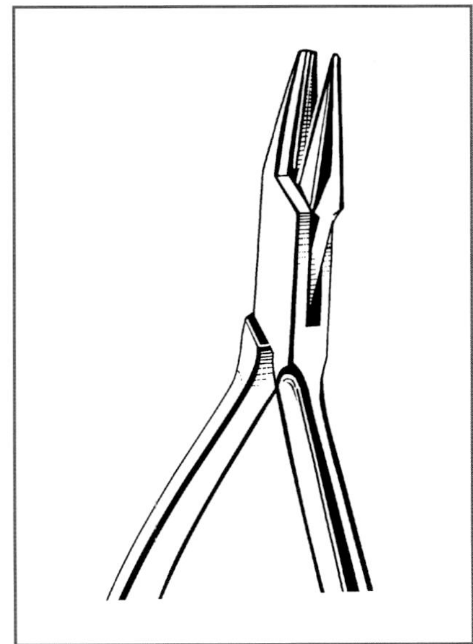

Abb. 5.10
Hohlkehlzange

Biegezangen
Am gebräuchlichsten zum Biegen von Klammern ist im zahntechnischen Labor die Dreipol- oder Adererzange, die es in verschieden großen Ausführungen gibt (Abb. 5.9). Zur plastischen Verformung eines Drahts braucht man mit diesem Zangentyp nur sehr wenig Kraft. Es können gleichmäßige Rundungen gebogen werden, die sich der Form des Zahns sehr gut anpassen lassen. Biegt man mit der Adererzange scharfe Knicke, wird der Draht durch Quetschung verletzt.

Vielfach benutzt der Zahntechniker zum Anformen der Klammerarme an den Zahn auch eine Hohlkehlzange. Sie hat eine ähnliche Wirkungsweise wie die Adererzange (Abb. 5.10).

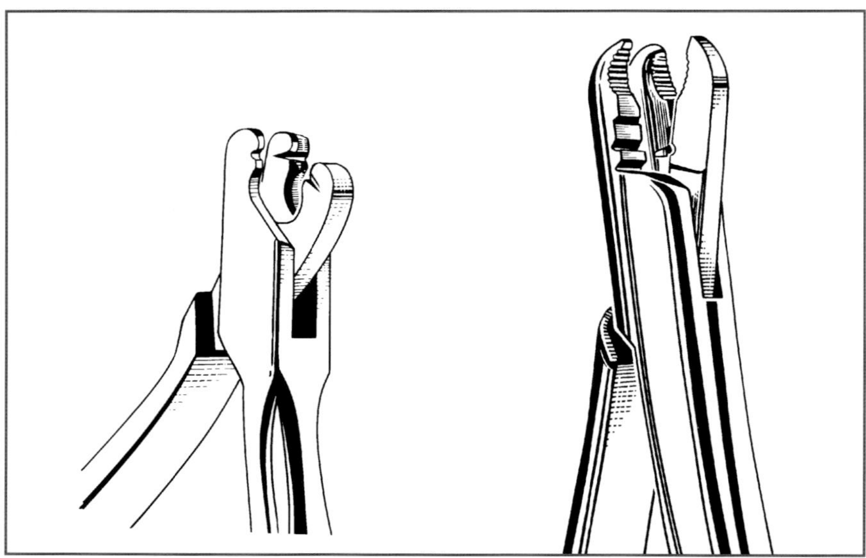

Abb. 5.11
Bügelbiegezangen

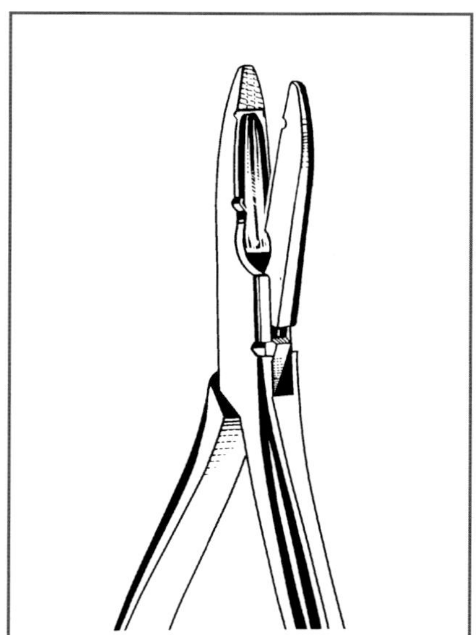

Abb. 5.12
Waldsachszange

Um die sehr stabilen Bügeldrähte zu biegen, verwendet man spezielle Bügelbiegezangen (Abb. 5.11). Sie müssen so konstruiert sein, dass man den Bügeldraht auch über die *hohe Kante* verformen kann. Im Prinzip handelt es sich dabei um sehr kräftige Dreipolzangen.

Eine Sonderstellung der im zahntechnischen Labor gebräuchlichen Zangen nimmt die Waldsachszange ein (Abb. 5.12). Sie ist Halte- und Biegezange zugleich. Man kann mit ihr sehr gut und rationell Klammern, eventuell auch Bügel biegen.

Zum Ablängen des Klammerdrahts benutzt man meist Seitenschneider, seltener Vornschneider. Um Bügeldraht abzulängen, empfiehlt sich eine Schneidzange mit Hebelübersetzung.

5.4.5 Die Technik des Klammerbiegens

Als Drahtstärke wählt man für Klammern aus V2A-Stahldraht an Frontzähnen und Prämolaren 0,9 Millimeter (fh), für Molaren 1,0 bis 1,2 Millimeter (fh). Bei bestimmten Klammertypen, bei denen der Klammerarm länger als der umklammerte Zahn ist, muss ein dickerer Draht verwendet werden. Klammern kann man im einfachsten Fall aus einem Drahtstück biegen.

Nachdem man ein Stück Draht von der Rolle oder Stange abgelängt hat, beginnt man es von der Klammerspitze zur Schulter der Form des Zahns entlang der angezeichneten Klammerverlaufslinie zu biegen. Geeignet ist dazu eine Aderer- oder eine Hohlkehlzange. Scharfe Abwinkelungen biegt man besser mit einer gut greifenden Spitzzange, gegen die man den Draht mit einem Finger drückt. Ist der Draht zu dick und setzt zu starken Widerstand entgegen, benutzt man zwei Zangen. Auch eine Abstützung auf dem Feilkloben des Werktischs kann sehr hilfreich sein.

Die meisten Klammern biegt man aus vorgefertigten Klammerkreuzen (beachte Abb. 5.6). Um die Klammerschulter der Rundung des Zahns anzupassen, muss man diese zuerst formen und dann den Klammerstiel abwinkeln. Dieser wird als Retention in den Kunststoff des Prothesensattels geführt. Dabei darf die Interdentalpapille nicht berührt oder beschädigt werden. Erst danach biegt man die Klammerarme von der Schulter bis zur Klammerspitze, also umgekehrt wie beim Biegen aus einem Drahtstück. Besonders schwierig ist das exakte Anformen der Klammerauflage, wozu man am besten zwei Spitzzangen einsetzt. Die Auflage wird durch Beschleifen der Form der Klammerauflagemulde angepasst.

> Federharten Draht darf man nur langsam, niemals schnell verformen. V2A-Draht (fh) darf nicht geglüht werden, da er nicht wärmefest ist.

Die fertig gebogene Klammer muss mit kleinen montierten Steinen, vor allem aber mit Gummipolierern, nachgearbeitet werden. Der Draht darf an keiner Stelle geschwächt werden. Zur Klammerspitze wird er kontinuierlich auf den Zahn zu ausgedünnt, läuft aber in einer stumpfen Rundung aus. Bei guter Vorpolitur kann die Hochglanzpolitur gleichzeitig mit derjenigen der ausgearbeiteten Prothese vorgenommen werden. Einzelne gebogene Klammern kann man sehr schlecht zur Politur am Poliermotor halten.

> Grundsätzlich müssen an der fertigen Prothese alle nicht im Prothesenkunststoff befestigten Teile einer Klammer hochglänzend poliert sein.

Fragen:

1. Warum darf federharter Draht nicht schnell gebogen werden?
2. Was geschieht in der Legierung bei der thermischen Vergütung und wie kann man mechanisch vergüten?

5.4.6 Gebogene Klammern und ihre kritische Bewertung

Halteklammern

Das einfachste gebogene Halteelement ist die **einarmige Klammer** oder **L-Klammer**. Sie liegt immer vestibulär (Abb. 5.13). Als Widerlager dient die oral dem Zahn anliegende Prothesenbasis.

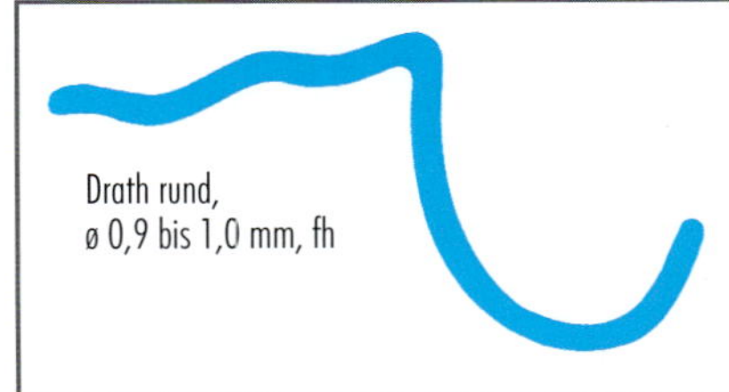

Abb. 5.13
Einarmige Klammer

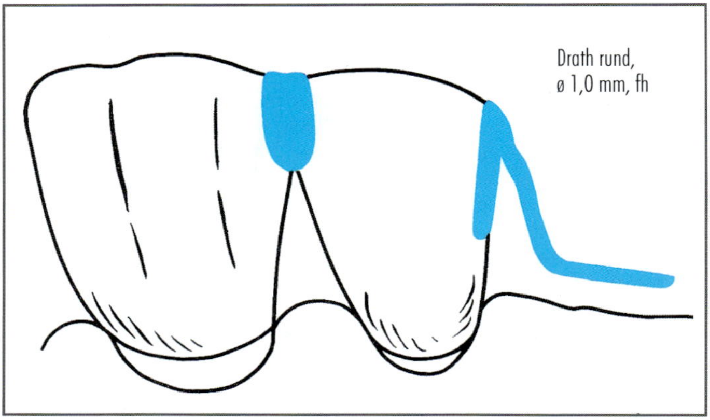

Drath rund,
ø 1,0 mm, fh

Abb. 5.14
Inlayklammer mit Abstützung durch eine Kralle

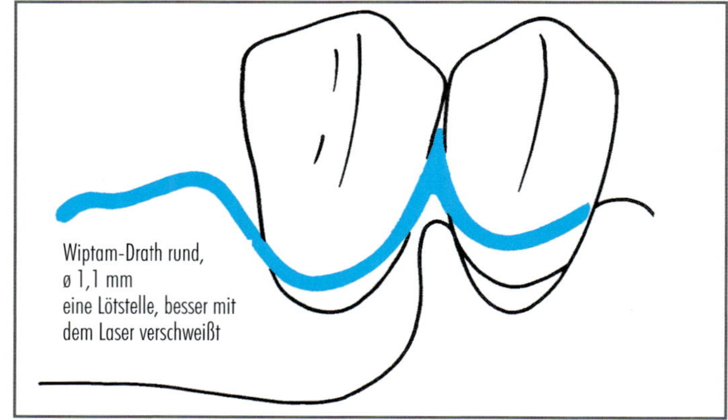

Abb. 5.15
Verlängerte, einarmige Klammer

> Da ein Klammerwiderlager in Form der Prothesenbasis oralhygienisch und parodontalprophylaktisch ungünstig ist, kann die einarmige Klammer nur in Ausnahmefällen verantwortet werden, z. B. bei gingival getragenem Zahnersatz.

Die **einarmige Klammer** dient auch zur Fixierung einer Bissregistrierplatte oder in Ausnahmefällen zur Befestigung von kieferorthopädischen Geräten an oder auf den Zähnen.

Um im Frontzahngebiet das Halteelement so unsichtbar wie möglich zu machen, verkürzt man die einarmige zu einer **Inlayklammer**. Der runde Draht wird dazu flachgeschmiedet und liegt dem Zahn nur approximal an (Abb. 5.14). Es ist ratsam, die Drahtspitze weichzuglühen. Durch Schmieden (Kaltvergütung) erhält das Material seine Elastizität und Härte zurück. Der Federweg der Inlayklammer ist sehr kurz. Deshalb darf sie nur sehr gering in den approximalen Unterschnitt greifen.

Eine Modifikation der einarmigen Klammer ist die **verlängerte einarmige Klammer** (Abb. 5.15). Bei nach vestibulär gekippten Zähnen müsste eine der Klammerverlaufslinie folgende Klammer zu weit in den sichtbaren Bereich verlegt werden. Man bedient sich in diesen Fällen der hohen Elas-

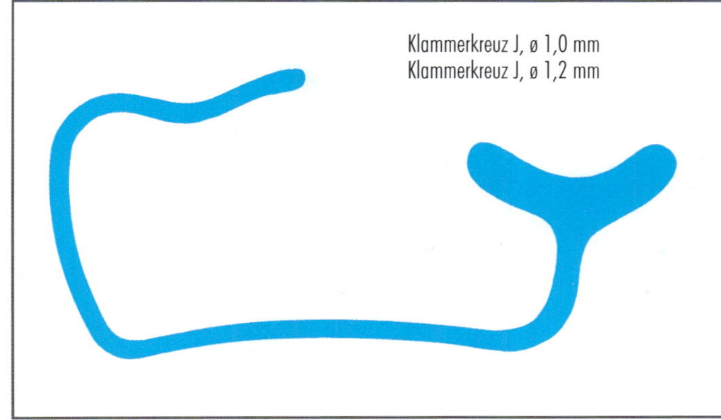

Abb. 5.16
Schildklammer
(J-Klammer)

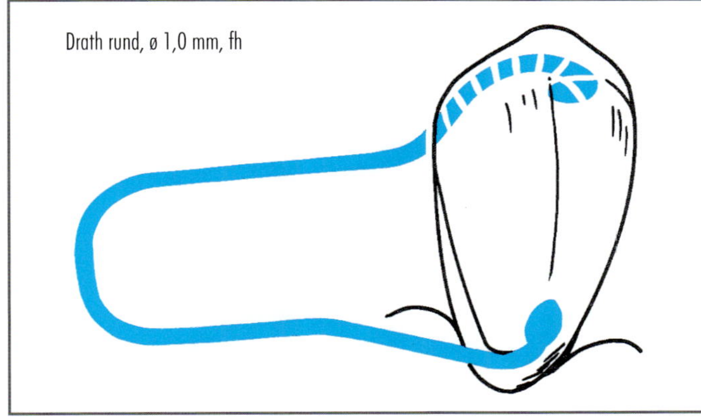

Abb. 5.17
Bonyhardklammer mit gebogenem Widerlager und Abstützung

tizität des V2A-Drahts und verlängert den Klammerarm, indem man ihn um den ersten Prothesenzahn führt. Die Abzugskraft auf das Parodontium des umklammerten Zahns bleibt in physiologischen Grenzen, obwohl die Klammerspitze in einem tiefen Unterschnitt liegt. Die in Abbildung 5.15 gezeigte Klammerform kann nur aus einem Draht hergestellt werden, der warmfest ist, da der Klammerarm aus zwei miteinander verlöteten Stücken hergestellt wurde.

Eine ähnliche Funktion als Halteelement wird mit den **Zahnhalsklammern** erreicht (Abb. 5.16). Es gibt drei in ihrer Art ähnliche Zahnhalsklammern, die vielfach falsch benannt werden:

a) **Die Schildklammer** (beachte Abb. 5.16), im Laboralltag auch J-Klammer genannt. Nur das Schild liegt in der Infrawölbung dem Zahn an. Der Klammerstiel läuft vertikal mit einem Abstand von etwa einem Millimeter über den Zahnfleischsaum und geht in einen horizontalen Teil über, der in den Prothesensattel geführt wird.
b) **Die Bonyhardklammer** (beachte Abb. 5.17) ist der Schildklammer ähnlich. Der Halteteil des Klammerarms ist zu einem flachen Kopf reduziert, der in der Infrawölbung mit einer kleinen Fläche dem Zahn anliegt.

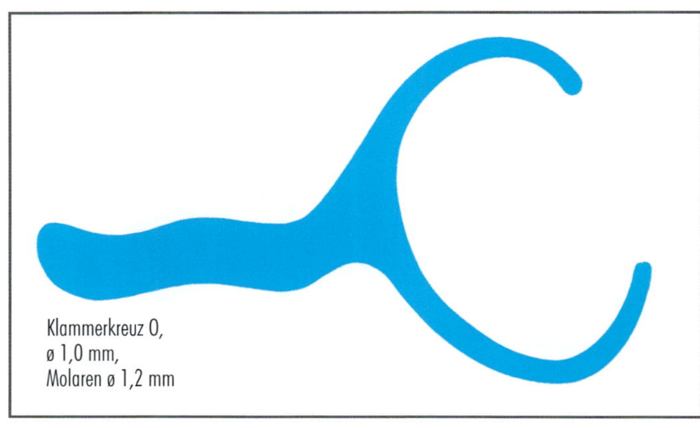

Abb. 5.18 Doppelarmige Klammer aus einem Klammerkreuz gebogen

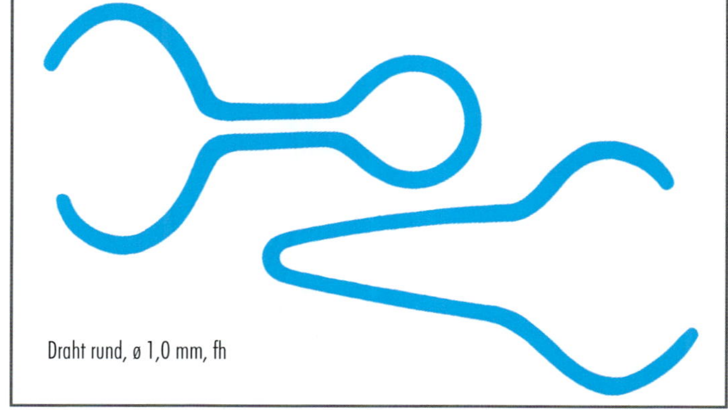

Abb. 5.19 Doppelarmige Klammer aus einem Drahtstück gebogen

c) **Die Budlongklammer** ist ebenfalls der Schildklammer ähnlich. Das Schild ist größer und umgreift den Zahn bukkal bis in den mesialen und distalen Unterschnitt, der bei den meisten Zähnen vorhanden ist.

Die Zweiarm- oder Doppelarmklammer umgreift den Klammerzahn mit einem bukkalen und einem lingualen Arm. Sie wird auch als C-Klammer bezeichnet. Wenn sie aus einem Klammerkreuz gebogen wird, winkelt man den Klammerstiel entsprechend der Länge des umklammerten Zahns ab und führt ihn als Retention in den Prothesensattel (Abb. 5.18). Auch dieser Klammertyp ist den Halteklammern zuzuordnen.

Eine Modifikation ist die Doppelarmklammer, die aus einem Drahtstück gebogen wird (Abb. 5.19).

Halte- und Stützklammern

Die **Dreiarmklammer oder Doppelarmklammer mit Auflage und ihre Modifikationen.**

Auch bei Übergangsprothesen sollten grundsätzlich Halte- und Stützklammern verwendet werden. Die wenigen Ausnahmen im stark reduzierten Gebiss sind wiederholt angesprochen worden. Auch für gebogene Halte- und Stützelemente gilt, dass der Zahnarzt am Klammerzahn eine Auflagemulde oder Aussparung für die Stützelemente der Klammer präparieren muss.

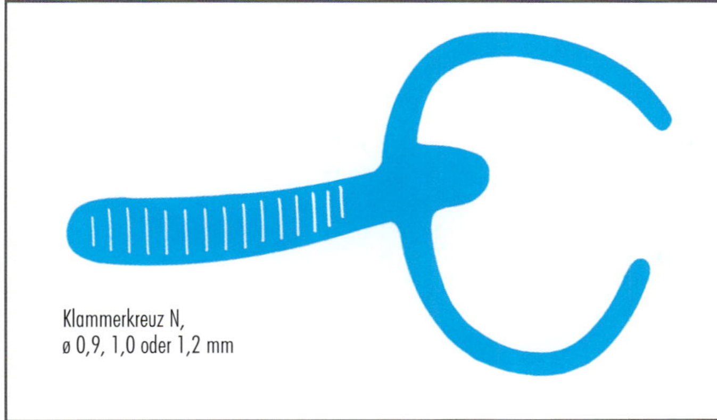

Abb. 5.20
Dreiarmige Klammer

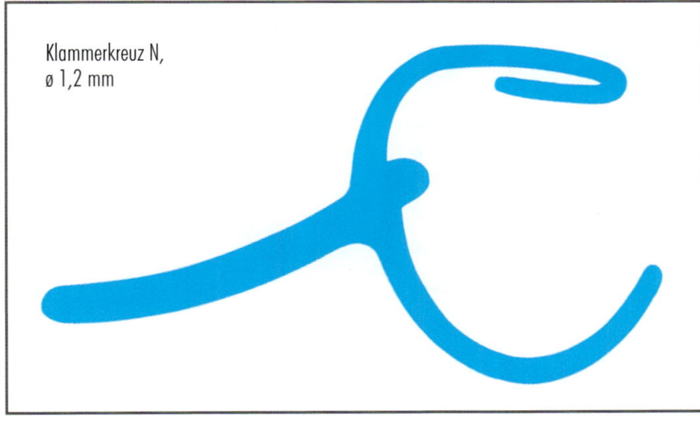

Abb. 5.21
Winkelklammer nach Balters

Die klassische Form der Doppelarmklammer mit Auflage ist die dreiarmige Klammer, sie wird auch als **E-Klammer** bezeichnet (Abb. 5.20). Sie vereinigt in sich alle Funktionen, die an ein Halte- und Stützelement gestellt werden müssen:

- In der Regel greifen beide Klammerarme in die Infrawölbung des Zahns und fixieren die Prothese am Restgebiss.
- Der linguale Arm kann inaktiv ausschließlich als Widerlager dienen.
- Die Klammerschulter umfasst den Zahn okklusal des prothetischen Äquators. Sie wirkt lagestabilisierend und schubverteilend, auch wenn sie nicht so starr ist wie bei einer gegossenen Auflageklammer.
- Die Auflage überträgt die den Prothesensattel treffenden Kaukräfte auf den Klammerzahn.
- Die Klammer wird durch den Klammerstiel, auch Appendix (lat.: Anhang) oder Klammerschwanz genannt, starr mit dem Prothesenkörper verbunden.

In den meisten Fällen wird die dreiarmige Klammer aus einem Klammerkreuz gebogen. Eine Modifikation ist die **Winkelklammer nach Balters** (Abb. 5.21). Ein Klammerarm ist abgewinkelt und wird über diese Verlängerung in die Infrawölbung geführt. Man kann diese Klammerform gut anwenden bei gekippt stehenden Zähnen mit stark abradierter Okklusionsfläche,

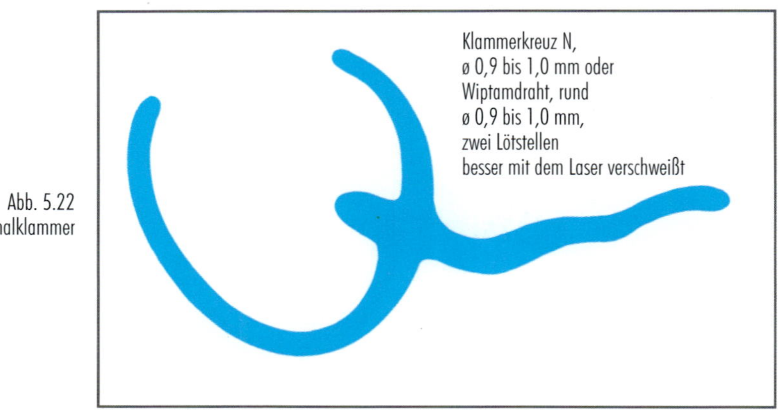

Abb. 5.22
Approximalklammer

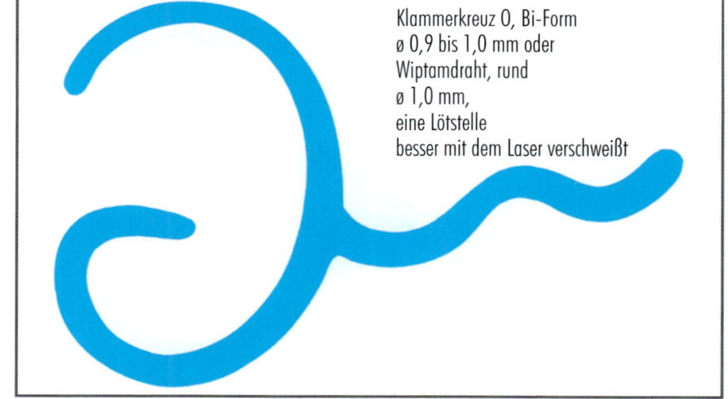

Abb. 5.23
Klammer mit
mesialer Auflage

bei denen bukkal kein Unterschnitt vorhanden ist.

Um bei Eck- oder Schneidezähnen, vor allem wenn sie einzeln stehen, noch Halt und Abstützung zu finden, ohne dass ein Klammerarm auffällig nach labial sichtbar wird, verwendet man die **Approximalklammer** (Abb. 5.22). Die anschließenden Prothesenzähne müssen im Klammerbereich so weit ausgeschliffen werden, dass die Klammerarme beim Ein- und Ausgliedern der Prothese elastisch nachgeben können.

Muss die Auflage nach mesial verlegt werden, weil sie distal in maximaler Okklusion stört, oder weil man eine sattelferne Lagerung erreichen will, wird sie aus dem lingualen Arm auf die Okklusalfläche geführt (Abb. 5.23). Man bezeichnet diese Form auch als **G-Klammer**.

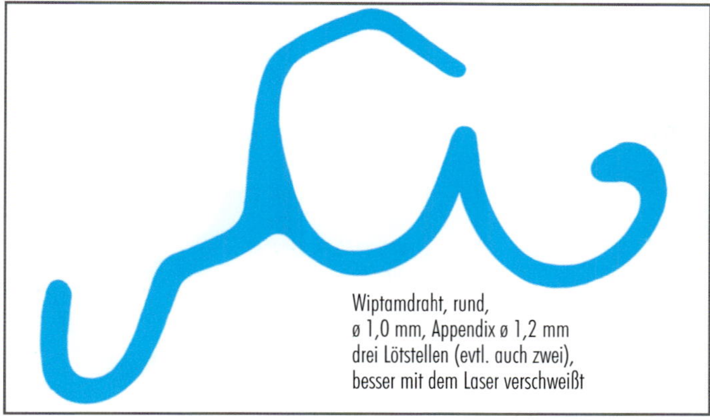

Abb. 5.24
Klammer mit sattelferner Auflage

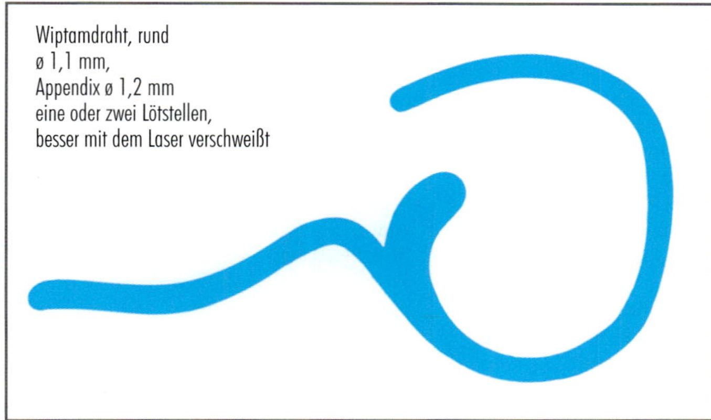

Abb. 5.25
Ringklammer

Eine Halte- und Stützklammer mit sattelferner Auflage, wie sie bei doppelseitigen Freiendprothesen eingesetzt werden kann, ist die in Abbildung 5.24 dargestellte verlängerte **G-Klammer**. In der abgebildeten Form kann sie nur aus einer warmfesten CoCrNi-Legierung hergestellt werden. Die einzelnen Teile werden meist mit Weißgold verlötet oder mit dem Laser verschweißt.

Die **Ringklammer** (Abb. 5.25) ist angezeigt, wenn der Unterschnitt am Klammerzahn sattelnah zu finden ist, wobei dieser sowohl lingual als auch bukkal liegen kann. Wegen des langen Federwegs des den ganzen Zahn umlaufenden Klammerarms muss ein Draht mit dickerem Querschnitt gewählt werden.

Aus diesem kann auch die Auflage auf die Okklusalfläche gebogen und abgeflacht werden. Ein angelöteter oder mit Laser verschweißter, stabiler Klammerschwanz wird im Prothesensattel verankert. In der abgebildeten Ausführung muss sie aus Draht einer CoCrNi-Legierung in Teilen gebogen und mit Weißgoldlot zusammengelötet oder mit Laser verschweißt werden.

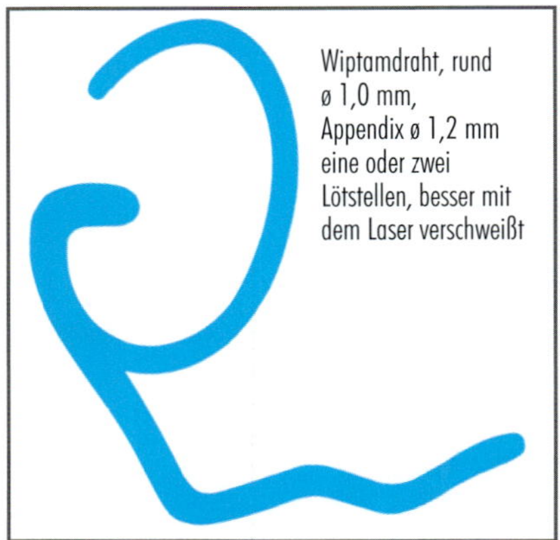

Abb. 5.26
Rücklaufklammer (back action clasp)

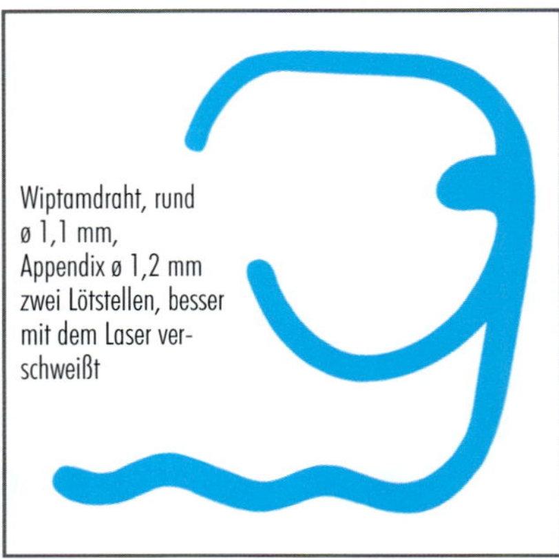

Abb. 5.27
Nach mesial offene dreiarmige Klammer

Der Ringklammer sehr ähnlich ist die **Rücklaufklammer**, die an Prämolaren angewandt wird (Abb. 5.26). Im Englischen wird sie **back action clasp** genannt. Bei ihr kann man den bukkalen Klammerarm verkürzen und den sattelnahen Unterschnitt am Klammerzahn ausnutzen.

Zur Abstützung an endständigen Molaren, vor allem im Unterkiefer, ist eine **spezielle dreiarmige Klammer** geeignet. Um den frontal an der Prothese angreifenden Abzugskräften entgegenzuwirken, müssen die Klammerarme nach mesial offen sein und dort in Unterschnitte eingreifen. Der den Zahn umlaufende Appendix muss sehr stabil sein (Abb. 5.27). Auch diese Klammer wird aus Drahtteilen einer CoCrNi-Legierung gebogen und mit Weißgoldlot oder besser mit dem Laser zusammengefügt.

Aus einem Klammerkreuz kann man auch die **Thielemannklammer** biegen (Abb. 5.28). Durch die *geschlossenen* Klammerarme ist sie sehr steif und kann nur ganz geringfügig in die Infrawölbung geführt werden.

Sehr gebräuchlich bei endständigen Molaren ist die **T-Klammer nach Elbrecht** (Abb. 5.29). Auch diese Klammerform kann aus einem Klammerkreuz gebogen werden. Sie kann nur angewendet werden, wenn keine natürlichen Antagonisten vorhanden sind.

Alle bisher beschriebenen Halte- und Stützklammerformen haben ihre Indikation bei der unterbrochenen Zahnreihe.

Einige Klammern dieser Kategorie können bei der geschlossenen Zahnreihe Anwendung finden. Zwei aneinander gefügte dreiarmige Klammern ergeben eine **Bonwillklammer** (Abb. 5.30). Sie ist ein sicheres Halte- und Stützelement. Auch für diese Klammer sind geeignete Klammerkreuze entwickelt worden. Man kann sie aber auch aus CoCrNi-Drähten zusammensetzen und verlöten oder mit dem Laser verschweißen. Schwierig ist die Anwendung der Bonwillklammer, wenn Antagonisten vorhanden sind. Dann muss vom Zahnarzt ein entsprechendes Lager für den die Zahnreihe übergreifenden Steg und die Auflagen eingeschliffen werden.

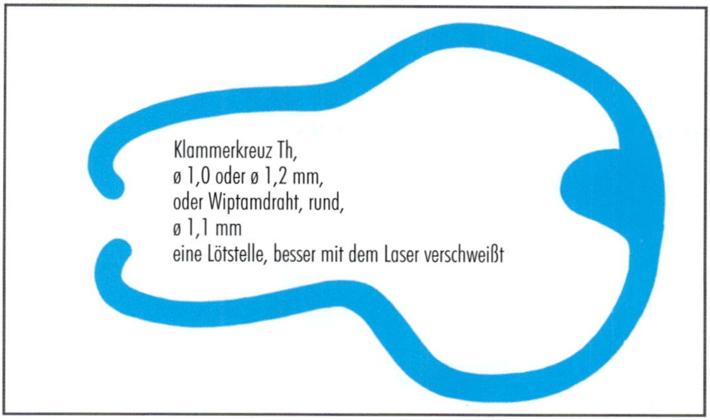

Klammerkreuz Th,
ø 1,0 oder ø 1,2 mm,
oder Wiptamdraht, rund,
ø 1,1 mm
eine Lötstelle, besser mit dem Laser verschweißt

Abb. 5.28
Thielemann-Klammer

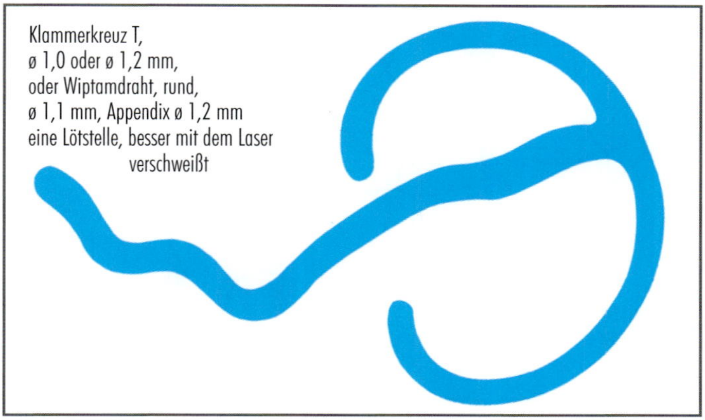

Klammerkreuz T,
ø 1,0 oder ø 1,2 mm,
oder Wiptamdraht, rund,
ø 1,1 mm, Appendix ø 1,2 mm
eine Lötstelle, besser mit dem Laser verschweißt

Abb. 5.29
T-Klammer nach Elbrecht

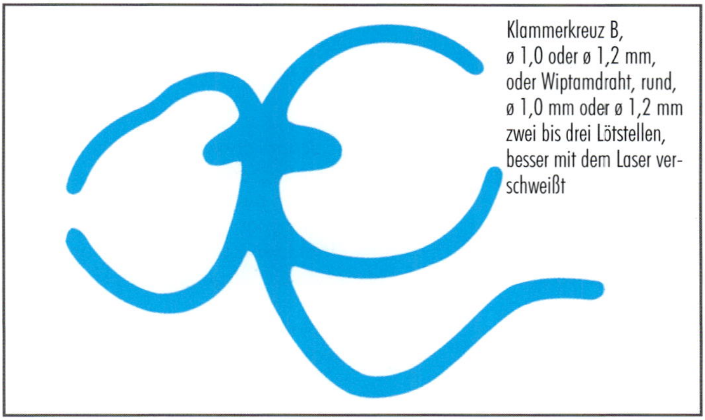

Klammerkreuz B,
ø 1,0 oder ø 1,2 mm,
oder Wiptamdraht, rund,
ø 1,0 mm oder ø 1,2 mm
zwei bis drei Lötstellen,
besser mit dem Laser verschweißt

Abb. 5.30
Bonwillklammer

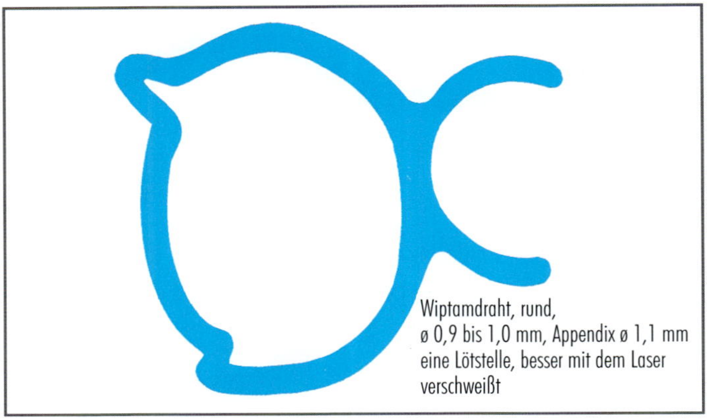

Abb. 5.31
Jacksonklammer

Wiptamdraht, rund,
ø 0,9 bis 1,0 mm, Appendix ø 1,1 mm
eine Lötstelle, besser mit dem Laser
verschweißt

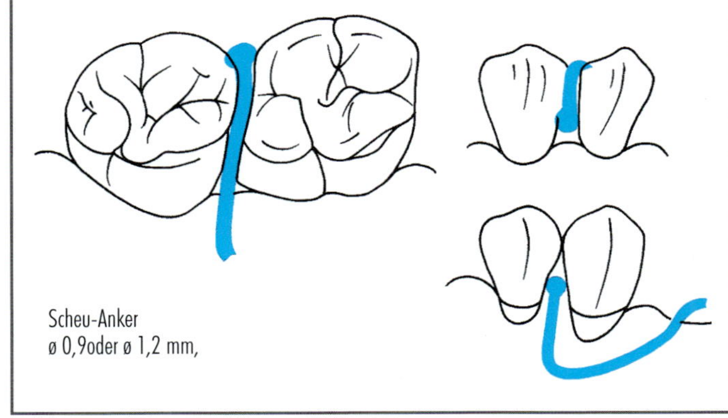

Abb. 5.32
Scheu-Anker

Sehr viel einfacher als die Bonwillklammer ist die **Jacksonklammer** zu biegen (Abb. 5.31). Für eine Übergangsprothese leistet sie als Abstützung in der geschlossenen Zahnreihe gute Dienste.

Als Halteelement und bedingt auch als Stützelement kann bei einer geschlossenen Zahnreihe auch der **Scheu-Anker** (Kugelknopfklammer) eingesetzt werden (Abb. 5.32). Das Widerlager bildet die am Zahn anliegende Prothesenbasis. Die daraus resultierenden Nachteile wurden bereits ausführlich dargestellt.

Diese Zusammenstellung der gebogenen Klammerformen ist für eine Übersicht ausreichend. Komplizierte Klammern, vor allem bei der Wiederherstellung der Funktion getragener Prothesen, wird man schneller und rationeller im Gussverfahren herstellen. Beachten Sie zu den Klammerformen aus Klammerkreuzen die Abbildungen 5.6.

Fragen:

1. Welche schädlichen Kräfte wirken beim Ein- und Ausgliedern einer Prothese mit Verankerung durch verlängerte, einarmige Klammern auf das Parodontium des umklammerten Zahns trotz der hohen Elastizität solcher gebogenen Halteelemente?
2. Welche Nachteile sind bei der Verwendung einer Jacksonklammer gegeben?

5.5 Basisformen im Oberkiefer und der gebogene Bügel

Im Oberkiefer hat sich der gebogene Transversalbügel durch die technische Entwicklung auch für die Übergangsprothese überholt. Er wäre ohnehin nur sinnvoll für abgestützten Seitenzahnersatz. Da aber mit der Übergangsprothese fast immer fehlende Frontzähne zu ersetzen sind, muss eine Gaumenplatte angefertigt werden. In Ausnahmefällen muss als Übergangsprothese eine Modellgussprothese hergestellt werden (Abb. 5.33 a, b, c).

Anders ist das im Unterkiefer. Wenn es irgendwie geht, sollte auf die Plattenform mit Bedeckung des Zahnfleischsaums entlang der Restzähne in Form der Kragenprothese verzichtet werden. Hier bietet sich der gebogene Bügel an. Er kann in den meisten Fällen im Kunststoff der Prothesensättel verankert werden. Man verzichtet also auf gebogene und angelötete oder verschweißte Retentionen.

Der gebogene Sublingualbügel ist aber nur bei abgestützten Übergangsprothesen erlaubt. Bei gingival gelagerten Prothesen würde sich ein Sublingualbügel in kurzer Zeit in den lingual-frontalen Unterkieferkamm einlagern und dort Druckstellen verursachen.

Soweit kein vorgeformter Bügel mit angestanzten Retentionen verwendet wird, längt man ein entsprechendes Stück von der Meterware ab. Man hat die Wahl zwischen einem schwächeren und einem stabileren Drahtprofil.

Der Bügel soll, sofern die Breite der sublingualen Gingiva propria dies erlaubt, vier bis fünf Millimeter mundbodenwärts vom Zahnfleischsaum des Restgebisses abliegen. Er folgt in allen Krümmungen dem Kieferkammverlauf. Es ist von Vorteil, wenn die obere Kante dem Kieferkamm dichter anliegt als die untere.

Ist der Kieferkamm steilwandig, kann gleich mit der Formgebung begonnen werden. Hat er eine Neigung, wird der Bügeldraht zuerst über die *hohe Kante* gebogen, ehe man ihn der Form des Kiefers anpasst.

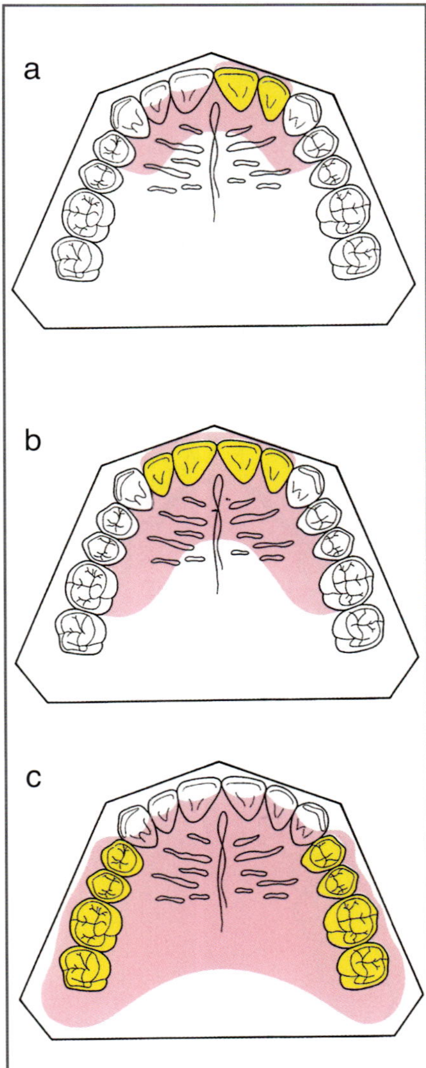

Abb. 5.33
Basisformen für Übergangsprothesen im Oberkiefer

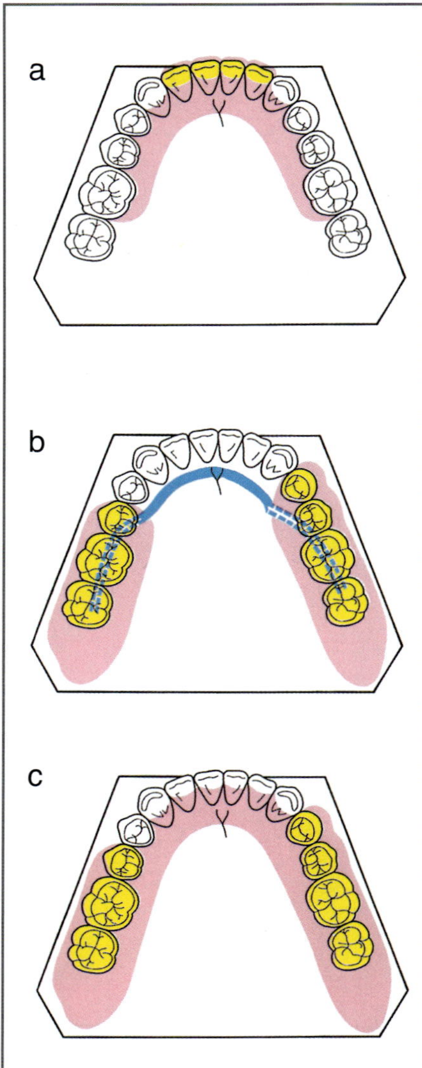

Abb. 5.34
Basisformen für Übergangsprothesen im Unterkiefer

Beim Biegen ist es ratsam, den Bügel ohne Abstand dem Kiefer anzupassen. Das erleichtert die richtige Formgebung. Die Enden biegt man in Richtung der zu ersetzenden Zähne über die Mitte der zahnlosen Kieferabschnitte. Dort werden sie zur retentiven Verbindung mit dem Kunststoff mittels einer dünnen Trennscheibe tief eingeschnitten. Wenn der Bügel am Modell festgewachst wird, achtet man darauf, dass er 0,5 bis 1 Millimeter vom lingualen Kieferkamm absteht.

Werden im Unterkiefer auch Frontzähne ersetzt, so muss man am Sublingualbügel entsprechend gebogene Retentionen, z. B. durch Verlötung mit Weißgold oder Laser-Verschweißung, anfügen.

Stehen nur noch wenige Zähne, so dass deren Umgehung mit einem Bügel wenig sinnvoll ist, kann es angebracht sein, die Kunststoffplatte durch einen Bügel zu verstärken. Dazu besonders geeignet ist der Profibügel. Er ist ein konfektioniertes Hilfsteil mit einem doppel-T-Träger-förmigen Querschnitt, das sich sehr flach und zungenfreundlich in eine Kunststoffplatte einarbeiten lässt (beachte Abbildung 5.34).

5.6 Die technische Fertigstellung der Übergangsprothese

Übergangsprothesen werden in den meisten Fällen ohne Wachsanprobe fertig gestellt. Deshalb können die gebogenen Klammern und auch ein gebogener Bügel am Modell festgewachst werden. Zuvor zieht man, wie schon beschrieben, eine dem Umriss der Prothese entsprechende Wachsbasis auf.

5.6.1 Das Aufstellen der Zähne

Über die Zahnaufstellung wurde ausführlich in Kapitel 4 berichtet. Diese Vorgaben sind auch für die Übergangsprothese maßgebend. Besondere Sorgfalt verdient das Aufstellen und individuelle Gestalten der Frontzähne. Weder die Form noch die Zahnstellung zu extrahierender Zähne darf ohne ausdrückliche Anweisung des Zahnarztes gravierend verändert werden. Der Patient sollte sich nach der Entfernung der Zähne und Eingliederung der Prothese mit der gewohnten Zahnstellung, -form und -farbe im Spiegel wieder erkennen. Das hilft ihm, leichter über den Verlust eigener Zähne hinwegzukommen. Mit Sorgfalt müssen Okklusion und Artikulation eingeschliffen werden.

5.6.2 Die Modellation der Prothesen in Wachs

Im Oberkiefer genügt als gaumendachbedeckende Basis im Allgemeinen eine rosa Wachsplattenstärke, das sind 1,25 Millimeter. Sie muss verstärkt werden, wenn nur noch ein stark reduziertes Restgebiss vorhanden ist, damit die Stabilität für die Kaudruckbelastung ausreicht. Da es sich um eine Übergangsprothese handelt, steht nicht die Stabilität, sondern der Tragekomfort für den Patienten im Vordergrund, damit er sich schnell an den Zahnersatz gewöhnen kann.

Alle Ränder der Wachsbasis werden am Modell festgewachst. Fehlende Substanz im Bereich der zahnlosen Kieferabschnitte wird zur natürlichen Form aufgebaut.

Die Basis im Unterkiefer muss, falls eine bügelfreie Kunststoffbasis in Auftrag gegeben wurde, stabiler gehalten werden.

> Der Zahntechniker muss auch bei Übergangsprothesen bestrebt sein, dem Patienten so viel orales Wohlbefinden wie möglich zu geben. Diese Prothesen werden nur kurze Zeit getragen und müssen deshalb nicht Belastungen über Jahre hinaus standhalten.

Wo es möglich ist, schleift man den ersten ersetzten Prämolaren ebenso wie Frontzähne auf den zahnlosen Kieferabschnitt auf. Die Ansatzstellen der Wangen-, Lippen- und Zungenbänder müssen der Funktion entsprechend ausgespart werden. Die Modellation wird abschließend mit Sorgfalt geglättet. Alle ersetzten Zähne müssen vollständig frei von Wachs sein. Die endgültige Form der Prothese in Wachs sollte ein exaktes Abbild des fertigen Werkstücks sein. Sie wird im nachfolgend beschriebenen Herstellungsgang in Kunststoff umgesetzt.

> Man kann sich viel Nacharbeit an der polymerisierten Kunststoffprothese sparen, wenn sie formgerecht und sauber in Wachs modelliert wurde.

5.6.3 Das Vorbereiten der Wachsmodellation zum Einbetten in Küvetten

Damit eine Umsetzung vom Wachsmodell in Kunststoff stattfinden kann, muss eine Hohlform geschaffen werden. Dazu wird in Kombination mit unterschiedlichen Küvetten meist Gips verwendet (Abb.5.35). Die Fixierung von Zähnen, Klammern, Auflagen, Bügeln, also aller Teile, die lagerichtig in der Kunststoffbasis verankert werden sollen, muss das Formmaterial in der Küvette übernehmen. Vorwiegend verwendet man dazu, wie gesagt, Gips, bei bestimmten Verfahren auch Dubliergelee. Klammern und Auflagen müssen vor dem Einbetten in eine Küvette durch Abtragen der entsprechenden Zähne so weit freigelegt werden, dass sie sich im Einbettgips sicher verankern lassen.

Die Verwendung von Gips des Typs III zum Einbetten von Prothesen setzt voraus, dass Wasser und Pulver im vom Hersteller angegebenen Verhältnis dosiert und maschinell

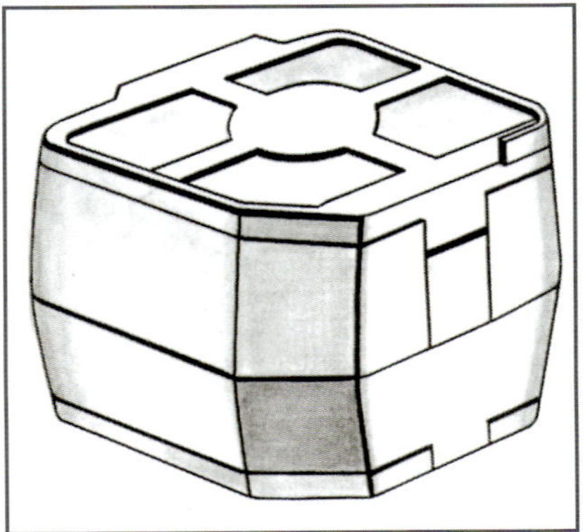

Abb. 5.35
Küvette zur Umsetzung der Wachsmodellation in Kunststoff

gemischt und der richtige Arbeitsablauf eingehalten wird.

Die Modelle müssen sich vollständig mit Wasser vollsaugen, bevor sie in eine Küvette eingebettet werden. Das gilt auch bei der Verwendung von Dubliergeleen an Stelle von Gips.

Um das Ausbetten zu erleichtern, empfiehlt sich eine zweizeitige Überbettung oder mindestens das Zwischenlegen eines Papiers im Konter. Dadurch lässt sich der Gipsblock über den Prothesenzähnen beim Ausbetten leicht ablösen.

5.7 Die Verarbeitungstechniken für Kunststoffe im zahntechnischen Labor

Wenn der Einbettgips nach etwa 30 Minuten in der Küvette ausgehärtet ist, stellt man diese in ein temperaturgesteuertes Wasserbad von 45 bis 50 °C, um das Wachs langsam zu erweichen.

> Das Wachs darf in der Küvette nicht flüssig werden und in den Gips eindringen!

Die Form kann nach etwa zehn Minuten geöffnet und das plastische Wachs entnommen werden. Wachsreste werden mit klarem, kochenden Wasser ausgebrüht. Das Wasser in Ausbrühgeräten ist vielfach nicht frei von Wachsresten, wodurch eine gute Isolation verhindert wird.

Ist das Wasser an der Gipsoberfläche abgedampft, wird der Gips mit einem geeigneten Material auf Alginatbasis gegen Kunststoff isoliert. Die Form ist danach bereit, um nach unterschiedlichen Verarbeitungstechniken mit Kunststoff beschickt zu werden.

5.7.1 Die Stopf-Press-Verfahren

Der aus Polymer und Monomer nach Vorschrift des Herstellers dosierte, angeteigte und angequollene Werkstoff wird in die isolierten Küvettenhälften vorgelegt, diese verschlossen und unter einer Spindel- oder hydraulischen Presse verdichtet. Eine Kontrolle über den Füllstand kann durch eine dünne, zwischen die Küvettenhälften gelegte Polyethylenfolie erfolgen. Das ist nur bei der Verarbeitung von heißpolymerisierenden Kunststoffen möglich.

Dieser wird nach der formfüllenden Pressung und dem fugenlosen Schluss der Küvettenhälften im Wasserbad oder in Heißluft nach einem bestimmten Termperaturzyklus, der auch die Abkühlung einschließt, polymerisiert. Empfehlenswert ist die Langzeitpolymerisation bei 80 °C über acht Stunden.

Bei einem neueren Verfahren, das auf den Markt gekommen ist, erfolgt die Polymerisation in einem Mikrowellenofen. Dafür sind Spezialküvetten aus Kunststoff erforderlich.

Verwendet man ein für die Stopf-Presstechnik geeignetes Autopolymerisat, so ist eine Kontrollpressung nur bedingt möglich. Die verschlossene Küvette bleibt unter dem Druck der Presse 20 Minuten stehen. Überschüssiges Material quillt aus den Küvettenhälften heraus. Es besteht hier die Gefahr einer mehr oder weniger dicken Pressfahne, die zu einer entsprechenden Bisserhöhung führt.

Das Autopolymerisat ist nach 20 Minuten unter Entwicklung zum Teil erheblicher Reaktionswärme, welche zum Sieden des Monomers und dadurch zu Siedeblasen führen kann, vollständig ausgehärtet. Es ist sinnvoll, die Küvette weitere 20 Minuten unter Pressdruck stehen zu lassen, damit das Material vollständig auspolymerisiert und abkühlt.

5.7.2 Die Injektionsverfahren

Durch entsprechend angelegte Zuführkanäle wird der aus Monomer und Polymer angemischte Kunststoff in die geschlossene Küvette gedrückt.

Beim Ivocap-Verfahren wird ein Heißpolymerisat in einer speziellen Mischkapsel, die Polymerpulver und Monomerflüssigkeit enthält und einem dafür konstruierten Rüttelgerät angeteigt. Im temperaturgesteuerten Wasserbad wird während der gesamten Polymerisationsdauer aus einem Reservoir plastischer Werkstoff in die Form nachgepresst, um so die Polymerisationsschrumpfung auszugleichen.

Beim Intopress-Verfahren wurde ein speziell entwickelter, autopolymerisierender Kunststoff in einem programmgesteuerten Gerät durch Zuführkanäle in die geschlossene Küvette eingedrückt. Die Polymerisation erfolgte unter Druck im gleichen Gerät. Dieses Verfahren hat sich nicht bewährt.

Erfolgreicher ist das Palajet-Verfahren unter Verwendung eines autopolymerisierenden Methacrylats, welches vermittels einer Injektionsvorrichtung mit Pressluft in die verschlossene Spezialküvette gedrückt wird. Nach der Formfüllung erfolgt die Polymerisation unter einem Druck von zwei bar im mit 55 °C warmen Wasser gefüllten Drucktopf. Die Aushärtung des Kunststoffs ist unter diesen Bedingungen nach 30 Minuten abgeschlossen. Die Passgenauigkeit von Zahnersatz, welcher nach diesem Verfahren hergestellt wird, ist sehr gut. Der Restmonomergehalt im Kunststoff ist bei einem Autopolymerisat primär höher, als bei einem Heißpolymerisat. Wenn der Zahnersatz einige Tage unter Wasser gelagert wird, gleicht sich aber der Restmonomergehalt demjenigen von heißpolymerisiertem PMMA an.

Für Patienten mit einer Überempfindlichkeit gegen Kunststoffe auf Methacrylatbasis steht ein Einkomponentenmaterial auf Diacrylatbasis zur Verfügung (Microbase). Es handelt sich um ein Komposit mit etwa 50 % organischen und anorganischen Füllkörpern, sowie organischen Fasern. Der Kunststoff wird im Injektions- und Nachpressverfahren verarbeitet und in bruchsicheren Spezialküvetten aus Polyester im Mikrowellengerät polymerisiert. Die Energie der Mikrowellen wird im Gips der Modelle und im Einbettgips absorbiert und in Wärme umgewandelt. Die Verarbeitungsvorschriften sind exakt einzuhalten (Welker). Der fertige Zahnersatz ist schwieriger auf Hochglanz zu bringen als ein solcher aus PMMA. Produktspezifische Poliersets führen aber zum gewünschten Erfolg.

5.7.3 Die Gießverfahren

Bei den Gießverfahren wird ausschließlich Autopolymerisat verwendet und durch Kanäle in eine Form aus Dubliergel gegossen. Das im Küvettenboden befestigte Modell samt Wachsmodellation wird, nachdem der zweite Küvettenteil aufgesetzt wurde, mit einem hochwertigen Dubliergel auf Agar-Agar-Basis übergossen. Nach Abkühlung und Erstarrung des formgebenden Materials kann das Modell entformt und das Wachs abgebrüht werden. Danach wird der Gips mit einem Mittel auf Alginatbasis gegen Kunststoff isoliert.

Die gesäuberten und angerauten Zähne setzt man zuerst und danach das Modell in die Gelform zurück. Zum Hohlraum, der mit Kunststoff gefüllt werden soll, müssen zwei Kanäle in das Dubliergel eingestochen werden. Durch den einen gießt man das Autopolymerisat in die Form ein. Tritt aus dem zweiten Kanal Kunststoff aus, ist die Form gefüllt. Die Küvette wird danach in ein 40 °C warmes Wasserbad gestellt und der Kunststoff unter 4 bis 6 bar Druck polymerisiert. Das Ausbetten der polymerisierten Prothese ist problemlos.

Bei einer Modifikation des Gießverfahrens wird vor dem Einfüllen des Kunststoffs Luft aus der Küvette abgesaugt. Das bewirkt ein günstiges Fließverhalten. Nachdem der Hohlraum gefüllt ist, wird der Einfüllkanal mit einer Druckkapsel verschlossen, um die Polymerisationsschrumpfung durch Nachpressdruck auf das noch anquellende Material zu kompensieren. Die Aushärtung des Prothesenwerkstoffs erfolgt wie oben beschrieben.

> Jedes Gießverfahren birgt in sich die Gefahr, dass die Formtreue des Zahnersatzes leidet, weil das elastische Gel der Polymerisationsschwindung des Kunststoffs keinen ausreichenden Widerstand entgegensetzt.

5.7.4 Die thermoplastischen Verfahren

Beim Schmelz-Press-Verfahren (Luxene) wird die Wachsmodellation mit Gips in eine Spezialküvette eingebettet. Nach dem Ausbrühen werden die Küvettenhälften unter Infrarotlampen aufgeheizt und getrocknet. Die heißen Küvettenhälften werden anschließend in einer warmen, 10 %-igen $CaCl_2$-Lösung gewässert. Danach müssen sie an der Luft trocknen. In gewohnter Weise wird der Gips gegen Kunststoff isoliert. Nachfolgend werden die Küvetten verschraubt. Aus einer Kartusche wird fertig gemischter und vorpolymerisierter Kunststoff (Mischpolymerisat aus Vinylchlorid, Vinylacetat und PMMA) mit 6 bis 8 bar in die Form gepresst. Die Polymerisation erfolgt unter permanentem Druck bei maximal 95 °C über 90 Minuten. Bei diesem Verfahren wird die Polymerisationsschwindung fast vollständig kompensiert. Der Werkstoff nimmt weniger Wasser auf und hat eine höhere Biegefestigkeit als PMMA.

Das thermoplastische Spritzgussverfahren wurde in der dentalen Technologie zunächst mit Polycarbonat beziehungsweise Polyamiden durchgeführt. Derzeit steht das PMMA-Copolymerisat PSV-H/Polyan zur Verfügung. Dabei wird das Kunststoffgranulat in Einmal-Metallkartuschen bei 270 °C plastifiziert und in einer speziellen Spritzgussmaschine unter hohem Druck in die Küvette injiziert. Auch dieser Werkstoff gilt als Alternative bei PMMA-Überempfindlichkeit. Er hat eine geringe Wasseraufnahme bei hoher Schlagbiegefestigkeit. Nachteilig ist die im Vergleich zu anderen Werkstoffen geringere Passgenauigkeit von Prothesen aus diesem Kunststoff, die durch die hohe thermische Kontraktion beim Abkühlen der Küvette hervorgerufen wird (Welker).

Im Prinzip sind alle hier vorgestellten Verfahren für das Umsetzen der Wachsmodellation in einen Prothesenkörper aus Kunststoff geeignet. Für Übergangsprothesen wird häufig das Stopf-Press-Verfahren mit autopolymerisierendem Kunststoff angewandt, da es schnell, zuverlässig und preiswert ist.

5.8 Ausarbeitung und Politur der Übergangsprothesen aus Kunststoff

Das Ausbetten der polymerisierten und abgekühlten Prothese aus der Gipsform und das Ablösen vom Modell ist nicht ganz einfach. Kunststoffe sind spröde und es kann bei zu starker Kraftanwendung zu Sprüngen oder Brüchen kommen. Noch schwieriger ist das Ausbetten, wenn Gips an der Oberfläche der Prothese haftet. Bei korrekter Isolierung der Gipsoberflächen in beiden Küvettenhälften sowie richtiger Vorbereitung und Verarbeitung des Kunststoffs gibt es beim Ausbetten keine Probleme. Die Oberfläche der Prothese ist dann sehr glatt (Abb. 5.36). Es sollte fast keine Nacharbeit erforderlich sein.

Zur Bearbeitung des Kunststoffs benutzt man kreuzverzahnte Hartmetallfräsen, Bohrer, Gummipolierer oder Sandpapierstreifen.

Wenn die Kunststoffbasis am Restgebiss mit einem *Kragen* anliegt, muss man alle Teile, die erkennbar in einen Unterschnitt reichen, abtragen, ohne die obere, dem Zahn anliegende Kante des *Kragens* zu verletzen. Alle Kunststoffteile, die dem Zahnfleischsaum anliegen, werden entfernt, um das marginale Parodontium zu *entlasten* (Abb. 5.37).

Mit Filzkegeln, Bürsten und Schwabbeln werden die Oberfläche der Prothese und alle Prothesenränder unter Zugabe von angefeuchtetem Bimsmehl bzw. einer speziellen Kunststoffpolierpaste bis zum Hochglanz geglättet. Dabei ist es wichtig, dass nicht zu heiß gearbeitet und die Prothese mit den Fingern gut abgestützt wird. Besonders kritisch ist das Polieren der Klammern. Leicht kann sich die Bürste oder vor allem die Schwabbel in den frei endenden Klammerspitzen verfangen. Man deckt diese deshalb mit der Fingerkuppe ab.

Die gründlich gereinigten Übergangsprothesen sind zur Lieferung an den Zahnarzt und zur Eingliederung bereit (Abb. 5.38). Sie sollten nach einer Desinfektion in einem fabrikneuen Kunststoffbeutel verpackt werden.

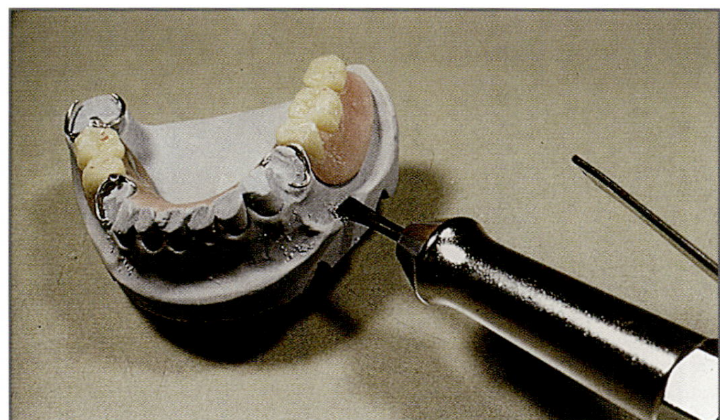

Abb. 5.36
Ausgebettete Kunststoffprothese mit glatter, gipsfreier Oberfläche

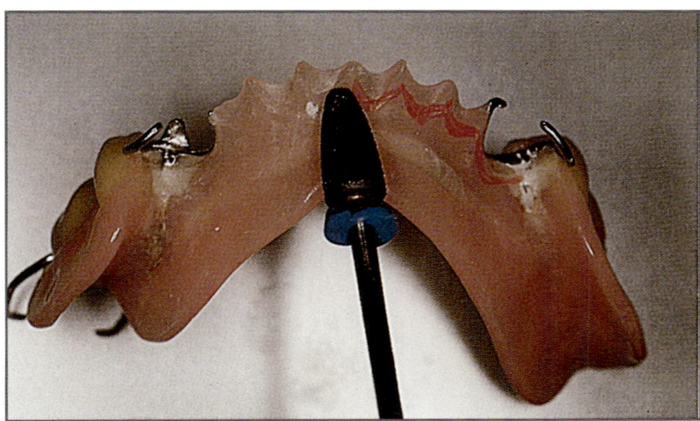

Abb. 5.37
Die Entlastung des Zahnfleischsaums an Kunststoffprothesen

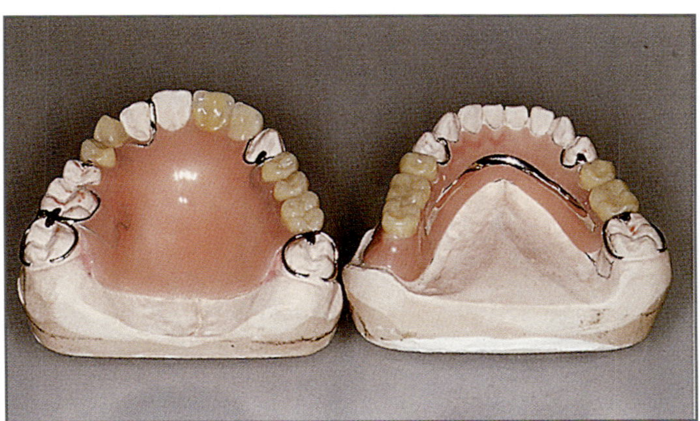

Abb. 5.38
Fertig ausgearbeitete und polierte Übergangsprothesen. In die Unterkieferprothese wurde ein Verstärkungsbügel eingearbeitet.

Fragen:

1. Warum darf Wachs beim Vorwärmen der Küvette im Wasserbad nicht flüssig werden?
2. Welche Nachteile hat das Stopf-Press-Verfahren?
3. Wie lässt sich die Polymerisationsschrumpfung reduzieren?
4. Wodurch entstehen Spannungen in der polymerisierten Prothesenbasis?
5. Welche Verarbeitungsfehler verursachen das Anhaften von Gips an der polymerisierten Prothesenoberfläche?
6. Welche Auswirkungen hat die Oberflächenbearbeitung der Prothesenbasis, wenn diese unter z. B. polymerisationsbedingten Spannungen steht?
7. Warum muss der Formgips bei der Verarbeitung von *Luxene* mit einer 10 %-igen $CaCl_2$-Lösung vorbehandelt werden?
8. Warum müssen polymerisierte Kunststoffprothesen vor dem Ausbetten in der Küvette auf Handwärme abkühlen?
9. Wie vermeidet man beim Ivocap- und beim Luxene-Verfahren die Aushärtung des nachzupressenden Kunststoffs?
10. Warum soll eine aus autopolymerisiertem PMMA hergestellte Prothese einige Tage unter Wasser gelagert werden?

Kapitel 6 Kombiniert festsitzend-abnehmbarer Zahnersatz

Der Inhalt auf einen Blick

6.1 Die Verankerung der Teilprothese

In Ergänzung zur klammerverankerten Teilprothese sollen nachfolgend im Überblick die bei der Teilprothese grundsätzlich anwendbaren Verankerungselemente abgehandelt werden. Eine ausführliche Darstellung der Verankerungselemente würde den Rahmen dieses Buches sprengen.

Das Problem der Verbindung der Teilprothesen mit dem Restgebiss ist so alt wie die partielle Prothese selbst. Die einfachsten Verankerungselemente in Form gebogener Klammern werden heute nur noch für Übergangsprothesen angewendet.

Gegossene Klammern für definitive Prothesen sind eng verbunden mit der Entwicklung gegossener Prothesengerüste und der Modellgusstechnik. Sie haben im Frontzahngebiet wegen sichtbarer Klammerteile ästhetische Nachteile. An Zähnen mit schwach ausgeprägter Infrawölbung kann der zur Klammerretention nötige Unterschnitt fehlen. So verwundert es nicht, dass parallel zur Gussklammer weitere Verankerungselemente entwickelt wurden. Die gegossene Klammer stellt nur eine der vielfältigen Möglichkeiten zur Verankerung von Teilprothesen dar.

6.1.1 Funktionelle Klassifikation

Alle Verankerungen sind Konstruktionselemente der Teilprothese und dienen der Verbindung der Prothese mit den restlichen Zähnen. Sie besitzen meist mehrere Funktionen, die darauf ausgerichtet sind, den Prothesenhalt zu sichern, die Prothesensättel an den Zähnen abzustützen und gleichzeitig Bewegungen der Prothese gegen das Restgebiss zu verhindern oder die Prothesensättel zu führen.

6.1.2 Aktive und passive Haltewirkung

Die Haltewirkung eines Verankerungselements soll abziehenden Kräften entgegenwirken. Dabei werden extrudierende Kräfte auf die Ankerzähne wirksam. Man nimmt an, dass der gesunde Zahnhalteapparat wiederholte Extrusionskräfte bis zu 10 N ohne Schädigung toleriert. Höhere Extrusionskräfte können vor allem das geschwächte Parodontium noch weiter schädigen und so zur Zahnlockerung und im Extremfall zum Zahnverlust führen. Aus diesem Grund sollte die Retentionskraft von Verankerungselementen 10 N nicht überschreiten. Elemente mit gezielt einstellbarer Retentionskraft, wie dies ansatzweise bei der Gussklammer möglich ist, sind vorteilhaft.

Die Retentionswirkung von Verankerungselementen kann auf verschiedene Weise erzeugt werden. Von der Gussklammer her kennen wir die **Federkraft**. Häufig findet man eine Haltewirkung durch die **Friktion paralleler Flächen** oder durch **Verkeilung**. Man spricht in diesen Fällen von einer **aktiven Haltewirkung**, da beim Lösen des Verankerungselements stets eine extrudierende Kraft auf den Ankerzahn übertragen wird.

Halteelemente, welche wie Riegel oder Schlösser wirken, sichern die Lage des Zahnersatzes im geschlossenen Zustand. Geöffnet erlauben sie ein friktionsfreies Lösen des Zahnersatzes, wobei keine Abzugskräfte wirksam werden. Dies bezeichnet man als **passive Haltewirkung**.

6.1.3 Starre und bewegliche Verankerung

Die Stützfunktion eines Verankerungselements bewirkt, dass der Kaudruck vom Zahnersatz auf das Restgebiss übertragen wird. Man geht dabei von der Erkenntnis aus, dass das Parodontium Druckkräfte sehr viel besser aufnehmen kann als die zahnlosen Kieferabschnitte. Dabei ist eine achsiale Krafteinleitung vom Prothesensattel über das Verankerungselement auf den Zahn günstig, da so ein Maximum an parodontalen Fasern auf Zug beansprucht wird. Bei der Gussklammer übernimmt die Klammerauflage die Stützfunktion.

Die allermeisten Verankerungselemente vereinigen, wie die Gussklammer, Halte- und Stützfunktion, sind also Halte- und Stützelemente. Man bezeichnet diese auch als **Elemente der starren Lagerung**, da sich der Prothesensattel am Ort der Abstützung unter Kaudruck *starr* verhält, d. h. sich nicht in das zahnlose Prothesenlager – gemäß dessen Resilienz – einlagern kann.

Ein nicht abgestützter Prothesensattel hingegen lagert sich in die Schleimhaut ein und wird beim Nachlassen des Kaudrucks durch die sich zurückstellende Schleimhaut wieder in seine Ausgangsposition gebracht. Dies entspricht einer beweglichen Lagerung. Alle Verankerungselemente ohne Stützfunktion sind **Elemente der beweglichen Lagerung**.

Die abgestützte Gussklammer ist somit ein Element der starren Lagerung, eine gebogene Doppelarmklammer ohne Auflage stellt ein Element der beweglichen Lagerung dar.

6.1.4 Topographische Klassifikation

Die meisten Verankerungselemente setzen die Überkronung des Ankerzahns voraus. Eine Ausnahme bilden alle Klammerformen. Ein Teil des Verankerungselements ist dann in die Kronenwand eingearbeitet, man nennt das **intrakoronal**, oder an die Krone angehängt, was als **extrakoronal** bezeichnet wird. Ist ein Verankerungselement zwischen zwei Kronen angeordnet, z. B. als Steg, spricht man von **interkoronaler** Verankerung. Das dazugehörende Passstück, das Sekundärteil, ist im Allgemeinen mit der Prothesenbasis verbunden. Daraus ergibt sich die nachfolgende Einteilung der Verankerungselemente in **intrakoronale, extrakoronale und interkoronale Verankerungselemente**.

6.2 Die verschiedenen Formen der Verankerungselemente

Darüber hinaus hat es sich eingebürgert, die Verankerungselemente nach ihrem technischen Aufbau zu klassifizieren.

Die wichtigsten Formen sind Klammern, Geschiebe, Stege, Anker, Doppelkronen, Riegel, Gelenke und Magnete.

Die technischen Ausführungsformen gehen teilweise ineinander über. In all diesen Gruppen gibt es Vertreter für die starre und für die bewegliche Prothesenlagerung.

Riegel sind, wie oben geschildert, Halteelemente. Sie werden stets in Kombination mit abstützenden Elementen, z. B. Doppelkronen oder Stegen, angewendet.

Verankerungselemente werden vielfach als Halbfertigfabrikate geliefert und zahntechnisch weiterverarbeitet. Das gilt vor allem für die sehr große Gruppe der Geschiebe. Manche Elemente werden individuell angefertigt, z. B. unter Einsatz der Parallelfrästechnik, der Funkenerosion oder der Aufgusstechnik.

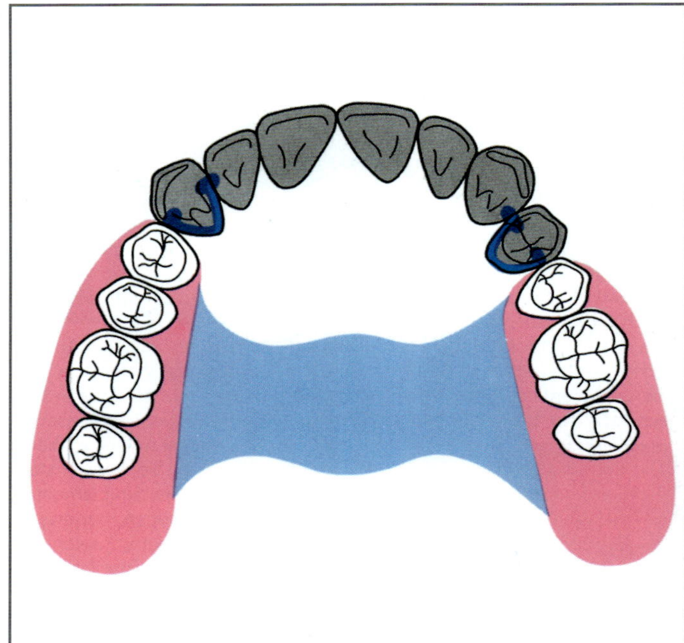

Abb. 6.1
Über Geschiebe verankerte Teilprothese

6.2.1 Geschiebe

Die Grundform des Geschiebes ist eine in einer Matrize an Parallelflächen gleitende Patrize. Bei den **intrakoronalen Geschieben** ist die meist schwalbenschwanzförmige Matrize in der sattelnahen Wand der Krone des Ankerzahns versenkt, was entsprechende Platzverhältnisse voraussetzt. Die Patrize ist starr mit der Prothesenbasis verbunden. Die Haltewirkung entsteht durch die Friktion der parallelisierten Geschiebeflächen (Abb. 6.1). Manche Geschiebepatrizen sind z. B. über eine kleine Schraube mit konischem Kopf spreizbar. Die Friktion kann auch durch den Kopf eines Federbolzens verbessert werden, der in eine Vertiefung in der Matrize einrastet und so die Schlussposition sichert.

Das **Rillen-Schulter-Stift-Geschiebe** ist die klassische Form des handwerklich hergestellten intrakoronalen Geschiebes. Die friktive Haltewirkung beruht auf der exakten Passung des Sekundärteils auf dem Primärteil. Sie wird unterstützt durch im Sekundärteil eingearbeitete, federnde aktivierbare Stifte, welche in parallel gefrästen Rillen im Primärteil gleiten. Ähnlich gearbeitet und konstruiert sind **Teilteleskope** und **Ankerbandklammern.**

Bei den **extrakoronalen Geschieben** bildet die Patrize einen an der Krone des Ankerzahns befindlichen Stegstummel. Die Matrize besteht aus einer entsprechenden Umfassung in einer Aussparung in der Prothesenbasis. Auch hier kann die Haltewirkung über Friktion parallelisierter Flächen erzeugt werden. Es sind aber auch federnde Hülsen möglich, welche über die extrakoronalen Geschiebeteile greifen.

> Eine Vergrößerung der Geschiebefläche sollte bei allen Geschieben, besonders bei den konfektionierten, durch Anlage eines parallel gefrästen oralen Umgehungsarms angestrebt werden.

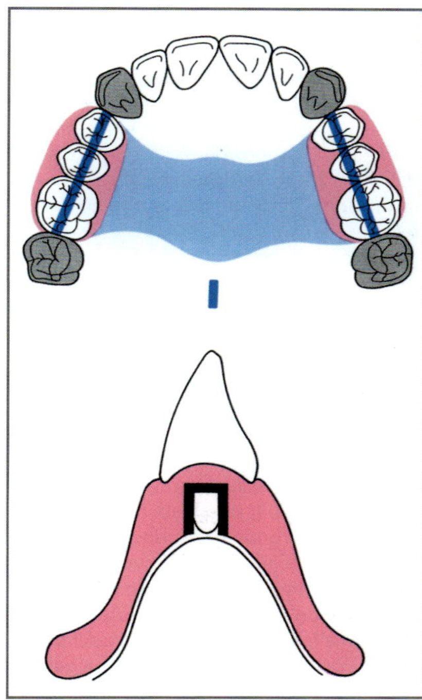

Abb. 6.2
Über Steggeschiebe abgestützte Teilprothese

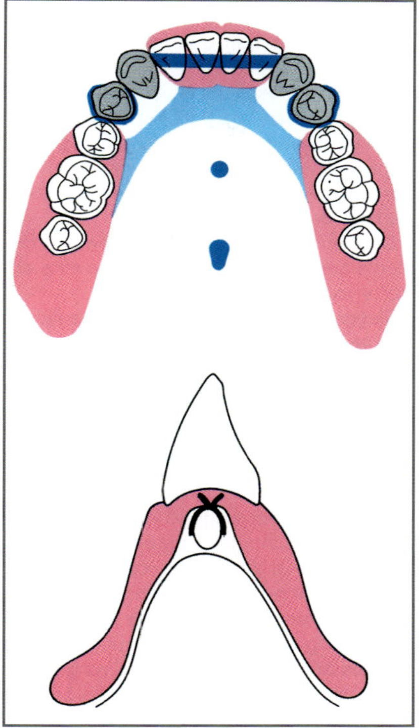

Abb. 6.3
Frontaler Führungssteg mit rundem oder ovalem Profil

6.2.2 *Stege*

Stege spannen sich zwischen zwei Kronen, Wurzelkappen oder Implantataufbauten aus und haben je nach Funktion einen unterschiedlichen Querschnitt. Alle Stegformen wirken durch die Verblockung der beiden Ankerzähne stabilisierend, d. h., sie sind auf diese Weise in der Lage, die Belastbarkeit der Ankerzähne zu erhöhen.

Stege mit rechteckigem Profil haben im Prinzip die Funktion von Geschieben und werden daher als **Steggeschiebe** bezeichnet. Sie werden fast ausschließlich handwerklich hergestellt (Abb. 6.2).

Auch Stege mit rundem oder eiförmigem Profil können diese Aufgabe übernehmen. Die Haltefunktion wird dann über einen Reiter bewirkt, der federnd über den Äquator des Stegs greift. Zusätzlich sind runde oder ovale Stege bei der doppelseitigen Freiendprothese in der Lage, die Richtung der unter Kaubelastung zwangsläufig auftretenden Einsenkbewegung der Prothesensättel zu bestimmen. Man nennt sie deshalb **Führungsstege oder Steggelenke**. Die Sattelführung ist nur bei Stegen mit ausreichender Länge wirksam. Zudem muss der Steg peripher und senkrecht zu den schwingenden Prothesensätteln angeordnet sein. Dadurch wird eine Sattelführung in Richtung der Alveolarfortsätze erreicht. Es entsteht eine sattelferne, starre Lagerung über eine Auflageachse. All diese Funktionen können weitgehendst erfüllt werden, wenn sich ein Führungssteg zwischen den Eckzähnen eines Kiefers ausspannt (Abb. 6.3). Die durch den Führungssteg gebildete Auflageachse muss erhalten bleiben und darf nicht durch sattelnahe Abstützungen außer Funktion gesetzt werden. Die Haltefunktion des Reiters kann durch sattelnahe Halteelemente unterstützt werden (beachte Abb. 6.3).

Die bisher genannten Stegformen sind Elemente der starren Lagerung, da sie eine abstützende Funktion haben.

Steggelenke werden auch zur beweglichen Prothesenlagerung eingesetzt. In diesem Fall wird der Reiter mit Hilfe eines Platzhalters in einem Abstand von 0,5 Millimetern zum Steg positioniert. Nach Einbau des Reiters in die Prothesenbasis wird der Platzhalter entfernt. Es entsteht so ein Resilienzspielraum zwischen Steg und Reiter, welcher bewirkt, dass der Kaudruck vorwiegend von den zahnlosen Kieferabschnitten aufgenommen wird. Die Prothese ist gingival (mucosal) gelagert. Die Ankerzähne werden entlastet.

Eine weitere Entlastung der Ankerzähne wird häufig durch eine Abtragung der Kronen bis auf Zahnfleischniveau vorgenommen. Dadurch wird der extraalveoläre Hebelarm der Zähne reduziert. Der Steg wird dann auf Wurzelkappen angebracht (Abb. 6.4).

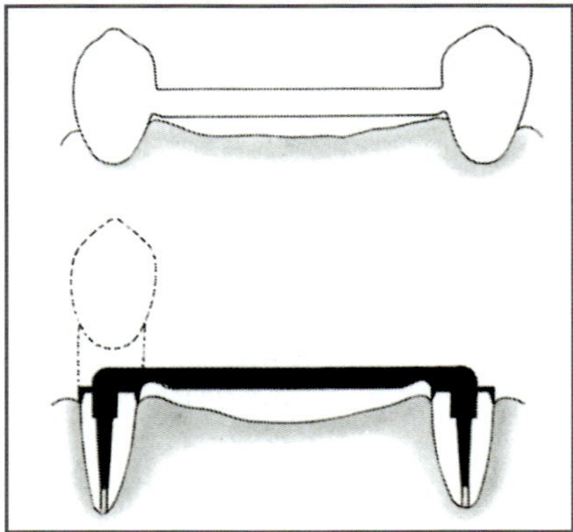

Abb. 6.4
Reduzierung des extraalveolären Hebelarms mit Stegverbindung auf Wurzelkappen

6.2.3 Anker

Anker funktionieren nach dem Druckknopfprinzip. Sie können z. B. auf Wurzelkappen in Form eines starren Kugelknopfs aufgelötet werden. Über diesen rastet ein federnder Ring ein, welcher in der Prothesenbasis befestigt ist. Diese Verarbeitungsform der Anker entspricht einem intrakoronalen Verankerungselement (Abb. 6.5).

Anker können auch extrakoronal angewendet werden. In diesen Fällen sitzt ein Ring an der sattelnahen Seite der Ankerkrone. In den Ring rastet ein geschlitzter, also federnder Knopf ein, welcher in der Prothesenbasis sitzt. Die Führung des Prothesensattels beim Eingliedern kann je nach Ankerkonstruktion ein intrakoronales Geschiebe übernehmen (Abb. 6.6).

Wie bei den Geschieben ist es beim Freiendsattel sinnvoll, zwei nebeneinander stehende Ankerkronen miteinander zu verblocken, um so eine Belastungsverteilung auf die Parodontien von zwei Zähnen zu erreichen. Die bei den extrakoronalen Ankern grundsätzlich auftretenden extraachsialen Kräfte können durch einen parallelgefrästen, oralen Umgehungsarm kompensiert werden. Dieser übernimmt dann die Stützfunktion, der Anker die Haltefunktion (Abb. 6.6).

Dieser orale Umgehungsarm, auch Umlauf genannt, muss die konstruktiven Merkmale eines Rillen-Schulter-Geschiebes aufweisen.

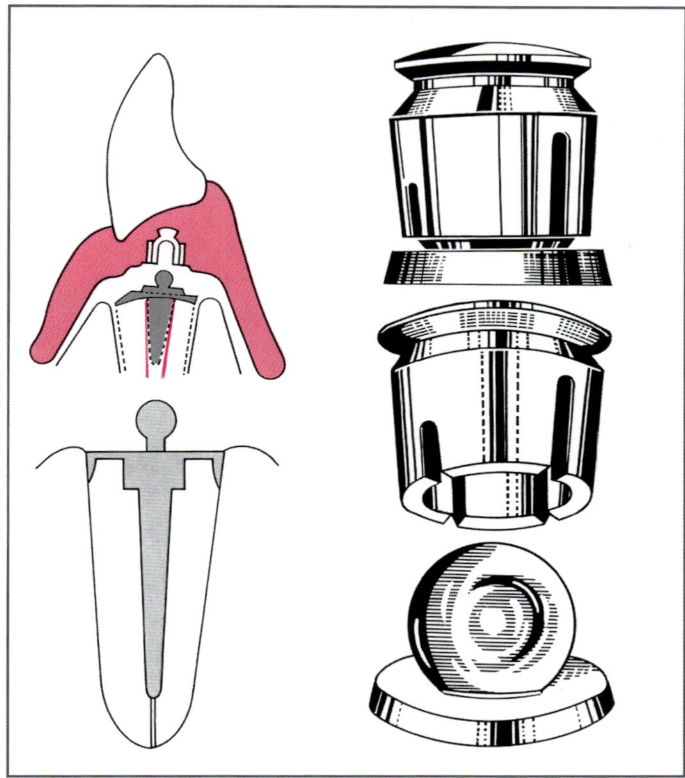

Abb. 6.5
Intrakoronale Druckknopfverankerung auf Wurzelkappe

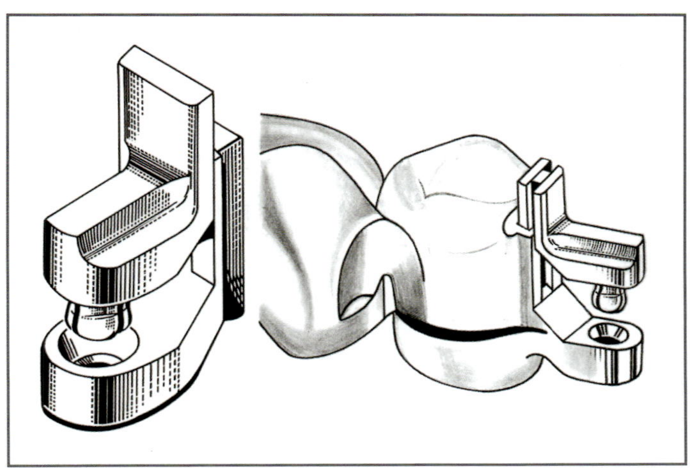

Abb. 6.6
Extrakoronale Druckknopfverankerung mit geschlitztem, federndem Knopf und starrem Ring

6.2.4 Doppelkronen

Doppelkronen bestehen aus einer auf den Zahnstumpf festzementierten Primärkrone und einer davon abnehmbaren Sekundärkrone, welche mit der Prothesenbasis verbunden ist. Die auf der Primärkrone aufsitzende Sekundärkrone bewirkt die Stützfunktion. Die Haltewirkung zwischen den beiden Doppelkronenteilen kann auf unterschiedliche Weise entstehen (Abb. 6.7).

Man unterscheidet: Teleskopkronen, Konuskronen und Doppelkronen mit Spielpassung.

Bei der **Teleskopkrone** wirken Primär- und Sekundärkrone wie beim Geschiebe durch parallelwandige Anteile der Doppelkrone (Abb. 6.8). Sie werden in der Regel aus stabilen, hochgoldhaltigen und kupferfreien Legierungen gusstechnisch hergestellt. Die Legierung soll kupferfrei sein, da der Speichel im Spaltraum zwischen den beiden Teilen einer Teleskopkrone ein korrosionsförderndes Milieu darstellt, vor allem bei unzulänglicher Mund- und Prothesenhygiene. Aus nicht immer vermeidbaren kleinsten Lunkern kommt es zur Abscheidung minimalster Mengen von korrosiv freigesetztem Kupfer, welches sich um die Lunker herum in Form eines Hofs aus schwarzem Kupferoxid niederschlägt (siehe Kapitel 6.2.5).

Eine definierte Haftkraft der Sekundärkrone auf der Primärkrone eines teleskopierenden Ankers kann bei gegossenen Sekundärkronen nur bedingt erreicht werden. Dies liegt an der Problematik der Frästechnik bei der Parallelisierung der Primärkrone, an den zur Modellation der Sekundärkrone benutzten Werkstoffe (Gusswachs, Kunststoff) und ganz allgemein an der nicht immer hinreichenden Steuerbarkeit der erforderlichen Präzision des Dentalgusses (siehe Kapitel 6.2.5).

Eine wesentliche Verbesserung der Passung und der Gleitfähigkeit der Sekundär- auf der hochglanzpolierten Primärkrone, verbunden mit einer Friktion in physiologischer Größenordnung, kann durch den Einsatz der Galvanoformtechnik erreicht werden. Auf die Primärkrone wird eine trennbare Feingoldschicht galvanisch aufgetragen, die der Primärkrone exakt und flächig aufliegt. Diese etwa 0,3 Millimeter starke *Sekundär-Zwischenkrone* wird spannungsfrei von der Primärkrone abgezogen und mit der gegossenen *Sekundär-Gerüstkrone* durch einen Kompositkleber verbunden. Das Sekundärgerüst (Prothesengerüst samt Sekundärkronen) kann in diesem Fall im Einstückgussverfahren aus einer CoCrMo-Legierung oder Reintitan gefertigt werden (beachte Abb. 6.8).

Bei der **Konuskrone** haben, soweit die Zahnform es zulässt, die Wände der Primärkrone einen definierten Neigungswinkel von 6° zur gemeinsamen Einschubrichtung aller Kronen. Dadurch entsteht zu der passgenauen Sekundärkrone eine Retentionskraft von 8 bis 10 N. Die Haltekraft ist umgekehrt proportional zum Konuswinkel. Sie wird bei Winkeln von kleiner als 6° unphysiologisch hoch.

Der Halt zwischen der Primär- und der Sekundärkrone kann auch durch ein Halteelement, wie z. B. durch einen Riegel oder einen Federbolzen, bewirkt werden. Man spricht dann von der **Doppelkrone mit zusätzlichem Halteelement**. Zwischen den Doppelkronenteilen besteht in diesem Fall eine **Spielpassung**.

Riegel sind mit einem bewegbaren Schieber oder Bolzen ausgestattet, welcher sich am abnehmbaren Prothesenteil, z. B. an der Sekundärkrone, befindet und vom Patienten in eine Aussparung am festsitzenden Ankerteil, z. B. der Primärkrone, geschoben oder geschwenkt werden kann.

Federbolzen können ebenfalls in die Wand einer Sekundärkrone, aber auch in die Sekundärteile von Geschieben oder Stegen eingebaut werden. Ein federnder Bolzen greift in eine Vertiefung am Primärteil ein und wirkt so als Halteelement.

Montiert man **Schlaufenfedern** von 0,3 Millimetern Stärke aus federhartem V2A-Stahl horizontal in das Sekundärteil von Teleskopkronen ein, so können diese in eine entsprechende Rille am Primärteil gleiten und den Halt der Prothese in Endposition sichern.

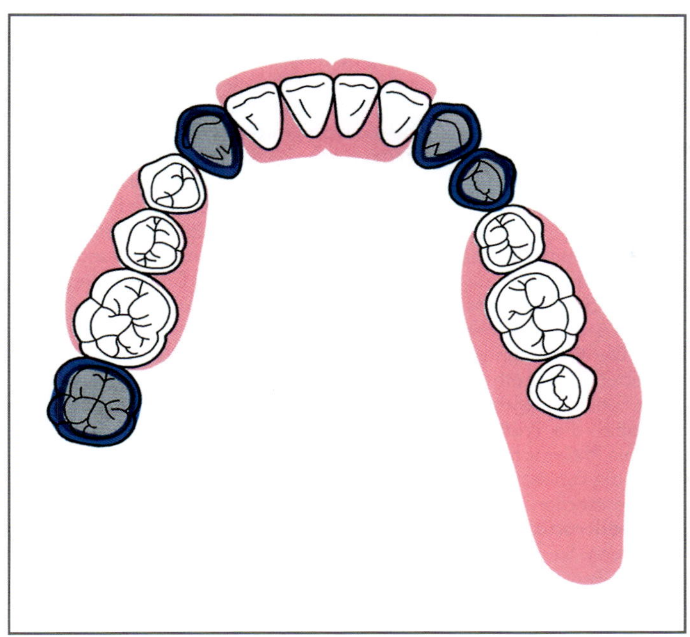

Abb. 6.7
Über Doppelkronen abgestützte Teilprothese

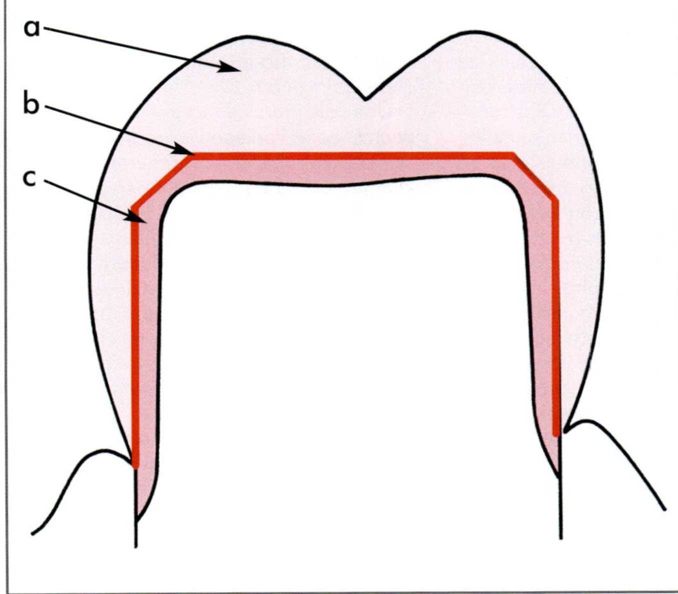

Abb. 6.8
Teleskopkronen sind parallelwandig und erreichen ihren Halt durch Friktion zwischen der Primärkrone und der Sekundärkrone. Die Passung zwischen den beiden Teilen einer Teleskopkrone kann, wie dies in der Abbildung gezeigt wird, durch Einkleben einer galvanisch auf der Primärkrone hergestellten *Sekundär-Zwischenkrone,* in die *„Gerüst-Sekundärkrone"* erreicht werden.
a = Sekundärkrone
b = galvanisch hergestellte *Sekundär-*Zwischenkrone
c = Primärkrone

Die Wirkungsweise von **Friktionsstiften** wurden schon erklärt.

Schließlich sind noch **Doppelkronen mit Spielpassung und Resilienzspielraum** zu erwähnen, die bei der *teleskopierenden Totalprothese* oder dem so genannten *Coverdenture* mit gutem Erfolg eingesetzt werden (Abb. 6.9). Sie gehören zu den Elementen der beweglichen Lagerung. Okklusal zwischen Primärkrone und Sekundärkrone besteht in Ruhelage der Prothese ein Resilienzspielraum von 0,3 bis 0,5 Millimetern. Lateral besteht eine Spielpassung zwischen den Doppelkronenteilen. Der Prothesenhalt kann ähnlich wie bei einer Totalprothese über die Gestaltung eines Funktionsrands erzielt werden. Da hier aber die Prothese zwangsläufig das marginale Pfeilerparodont überdeckt ist es günstiger, die Funktionsränder an den Pfeilern zu unterbrechen.

Die **Marburger Doppelkrone** ist eine Doppelkrone mit Spielpassung. Sie führt verschiedene, im bisherigen Text schon beschriebene Merkmale zu einem System zusammen. Als Doppelkrone mit Spielpassung weist sie primär keine Haltewirkung auf. Diese wird durch ein zusätzliches Halteelement erreicht, welches in die Wand einzelner, ausgewählter Sekundärkronen eingebaut wird. Bewährt hat sich hierfür das TK-Snap Element. Es hat die Funktion eines Federbolzens (Abb. 6.10). Bei belastbarem Restzahnbestand werden die Doppelkronen ohne Resilienzspielraum ausgeführt, wirken also als Element der starren Lagerung, Im stark reduzierten Lückengebiss werden sie zur Entlastung des Restzahnbestands mit Resilienzspielraum gestaltet und dienen somit als Element der beweglichen Lagerung.

Die Primärkronen werden im unteren Drittel parallelisiert und laufen nach incisal bzw. okklusal leicht konisch zu. Die Sekundärkonstruktion (Prothesengerüst samt Sekundärkronen) wird im Modell-Einstückgussverfahren in aller Regel aus einer CoCrMo-Legierung hergestellt. Aus diesem Werkstoff werden auch die Primärkronen gegossen, so dass alle metallischen Anteile einer Versorgung aus ein- und demselben Legierungstyp bestehen.

Für den Modellguss wird das Modell mit den fertig bearbeiteten Primärkronen mit einem additionsvernetzenden Silikon dubliert. Zuvor werden die Kieferkämme mit Sattelunterlegewachs abgedeckt und an den ausgewählten Primärkronen der kastenförmige Platzhalter für das Halteelement angewachst. Seine Form wird auf das Duplikatmodell aus Einbettmasse übertragen und hinterlässt in den entsprechenden Sekundärkronen eine Aussparung. In diese wird der aus einer CoCrMo-Legierung bestehende Kasten, der zur Aufnahme des eigentlichen Halteelements dient, mit einem Kompositkleber eingeklebt. Nach dem Einartikulieren des Einbettmassemodells wird die gesamte Sekundärkonstruktion modelliert, eingebettet und gegossen.

Wegen der hohen Festigkeit der dazu benutzten CoCrMo-Legierung kann das Gerüst ohne große und kleine Verbinder gestaltet werden. Deren Funktion wird von den Sekundärkronen übernommen. Bei totaler Pfeilerintegration sind die Oberkieferprothesen daher in aller Regel *gaumenfrei* und es wird streng darauf geachtet, dass die Zahnfleischsäume weder vestibulär noch oral von der Prothesenbasis bedeckt werden. Auf diese Weise werden optimale parodontalhygienische Bedingungen geschaffen, bei gleichzeitig hohem Tragekomfort des Zahnersatzes (Abb. 6.11 und 6.12).

Über die Herstellung des Resilienzspielraums, beim Vorliegen eines stark reduzierten Lückengebisses, informieren die Abbildungen 6.13 und 6.14 auf den Seiten 185 und 186. Dabei ist darauf zu achten, dass das Halteelement die Resilienzbewegung nicht behindert. Dies wird dadurch erreicht, dass die Vertiefung in der Primärkrone, in die das Halteelement einschnappt, in Richtung und Ausmaß des Resilienzwegs nach marginal, zu einer Nut verlängert wird.

Die Marburger Doppelkrone hat somit ein breites Einsatzgebiet. Es reicht von der parodontal getragenen *abnehmbaren Brücke* über die parodontal-gingival gelagerte Teilprothese, bis zum gingival getragenen Zahnersatz. Liegen Implantate als Pfeiler vor, (beachte Abb. 6.22 in Kapitel 6.3), wird ein kronenstumpfartig individualisierter Aufbau mit

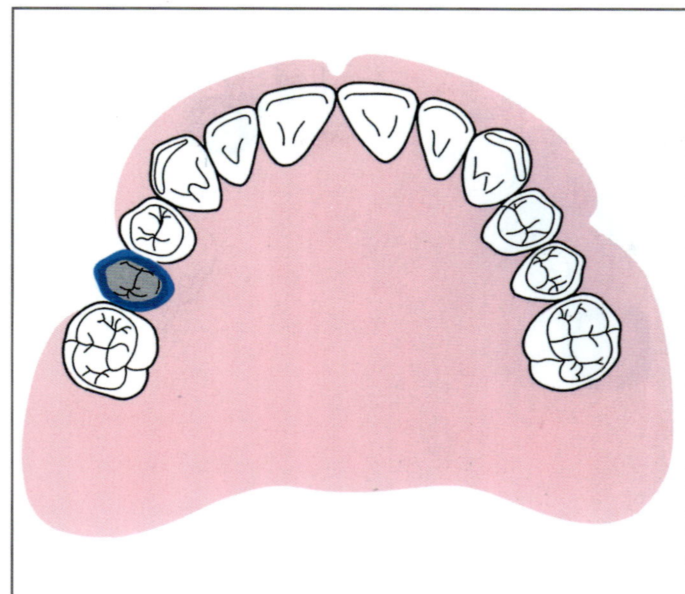

Abb. 6.9
Über Basisgestaltung bei der *telekopierenden Totalprothese* (Coverdenture, Oberkiefer)

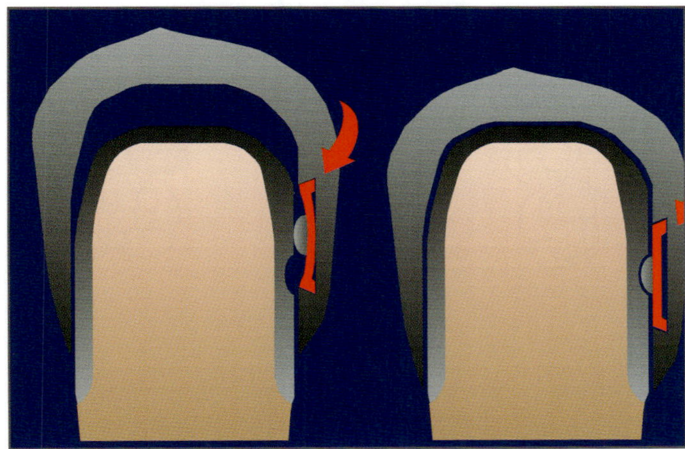

Abb. 6.10
Schemazeichnung zur Funktion des TK-Snap®. Der elastische Kunststoffkörper wird während des Einsetzens deformiert. In der Endposition schnappt die Titankugel in die korrespondierende Vertiefung ein

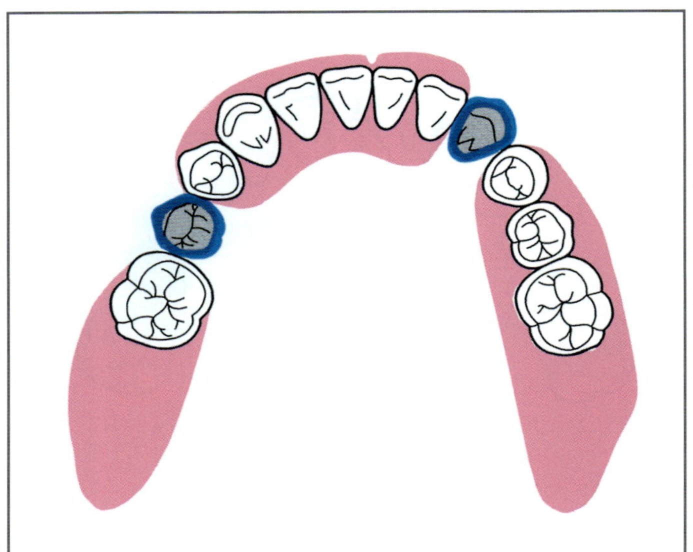

Abb. 6.11
Über *Marburger Doppelkronen* verankerte, resilient gelagerte Teilprothese im Unterkiefer – keine Abdeckung des marginalen Parodontiums der Pfeilerzähne

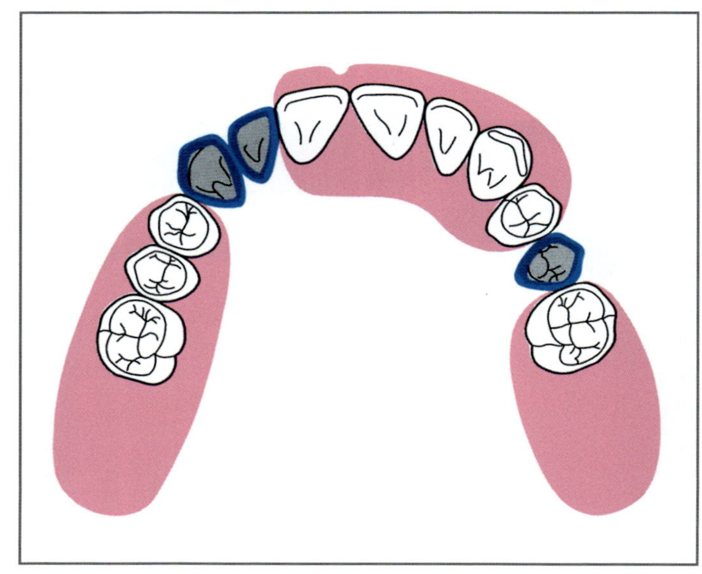

Abb. 6.12
Über *Marburger Doppelkronen* verankerte, resilient gelagerte Teilprothese im Oberkiefer. *Gaumenfreier* Zahnersatz ohne Abdeckung des marginalen Parodontiums der Pfeilerzähne.

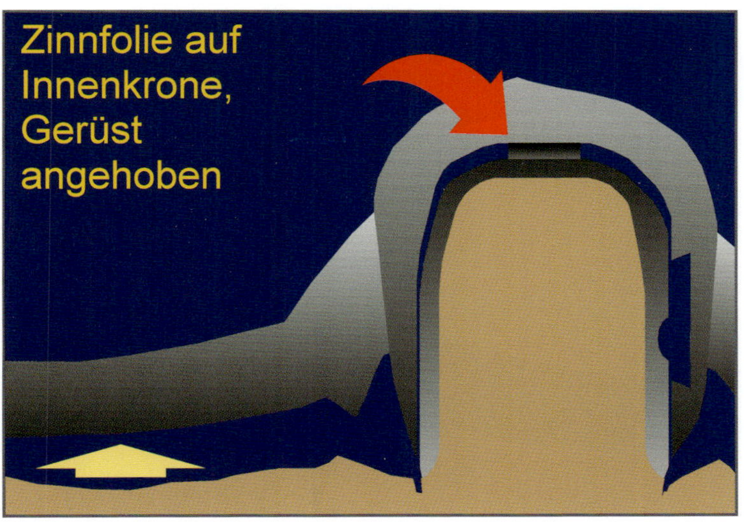

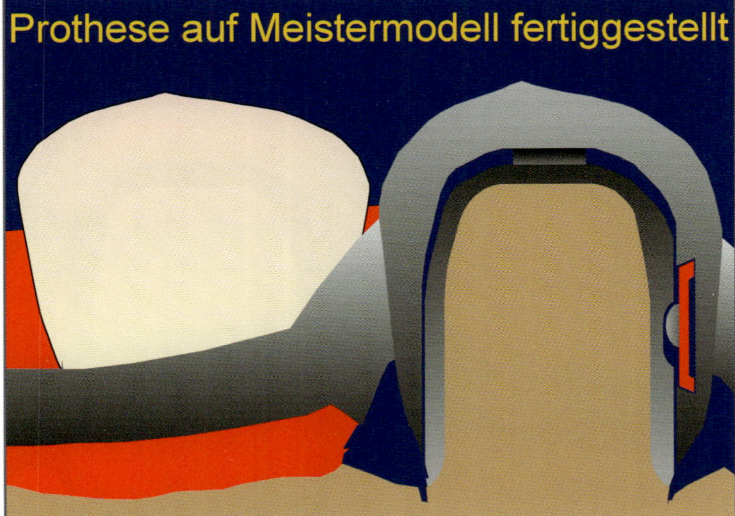

Abb. 6.13
Technische Herstellung des Resilienzspielraums bei der Marburger Doppelkrone. Nach Fertigstellung und Aufpassen des gegossenen Gerüsts wird eine Zinnfolie (Platzhalter) von 0,5 mm Dicke okklusal auf die Innenkrone geklebt und das Gerüst auf die Innenkronen reponiert. Nach Fertigstellung der Kunststoffbasis ist diese in Kontakt mit der Gipsoberfläche des Modells, während weiterhin ein der Dicke der Zinnfolie entsprechender Spalt zwischen Innen- und Außenkrone verbleibt. Die Mulde im Bereich der Innenkrone ist hierbei durch eine nach okklusal verlängerte Rille ersetzt.

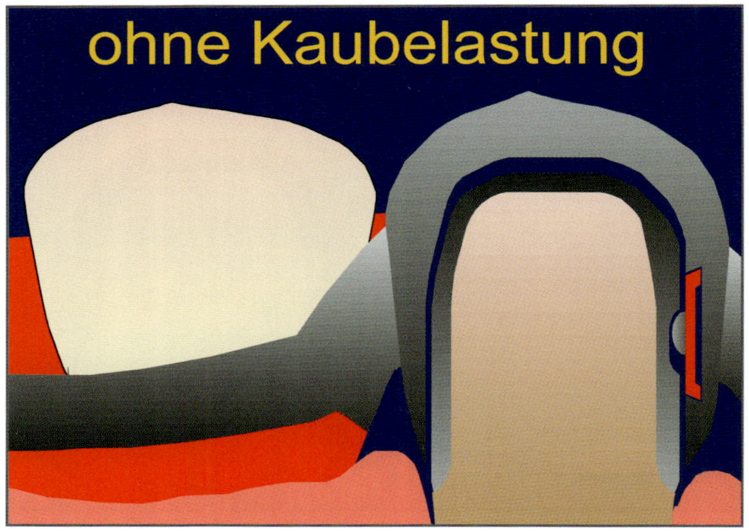

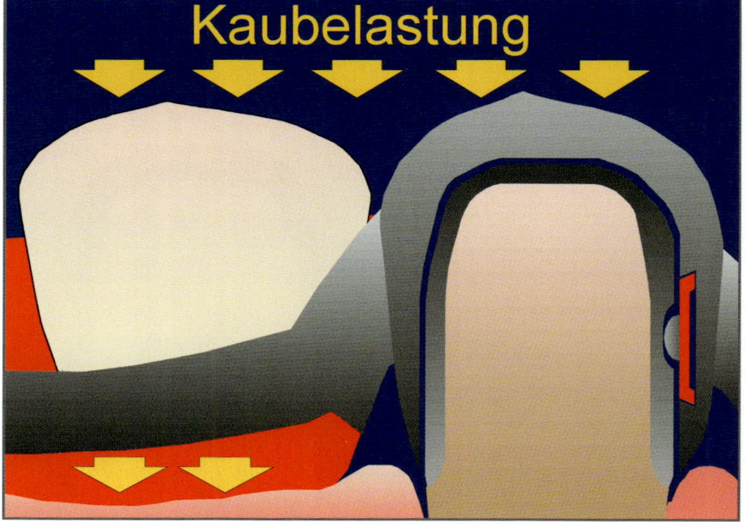

Abb. 6.14
Resilient gelagerte Prothese in situ. Nach Eingliederung der Innenkrone wurde die Zinnfolie entfernt. In Ruhelage besteht nun ein okklusaler Spalt zwischen Innen- und Außenkrone, während die Prothesenbasis auf der Schleimhaut aufliegt. Unter Belastung lagert sich die Prothese entsprechend der Schleimhautresilienz ein und gleitet nach Entlastung wieder in die Ruhelage zurück. Diese minimale vertikale Bewegung darf durch das Halteelement weder begrenzt noch behindert werden.

einer darauf zementierten Primärkrone versehen. Bei reduzierter Pfeilerzahl, beispielsweise bei zwei interforaminären Implantaten im Unterkiefer, wird resilient gelagert. Auch hier wird das periimplantäre Gewebe nach Möglichkeit nicht von der Prothesenbasis überdeckt.

Soll diese knappe Übersicht über die Versorgung mit kombiniert festsitzend-herausnehmbaren Zahnersatz ergänzt werden, so muss auf die entsprechende Literatur verwiesen werden, welche sich sehr eingehend mit den Verankerungselementen der Teilprothese beschäftigt. Ebenso stehen von einigen Firmen hervorragende Druckschriften zur Verfügung, welche die Vielfalt der Verankerungselemente in Wort und Bild darstellen.

6.2.5 *Kritische Anmerkungen*

Die nachfolgenden kritischen Anmerkungen mögen eine Anregung zur Diskussion im Berufsschulunterricht sein.

Parallelfrästechnik ist eine sehr komplizierte Feinwerktechnik, die man auch in ihren Grundzügen theoretisch beherrschen muss, um zu guten Ergebnissen zu kommen. Alle gefrästen Flächen, ob von einer Teleskopkrone, einer Konuskrone oder eines individuellen Geschiebes, müssen auch nach der Politur Glättung und Flächen makellos sein. Nur so können Sekundärteile nach der Modelllation deformationsfrei abgehoben und nach dem Guss zu einer exakten Passung gebracht werden. Friktion soll durch flächiges, nicht durch punktuelles Gleiten des Sekundärteils auf dem Primärteil zustande kommen. Untersuchungen an Friktionsflächen haben aber gezeigt, dass dieses Ziel kaum erreichbar ist. Bei Teleskopkronen kommt man mit galvanisierten Sekundär-Zwischenkronen (beachte Abb. 6.8) diesem Ziel schon erheblich näher.

Stege. Die Parodontalprophylaxe steht heute bei der prothetischen Rehabilitation an wichtiger Stelle. Am Übergang der Stege zu den Ankern, seien dies Kronen, Wurzelkappen oder Implantataufbauten, wird der empfindlichste Teil des Zahnfleischs, nämlich die Papille, vom Steg bedeckt. Für die Schaffung ausreichender Durchgänge für die Mundhygiene ist bei Stegen häufig nicht genügend Platz vorhanden, d. h. die Stege können dort nicht parodontienfreundlich gestaltet und vom Patienten plaquefrei gehalten werden. Entzündungen der Papille sind die unerfreuliche Folge. Stege können sich auch negativ auf die Phonetik auswirken, da sie aus statischen Gründen dem gekrümmten Verlauf der Kieferkämme nicht folgen dürfen. Die über den Steg geführte Prothese trägt ebenfalls noch etwas auf, wodurch die Zunge sich an diesen Verdickungen stört. Ganz besonders tritt dieses Problem bei frontalen Stegen im Oberkiefer auf.

Kugelanker werden gerne auf Wurzelkappen einzelner Zähne zur Verbesserung des Haltes von Deckprothesen angebracht. Die Haltewirkung dieser Elemente lässt oft sehr schnell nach. Bei zylinderförmigen Ankern auf Wurzelkappen werden über die Prothese erhebliche Hebelkräfte auf den Pfeilerzahn übertragen, was zu dessen Überlastung führen kann.

Extrakoronale Anker stellen für die Oralhygiene eine ähnliche Problematik dar wie Stege. Zudem werden am Ankerzahn extraachsiale, d. h. kippende Kräfte wirksam, es sei denn, diese werden z. B. über einen zusätzlichen gefrästen Umgehungsarm an der Ankerkrone abgefangen.

Präzisionskonfektionsgeschiebe sind im Vergleich zu den Kräften, denen sie standhalten sollen, sehr kleine Elemente und so einem Verschleiß ausgesetzt. Daher sind aktivierbare Geschiebe zu bevorzugen. Über kleine Spreizschrauben kann die Geschiebepatritze sehr fein und gezielt aktiviert werden. Zusätzlich soll ein Fertiggeschiebe durch einen zusäztlichen, individuell gefrästen Umgehungsarm entlastet werden, wie dies schon für die extrakoronalen Anker empfohlen wurde.

Federbolzen, in welche eine kleine Feder aus V_2A-Stahl eingebaut ist, müssen für die Feder einen Hohlraum haben, der im Mund des Patienten ständig mit Speichel gefüllt und nicht zu reinigen ist. Durch Sauerstoffverarmung und Absinken der Wasserstoffionenkonzentration (pH) in diesem Hohlraum entsteht ein korrosionsförderndes Milieu, welchem der Stahldraht nicht gewachsen ist.

Schlaufenfedern aus 0,3 Millimeter starkem, federhartem V_2A-Draht, die als Halteelement in eine Sekundärkrone aus einer Goldlegierung eingebaut werden, zeigen eine ähnliche Problematik wie Federbolzen. Die mögliche Korrosion des Stahldrahts ist generell unerwünscht und kann an der Goldkrone eine hässliche Verfärbung auslösen.

Doppelkronen sind parodontalhygienisch sehr gut zu bewerten, da die Interdentalräume für die Mundhygiene gut zugänglich sind. Aus diesem Grund soll man nebeneinander stehende Primärkronen nicht verblocken, da sonst dieser Vorteil wieder zunichte gemacht wird. Voraussetzung ist allerdings, dass der Patient bereit und in der Lage ist, die Lumina der Sekundärkronen sauber zu halten. Doppelkronen übertragen, besser als jedes andere Verankerungselement, Kaukräfte, welche die Prothese treffen, axial auf den Ankerzahn.

Riegel sind sehr stabile und zuverlässige Halteelemente für den kombiniert festsitzend-herausnehmbaren Zahnersatz. Das Ein- oder Ausgliedern der Prothese ist bei geöffnetem Riegel problemlos möglich. Voraussetzung ist allerdings, dass der Patient die manuelle Geschicklichkeit hat den Riegel zu bedienen. Ältere Menschen sind damit häufig überfordert. Dies ist vor der Eingliederung eines riegelretinierten Zahnersatzes abzuklären.

Gussklammern stellen, wenn sie fachgerecht hergestellt worden sind, sehr zuverlässige und gleichzeitig preiswerte Verankerungselemente dar. Von Vorteil ist, dass der Ankerzahn nicht überkront werden muss. Diese Therapieform ist allerdings nur dann erfolgreich, wenn der Patient eine sehr gute Mund- und Prothesenhygiene praktiziert. Bei gefüllten oder kariösen Ankerzähnen ist, abhängig von der Größe des Defekts, vor dem Anbringen einer Gussklammer die prophylaktische Überkronung des Ankerzahns ratsam. Ein Nachteil der Gussklammer ist zweifellos ihre ungünstige ästhetische Wirkung.

6.3 Abnehmbarer Zahnersatz auf Implantaten

6.3.1 *Allgemeines zur Implantation*

Implantate werden als *künstliche Zahnwurzeln* in den Kieferknochen eingesetzt. Sie übernehmen für den Zahnersatz die Stützfunktion natürlicher Zähne. Dies ist allerdings nur möglich, wenn sie mit dem Kieferknochen fest verwachsen (vergl. Kapitel 1.2.2). Man spricht deshalb von enossalen Implantaten. Voraussetzung für das Einheilen des Implantats sind neben der Implantationstechnik die Werkstoffeigenschaften des Implantats. Der Werkstoff muss in hohen Maß biokompatibel sein, damit sich der Kieferknochen ohne eine bindegewebige Zwischenschicht an den *Fremdkörper* anlagern kann. Man spricht von einer Osseointegration (nach Brånemark). Die knöcherne Einheilung eines Implantats benötigt im Unterkiefer drei und im Oberkiefer sechs Monate. Misserfolge durch primäre Abstoßung oder spätere Lockerung können nicht mit aller Sicherheit vermieden werden. Die Erfolgsrate ist allerdings sehr hoch. Nach zehn Jahren sind noch ca. 90 % aller primär eingeheilten Implantate in situ.

Am häufigsten wird zweizeitig implantiert. Zunächst werden die Implantate gesetzt und danach die Schleimhaut darüber vernäht. Nach der Einheilzeit werden die Implantate freigelegt und mit einem Aufbau versehen. Die Suprakonstruktion kann angefertigt und das Implantat belastet werden (Abb. 6.15 bis 6.17).

6.3.2 *Anatomische Besonderheiten zahnloser Kiefer im Hinblick auf die implantatprothetische Versorgung*

Im zahnlosen Unterkiefer, speziell in der interforaminären Region, stellt sich aus den nachfolgend genannten Gründen häufiger die Indikation zur Implantation als im zahnlosen Oberkiefer.

1. Die Insertion von Implantaten setzt ausreichend breite und hohe Kieferkämme voraus, was bei vielen zahnlosen Kiefern nicht mehr gegeben ist. Im zahnlosen Oberkiefer limitert häufig die Kieferhöhle, im zahnlosen Unterkiefer der Nervus alveolaris inferior die Implantatlänge. In vielen Fällen bietet sich, ohne besondere operative Vorbereitung des Imlantatlagers, nur die frontale Region des Unterkiefers zwischen den Austrittspunkten des Nervus mentalis rechts und links, die so genannte interforaminäre Region, zur Implantation an. Abhilfe kann, mit deutlich größerem Aufwand, auch durch spezielle operative Methoden der Knochenverpflanzung (so genannte Osteoplastik) geschaffen werden.
2. Der Knochen im Oberkiefer ist weniger kompakt als derjenige im Unterkiefer und eignet sich daher nicht ganz so gut für die Belastung durch Implantate, wie der Knochen im Unterkiefer.
3. Totale Prothesen im Oberkiefer haben häufig einen besseren Halt als solche im Unterkiefer. Erstere werden daher öfter vom Patienten als funktionstüchtiger Zahnersatz akzeptiert. Die prothetische Versorgung des stark atrophierten zahnlosen Unterkiefers mit einer funktionstüchtigen konventionellen Totalprothese kann extrem schwierig sein.

6.3.3 *Stützkonstruktionen bei implantatverankerten totalen Prothesen*

Wir beschränken uns an dieser Stelle aus den oben genannten Gründen auf die Beschreibung der Möglichkeiten, die Funktion totalen Zahnersatzes im Unterkiefer durch Implantate zu verbessern. Da Implantate in diesem Fall meist die Funktion weniger noch vorhandener natürlicher Zähne übernehmen, ist die kurze Darstellung in einem Buch über Teilprothesen durchaus berechtigt.

Eine Voraussetzung für die Verbesserung von Halt und Funktion einer totalen Unterkieferprothese durch Implantate ist, dass zunächst eine nach klassischen Regeln durchgeführte Versorgung mit einer Totalprothese

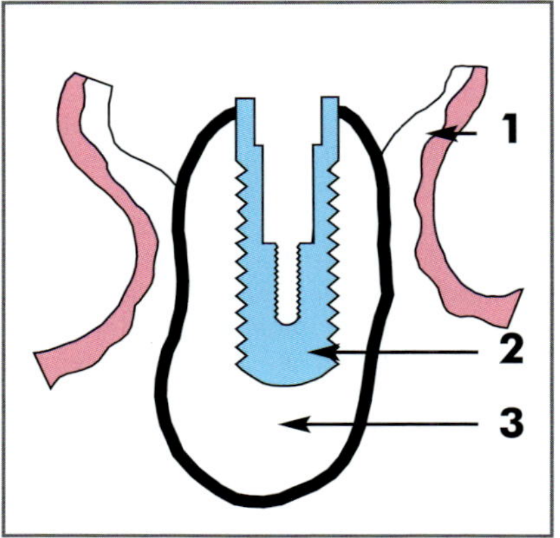

Abb. 6.15
Zustand unmittlebar nach dem Setzen eines Implantats (2) in die anteriore (interforaminäre) Region des Unterkiefers (3). Die Schleimhaut (1) ist noch zurückgeklappt, sie wird über dem Implantat vernäht.

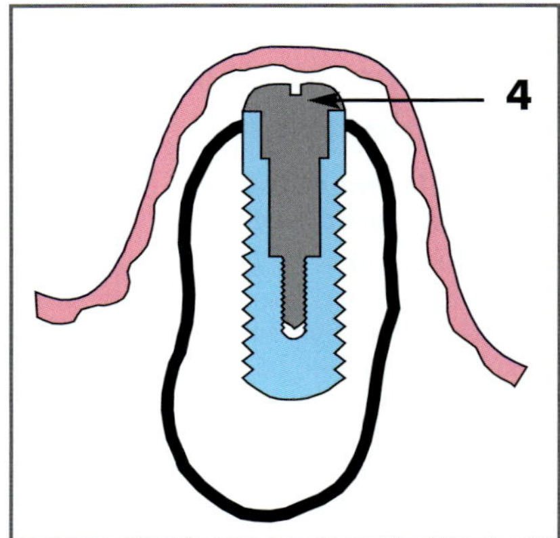

Abb. 6.16
Das Implantat ist mit einer Abdeckschraube (4) verschlossen worden. Die Schleimhaut ist über dem Implantat verheilt.

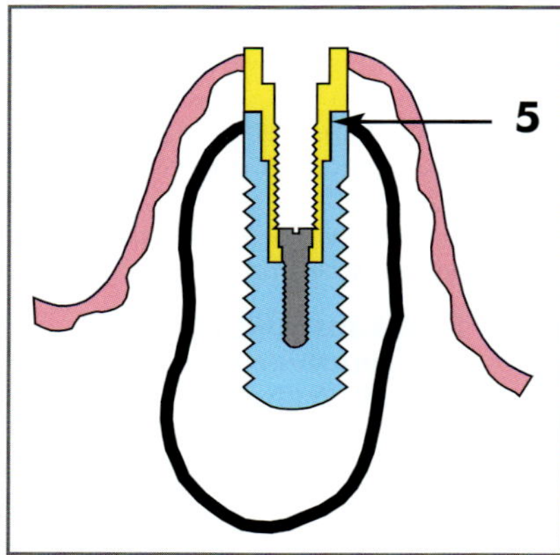

Abb. 6.17
Im Unterkiefer wird das Implantat nach dreimonatiger Einheilzeit (im Oberkiefer nach sechs Monaten) freigelegt. Auf das jetzt belastbare Implantat wird eine Distanzhülse (5) aufgeschraubt, welche entsprechend der Dicke der Schleimhaut ausgesucht wird. Die Distanzhülse überbrückt die Distanz zwischen Implantat und Mundhöhle.

erfolgt. Unabhängig vom Knochenangebot kann so die für den Zahnersatz optimale Position der Implantate festgelegt werden. Außerdem muss der Patient ohnehin in der dreimonatigen Einheilphase der Implantate prothetisch so gut wie möglich versorgt bleiben.

Stege

Es werden heute im Unterkiefer mindestens zwei Implantate interforaminär eingesetzt. Diese kann man durch einen Steg verbinden. Der Steg stellt eine Führungsachse dar, die senkrecht auf den Verlauf der lateralen Kieferkämme ausgerichtet sein muss. Im Allgemeinen wird der klassische Doldersteg mit Resilienz angewendet (beachte Abb. 6.3 und 6.4). Diese Stegform hat sich zur Lagestabilisierung von totalen Prothesen in Kombination mit Implantaten bewährt (Abb. 6.18).

Zu beachten ist:

1. Die Implantate sind so zu positionieren, dass der Steg nicht zu kurz wird. Er hat sonst keine ausreichende Führungsfunktion.

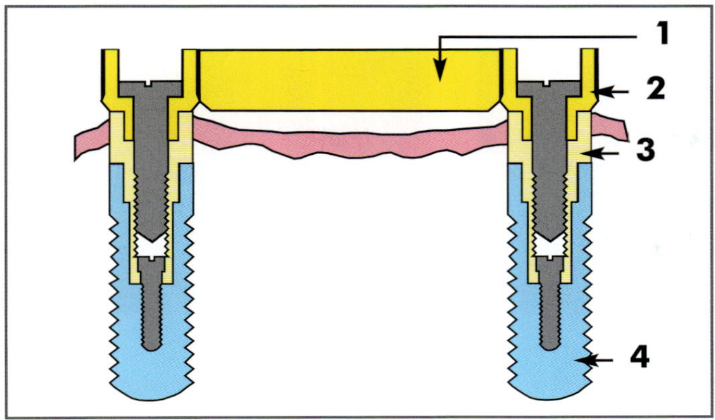

Abb 6.18
Primäre Verblockung von zwei in Eckzahngegend im Unterkiefer eingesetzten Implantaten durch einen Steg. Der Steg aus Edelmetall (1) wird zwischen die zwei Aufbauhülsen (2) aus einer hochgoldhaltigen Legierung eingelötet oder Laser verschweißt. Diese sind mit den Implantaten (4) bzw. mit der Distanzhülse (3) verschraubt. Meist werden konfektionierte Dolderstege mit Resilienz eingesetzt. Da der Steg ein Verdrehen der Distanzhülsen bzw. der Aufbauhülsen verhindert, müssen diese nicht rotationssicher sein. Die Passungen der Teile ineinander sind rotationssymmetrisch.

2. Die Implantatposition soll eine Ausrichtung des Stegs senkrecht zum Verlauf der lateralen Kieferkämme zulassen.
3. Die Lage des Stegs soll die Zunge nicht einengen und die Phonetik nicht stören.
4. Optimale Mundhygiene muss am Übergang des Stegs zu den Implantaten möglich sein.
5. Implantataufbau und Steg müssen korrosionssicher und stabil miteinander verbunden sein.

Magnete
Leistungsfähige Dentalmagnete bestehen aus einer nicht mundbeständigen Legierung. Die runden Magnetscheiben sind daher in eine dünne gas- und flüssigkeitsdichte Titankapsel eingeschweißt. Ein Teil des Magnetpaars wird auf das Implantat aufgeschraubt, was den eventuellen Austausch des Magneten erleichtert (Abb. 6.19). Die Oberfläche der Magnetkappen ist konvex ausgebildet, damit der Zahnersatz um die Auflageachse kippen kann, welche von den beiden Implantaten gebildet wird (Abb. 6.20). Der Magnetgegenpol wird in die Prothese eingearbeitet. Mittels einer beim Einbau zwischen die beiden Magnetteile eingelegten Distanzscheibe kann eine resiliente Lagerung der Prothese erzeugt werden. Die Haltekraft der Magnete ist ausreichend, um die Prothese in ihrer Lage, auch bei Kaubelastung, zu stabilisieren. Der Einbau von Magneten in schon vorhandenen totalen Zahnersatz ist ohne Probleme machbar (Abb. 6.21).

Doppelkronen
Als Elemente zur Stabilisierung von totalem Zahnersatz im Unterkiefer auf zwei, besser aber vier interforaminären Implantaten können auch Doppelkronen eingesetzt werden. Auch hier sollte bei geringer Pfeilerzahl resilient gelagert werden, was nach dem Prinzip der in Kapitel 6.2.4 beschriebenen *Marburger Doppelkrone* realisiert werden kann. Bei den Doppelkronen können auf individu-

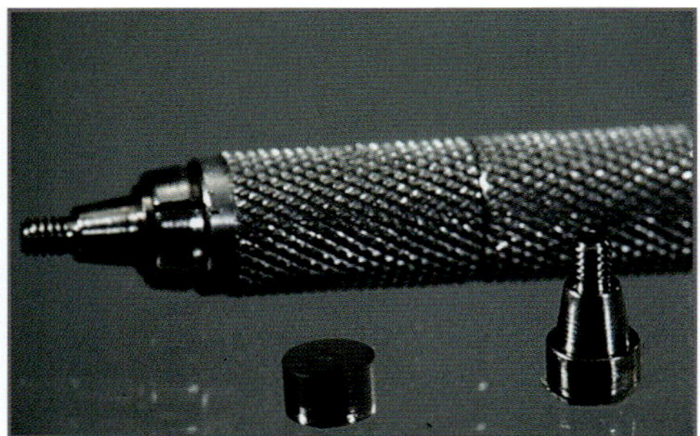

Abb. 6.19
Das in das Implantat einschraubbare Teil mit dem gekapselten Magneten (rechts) und links der gegenpolige Magnet. Dahinter das Spezialwerkzeug zum Einschrauben.

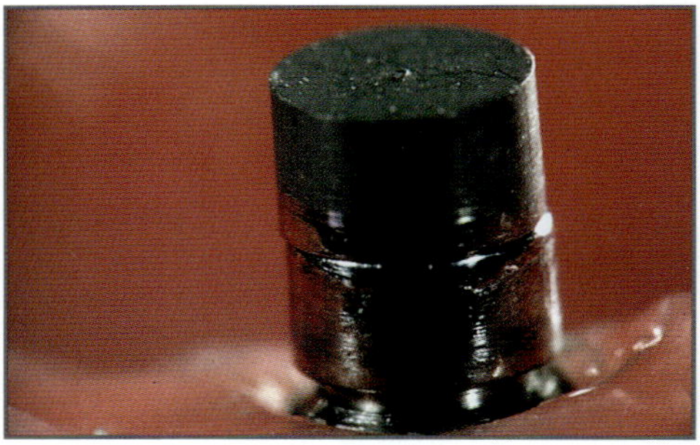

Abb. 6.20
In das Implantat eingeschraubte Teil mit aufgesetztem, gegenpoligen Magneten. Die leicht gewölbten, sich anziehenden Flächen sind zu beachten.

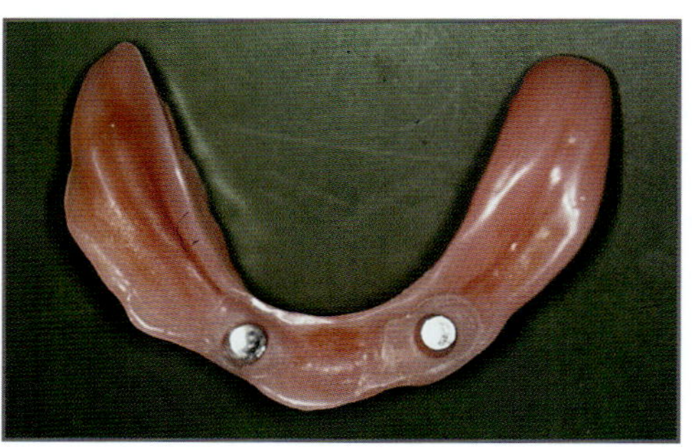

Abb. 6.21
Eine bereits getragene untere Totalprothese mit eingearbeitetem Magneten

Abb. 6.22
Versorgung derselben Situation, wie in Abb. 6.18 dargestellt, mit auf die Implantate aufgeschraubten Titanaufbauten (2) und Primärkronen (1). Die Titanaufbauten werden als zylinderförmige Rohlinge geliefert und vom Zahntechniker, der Form eines präparierten Zahnstumpfs entsprechend, individualisiert und im Mund auf die Implantate (3) aufgeschraubt. Alle Teile sitzen rotationssicher durch Passungen in Form eines Sechskants. Auf die individualisierten Aufbauten werden die individuell gefertigten Primärkronen, nach Verschluss des Schraubenzugangs zementiert. Bei nur zwei Pfeilern sollte die Sekundärkonstruktion resilient gelagert werden.

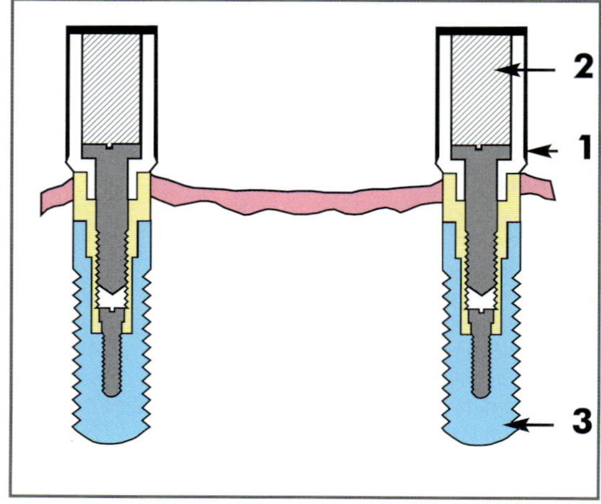

alisierte Aufbauten aufzementierte Primärkronen benutzt werden (Abb. 6.22).

6.3.4 Ein abschließender Überblick

Die dentale Implantologie ganz allgemein konnte ihren Siegeszug erst vor wenigen Jahren antreten, als durch Systeme und reglementierte Arbeitsabläufe eine hohe Erfolgsquote erzielt wurde. Das Zahntechnikerhandwerk stand mit der Anfertigung der Suprakonstruktionen vor neuen Herausforderungen. Primär musste neben der Möglichkeit zu perfekter Hygiene des Ersatzes die absolut spannungsfreie Passung jeder Art von Suprakonstruktionen erreicht werden. Es ist verständlich, dass eine spannungsfreie Passung einer brückenähnlichen Konstruktion auf sechs oder acht Implantatpfeilern nur mit erheblichem Aufwand vom Zahntechniker angefertigt werden kann. Viele Suprakonstruktionen auf Implantaten sind nach Lösen einer oder mehrerer Schrauben bedingt abnehmbar. Doppelkronen mit friktivem Halt bewähren sich bei starr gelagerten Prothesen vor allem durch den Einsatz der Galvanotechnik (beachte hierzu Kapitel 6.2.4). Doppelkronen mit Resilienzspielraum werden erfolgreich bei wenigen, z. B. zwei, interforaminären Implantaten angewendet.

Wir haben uns auf eine Darstellung des implantatverankerten totalen Zahnersatzes beschränkt. Allein die Beschreibung der zahlreichen unterschiedlichen Implantatsysteme wäre so umfangreich, dass sie den Rahmen dieses Buches ebenso sprengen würde, wie diejenige der verschiedenen Implantatsuprakonstruktionen.

Nachwort

Die einzelnen Sparten der Zahntechnik erfreuen sich unterschiedlicher Beliebtheit. So wird z. B. nicht zu Unrecht von vielen die keramische Restauration, in ästhetischer Vollendung, als eine hohe Kunst betrachtet. Mit diesem Buch sollte aufgezeigt werden, dass die Modellgusstechnik, die Herstellung der scheinbar so einfachen Teilprothese mit gegossenen Klammern, mindestens ebenso hohe Anforderungen an alle Fähigkeiten des Zahntechnikers stellt. Eine nach allen Kriterien gefertigte Gussklammerprothese ist in ihrer Art auch ein *ästhetisches* Werkstück, wie beispielsweise eine gelungene vollkeramisch verblendete Frontzahnbrücke. Ästhetik und Funktion sind nicht voneinander trennbar. Jede einzelne Modellgussprothese ist ein Unikat. Sie kann die handwerklichen Fähigkeiten ihres Herstellers ebenso erkennen lassen wie jede andere zahntechnische Arbeit.

Wenn zahnärztliches und zahntechnisches Können miteinander harmonieren und der Patient Zahnersatz und Restgebiss sorgfältig pflegt, stellt die Modellgussprothese eine absolut vollwertige Therapieform im Rahmen der prothetischen Möglichkeiten dar.

Wie jede Form von Zahnersatz hat auch sie ihre klar umrissene Indikation.

Die Teilprothese ist für den Zahntechniker auch deshalb so interessant, weil bei ihrer Herstellung sehr viele Sparten der Zahntechnik angesprochen werden, wobei die Kenntnisse bezüglich der Anatomie und Funktion des Kauorgans sowie der verarbeiteten Werkstoffe von hoher Bedeutung sind.

Das vorliegende Buch ist ein Bestandteil der Reihe *Grundwissen für Zahntechniker*. Es möchte Grundwissen vermitteln und steht in engem Zusammenhang mit den übrigen Werken dieser Buchreihe, auf die an dieser Stelle besonders hingewiesen werden soll.

Literaturverzeichnis

1. **Battistuzzi, P. G. F. C. M., Keltjens, H. M. A. M.:** „Die Quintessenz des partiellen Zahnersatzes", Quintessenz, Berlin 1979

2. **Biffar, R., Körber, E.:** „Die Planung der prothetischen Versorgung des Lückengebisses", 4. Aufl., Deutscher Ärzte Verlag, München 1999

3. **Breustedt, A.; Lenz, E.:** „Stomatologische Werkstoffkunde", 2. Aufl., Joh. Ambr. Barth, Leipzig 1985

4. **Breustedt, A., Lenz, E. Musil, R., Staegemann, G., Taege, F., Weiskopf, J.:** Prothetik, 3. Aufl., J. A. Barth, Leipzig 1991

5. **Brockhaus**, „Naturwissenschaften und Technik", S. A. Brockhaus, Wiesbaden 1983

6. **Brunner, Th., Kundert, M.:**„Gerüstprothetik, Planungsrichtlinien und Konstruktionsvorschläge", 2. Aufl., Karger 1988

7. **Caesar, H. H.:** „Die Ausbildung zum Zahntechniker", 2. Aufl. in 3 Bänden, Neuer Merkur, München 1996

8. **Caesar, H. H.; Ernst, S.:** „Grundwissen für Zahntechniker, Werkstoffkunde Band II, Die Nichtmetalle in der Zahntechnik", 5. Aufl., Neuer Merkur, München 2007

9. **Degussa (Hrsg.):** „Die gegossene partielle Prothese", 3. Aufl., Firmenschrift 1965

10. **Dittmar, K.:** „Systematik der Modellgusstechnik", Teamwork Media, Fuchstal 2000

11. **Eichner, K., Kappert, H. (Hrsg.):** „Zahnärztliche Werkstoffe und ihre Verarbeitung", Hüthig, Heidelberg, Band 1 1996, Band 2 1999

12. **Freesmeyer, W. B.:** „Konstruktionselemente in der zahnärztlichen Prothetik", Carl Hanser, München 1987

13. **Freesmeyer W. B.:** „Klinische Prothetik", Band 1 und 2, Hüthig, Heidelberg 1999

14. **Fuhr, K., Behneke, N., Reiber, Th.:** „Die Teilprothese", Carl Hanser, München 1990

15. **Gossing, R.:** „Grundwissen für Zahntechniker, Einführung in die Chemie", 5. Aufl., Neuer Merkur, München 1984

16. **Graber, G., et al:** „Farbatlanten der Zahnmedizin III, Partielle Prothetik", Georg Thieme, Stuttgart 1986

17. **Heraeus Edelmetalle (Hrsg.):** „Modellherstellung", Firmenschrift, Hanau 1988

18. **Heraeus Edelmetalle (Hrsg.):** „Der passgenaue Dentalguss", Firmenschrift, Hanau 1986

19. **Heraeus Edelmetalle (Hrsg.):** „Das Heraeus-Modellguss-System", Firmenschrift, Hanau 1988

20. **Heraeus-Kulzer (Hrsg.):** „Verbindungstechniken" Firmenschrift, Hanau 1996

21. **Hoffmann-Axthelm, W.:** „Lexikon der Zahnmedizin", 3. Aufl., Quintessenz, Berlin 1983

22. **Hohmann, A., Hielscher, W.:** „Lexikon der Zahntechnik" Neuer Merkur, München 1998

23. **Hupfauf, L., (Hrsg.):** „Teilprothesen", Urban & Schwarzenberg, München 1988

24. **Jelenko & Co. J. F.:** „Die partielle Prothese", Firmenschrift

25. **Kenens, I. E. L.:** „Die Konstruktion der Modellgussprothese", Quintessenz, Berlin 1985

26. **Knak, G., Hahn, P. P, Kasiske, K.:** „Konstruktionsplanung abnehmbarer Prothesen im Lückengebiss", VEB-Verlag Volk und Gesundheit, Berlin 1984

27. **Koeck, B. (Hrsg.):** Praxis der Zahnheilkunde, Band 6, 3. Aufl., „Teilprothesen", Urban & Schwarzenberg, München 1996

28. **Körber, E., Schiebel, G.:** „Lexikon der Dentalen Technologie", Quintessenz, Berlin 1986

29. **Körber, K. H.:** „Zahnärztliche Prothetik", Georg Thieme, Stuttgart 1995

30. **Lehmann, K. M. (Hrsg.):** Berichte zur „Marburger Doppelkrone", Philipps-Universität Marburg, 2001

31. **Lehmann, K. M.; Hellwig, E.:** Zahnärztliche Propädentik, 10. Aufl., Urban & Fischer, München 2005

32. **Lenz, E.:** „Titan als Werkstoff für kombiniert festsitzenden und abnehmbaren Zahnersatz" Spitta, Balingen 1998

33. **Ludwig, K. (Hrsg.):** „Lexikon der zahnmedizinischen Werkstoffkunde" Quintessenz, Berlin 2005

34. **Lotzmann, U.:** „Grundwissen für Zahntechniker, Die Prinzipien der Okklusion", 2. Aufl., Neuer Merkur, München 1985

35. **Marxkors, R.:** „Die partielle Prothese mit Modellgussbasis", BEGO, Bremen 1984

36. **Marxkors, R.:** „Lehrbuch der zahnärztlichen Prothetik", Carl Hanser, München 1993

37. **Marxkors, R., Meiners, H.:**„Taschenbuch der zahnärztlichen Werkstoffkunde", Deutscher Zahnärzteverlag, Köln 2001

38. **Meiners, H., Lehmann,K. M. (Hrsg.):** „Klinische Materialkunde für Zahnärzte", Carl Hanser, München 1998

39. „Meisterwissen für Zahntechniker", 3. Aufl., Neuer Merkur, München 1986

40. **Ney Company:** „Die gegossene partielle Prothese", Degussa Firmenschrift, Frankfurt

41. **Rau, G.:** „Grundwissen für Zahntechniker, Werkstoffkunde Band I, Die Metalle in der Zahntechnik", 17. Aufl., Neuer Merkur, München 1995

42. **Päßler, K.:** „Darstellung, Prüfung und Eigenschaften von edelmetallfreien Dentallegierungen" Quintessenz, Berlin 1998

43. **Schwickerath, H.:** „Werkstoffkunde in der Zahnheilkunde" Quintessenz, Berlin 1977

44. **Spiekermann, H.; Gründler, H.:** „Die Modellguss-Prothese", Quintessenz, Berlin 1983

45. **Urban & Fischer (Hrsg.):** „Lexikon Zahnmedizin Zahntechnik", Urban & Fischer, München 2000

46. **Wulfes, H.:** „Kombitechnik und Modellguss", Academia dental, Bremen 2004

Index

J

K

L